Körperarbeit mit Behinderten

Lernen durch Handeln
Pädagogische Schriftenreihe Band 10

Herausgegeben
von Peter Oberacker

KÖRPERARBEIT MIT BEHINDERTEN

Herausgegeben

von Susanne und Heinz Fikar
und K.E. Thumm

2. erweiterte Auflage

1992

Verlag Konrad Wittwer · Stuttgart

Die Deutschen Bibliothek – CIP-Einheitsaufnahme
Körperarbeit mit Behinderten / hrsg. von Susanne und Heinz Fikar ... - 2. erw. Aufl. – Stuttgart
: Wittwer, 1992
  (Lernen durch Handeln : Pädagogische Schriftenreihe; Bd.10)
  ISBN 3-87919-223-5
NE: Fikar, Heinz [Hrsg.]; Lernen durch Handeln / Pädagogische
  Schriftenreihe

Titelblattgrafik von Adam Wist
Alle Rechte vorbehalten. Insbesondere ist es nicht gestattet,
Kopien jeglicher Art herzustellen.
© Verlag Konrad Wittwer GmbH, Stuttgart 1992
Druck: Druck + Verlag F. Steinmeier, Reutheweg 29–31, 8860 Nördlingen
Printed in Germany

Vorwort zur 2. erweiterten Auflage

Körperarbeit mit Behinderten hat sich zu einem Bestseller entwickelt. Dies gilt für diesen Band wie für die darin vorgestellten Konzepte körperorientierter Arbeit. Es ist sicher kein Zufall, daß gerade in unserer kopfzentrierten Zeit und gerade in der Arbeit mit mental beeinträchtigten Kindern, Jugendlichen und Erwachsenen der Zugang zum Menschen **über den Körper** neu entdeckt und wiederentdeckt wird. Diesem körperorientierten Ansatz kommt in Zukunft – sicher nicht nur bei behinderten Menschen – vermehrte Bedeutung in der Schul- und Freizeitpädagogik, vor allem aber auch in der Erwachsenenbildung zu.

Daß den Herausgebern mit der Zusammenstellung dieses praxisorientierten Kompendiums „ein wichtiges, ein gutes, ein lesenswertes Buch" *(Hamburger Autismus Institut)* gelungen ist, wurde nicht nur durch die zur ersten Auflage vorgelegten Rezensionen bestätigt, sondern vor allem auch durch den ungewöhnlichen Verkaufserfolg: Binnen kürzester Zeit war der Band vergriffen und mußte durch eine zweite Auflage ersetzt werden.

Diese Gelegenheit wurde von den Herausgebern nicht nur zur Überarbeitung, sondern auch zur Ergänzung genützt: Neue Beiträge zu Eurythmie, Psychomotorischer Entwicklungsförderung und zum Heilpädagogischen Reiten vervollständigen die vorgelegte Sammlung und runden sie ab.

„Spaß ist die beste Motivation" schreibt *Helmut Köckenberger* in der Überschrift zum neu eingefügten Beitrag über psychomotorische Entwicklungsförderung. Dieser Spaß ist den Lesern der vorliegenden zweiten Auflage zu gönnen und zu wünschen, damit sie motiviert sind, Spaß und Motivation weiterzugeben an die Betroffenen.

Peter Oberacker
Herausgeber der Pädagogischen Schriftenreihe 'Lernen durch Handeln'

Vorwort

Menschen, die aufgrund einer Behinderung ihr Leben nicht selbständig im sozialen Umfeld gestalten können und besonders die, die wir als schwerstmehrfachbehindert bezeichnen, sind für uns ein „Anstoß" und eine „Herausforderung". Ein „Anstoß", der schmerzhaft ist, der Leid, Trauer, Wut, Resignation auslösen kann oder ein „Anstoß", der zum Weitergehen drängt, der Neuorientierung provoziert und dann zur Herausforderung wird. Die Herausforderung äußert sich in der Andersartigkeit und dem uns noch Ähnlich-Sein, in dem teilweise sonderbar erscheinenden Verhalten oder in der Hilflosigkeit gegenüber den persönlichen Schwierigkeiten behinderter Menschen. Viele haben in den letzten Jahren und Jahrzehnten diese Herausforderung angenommen und bemühen sich kreativ, zu beobachten, Erfahrung zu sammeln und ihr Fachwissen zu vertiefen, um so pädagogische und therapeutische Konzepte zu entwickeln, die der Förderung, der Entwicklung oder der Verbesserung der Lebensbreite der behinderten Menschen dienen sollen.
In diesem Buch werden verschiedene Wege der Förderung (fördern = unterstützen, begünstigen, enthüllen, herausschaffen), der Begegnung und der psychotherapeutischen Intervention aufgezeigt. Es sind Ergebnisse dieser Herausforderung. Mit den meisten Beiträgen versuchen die Autoren, allgemeine Erkenntnisse aus den Fachdisziplinen der Psychologie, der Verhaltensforschung, der Medizin und der Pädagogik in der Arbeit mit geistig und mehrfachbehinderten Menschen nutzbar zu machen.
Die verschiedenen therapeutischen und pädagogischen Ansätze sind jedoch nur ein Tropfen auf den heißen Stein, wenn nicht der gesamte Lebensraum, die Erlebniswelt des Menschen mitbeachtet werden. Die Gestaltung der Wohnwelt, die Art der Kommunikation, die Art der Befriedigung der Grundbedürfnisse, wie zum Beispiel Essen, Trinken, Schlaf, Wärme, Sexualität und medizinische Betreuung, sind grundlegende Voraussetzungen für das Leben und Erleben des Menschen. Doch eine der wesentlichsten Voraussetzungen, einem anderen Menschen Begleiter zu sein, besonders in schwierigen Situationen, in Krisen oder gar bei Blockierungen der persönlichen Entfaltung, ist die „Form der menschlichen Beziehung". Das positive Interesse an den Menschen, die Bereitschaft zur Begegnung mit ihnen, die Achtung der Individualität ihrer Existenz und die Bereitschaft zu gemeinsamem Lernen, sind die entscheidenden Elemente der Beziehung. Ein kreatives menschliches Miteinander, das agierende Akzente setzt und nicht auf „Reagieren" ausgerichtet ist, ist nur möglich, wenn wir uns der eigenen Hemmungen und Gehemmtheiten, die unsere freie soziale Entfaltung beeinträchtigen, bewußt werden und uns immer wieder neu orientieren.
Philosophisch oder theologisch betrachtet ist die Liebe das tragende Element des menschlichen Miteinanders; Liebe als ein Ausdruck von „Wohlgefallen" und „Wohlwollen" (Bertrand Russell) mit der Distanz zur eigenen Ichhaftigkeit. Das Ziel des Handelns ist ausgerichtet, das Leben des anderen Menschen zu berei-

chern, ihm förderlich zu sein, wo möglich, und Grenzen zu setzen, wo sinnvoll. Dort wo keine Bereitschaft in diesem Sinne besteht, sind alle pädagogischen und therapeutischen Bemühungen dem anderen Menschen nur sehr begrenzt oder gar nicht förderlich. Methoden oder therapeutische Konzepte sind leere Hüllen, wenn sie nicht getragen sind von der menschlichen Beziehung. Deutlicher ist dies nirgends zu erleben, als in der Arbeit mit geistig behinderten Menschen.
Gerade bei schwerst- und mehrfachbehinderten Menschen ist die menschliche Beziehung die Basis für jegliche Entwicklung. Nur mit dem anderen gemeinsam kann der geistig schwerstbehinderte Mensch die „Augen öffnen" und sicherer werden in der Begegnung und Auseinandersetzung mit anderen Menschen und der dinglichen Umwelt, eine Bedingung, die für unser aller Entwicklung essentiell war und ist.
Ein Schlagwort der heutigen Sprache ist „Ganzheitlichkeit". Gemeint ist damit eine Denk- und Sichtweise, die nicht linear geprägt ist, sondern auf die Vernetzungen dieser Welt blickt. Den Menschen einseitig zu sehen nach medizinischen, psychologischen, pädagogischen, genetischen Gesichtspunkten sollte, und muß in Zukunft, der Vergangenheit angehören. Gefühle, Verhalten, Gedanken, Erkrankungen in einem Menschen werden von „einem Gehirn" gesteuert, das mit sämtlichen Funktionen des Körpers verbunden ist. Und es gibt kein Verhalten, das nicht Ausdruck oder Spiegel gelernter sozialer Erfahrungen ist, sei es geprägt durch die primären sozialen Beziehungen der Familie oder durch den gesamtgesellschaftlichen Hintergrund.
Die verschiedenen Aufsätze in diesem Buch geben Hinweise auf positive und anregende Einflüsse und Einwirkungen auf die Körperlichkeit und beschreiben körperliche Nähe und emotionale Zuwendung als wesentliche Hilfen für die Förderung geistig schwerst- und mehrfachbehinderter Menschen. Dies ist eine der wesentlichen Erkenntnisse des letzten Jahrzehnts in der Behindertenarbeit. Es ist für die behinderten Menschen zu hoffen, daß diese Erkenntnisse Allgemeingut werden und zu einer positiven Entfaltung ihrer Fähigkeiten führen mögen.

Gerhard Schaer

Klaus Eckart Thumm / Susanne Fikar / Heinz Fikar
Körperarbeit mit Behinderten

Unter diesem Titel möchten wir vor allem Originalbeiträge vorstellen, in denen körperorientierte Förder- und Therapieansätze für die Arbeit mit geistig behinderten Menschen entwickelt werden. Zur Herausgabe veranlaßt hat uns die Tatsache, daß es gerade für die Praktiker in der Behindertenhilfe immer noch sehr schwierig ist, sich einen Überblick über Ansätze der Körperarbeit zu verschaffen, Ansätze also, bei denen nicht die Vermittlung kognitiver Inhalte oder lebenspraktischer Fertigkeiten im Vordergrund steht, sondern die Interaktion auf der körperlichen Ebene, die Begegnung im direkten Körperkontakt mit dem behinderten Menschen.
Der Begriff der Körperarbeit hat sich seit Mitte der 70er Jahre in der psychotherapeutischen und Selbsterfahrungsszene eingebürgert (s. dazu etwa PETZOLD 1977 b).
Im engeren Sinne meint er ganzheitlich verstandene Psychotherapie im direkten Körperkontakt zwischen Therapeut und Patient/Klient, wie sie vor allem in der Primärtherapie von JANOV, der Bioenergetik von LOWEN und weiteren – von PETZOLD (1974) bekanntgemachten – Ansätzen praktiziert wird.
In den hier vorgestellten Beiträgen zur pädagogisch-therapeutischen Behindertenarbeit ist der Körperbegriff im Rahmen eines ganzheitlichen Menschenbildes zu verstehen, das den Menschen, und damit auch den behinderten Menschen im speziellen – immer in seiner Einheit von Leib-Seele-Geist und in seiner sozialen Einbettung sieht. Im Kontext eines sogenannten körper-orientierten Förder- oder Therapieansatzes meint der Begriff »Körper« also nicht nur den physikalisch-biologischen Organismus des Menschen. Sondern er ist immer zu verstehen als der beseelte Körper, „die sinnliche, greifbare Gestalt, in welcher ich als Person in der Welt da bin" (DÜRCKHEIM 1974, S. 12).
In seinem Leib ist der Mensch auf seinen Lebensraum, auf die Welt ausgerichtet. Und der Leib ist des Menschen Geschichte: „In seinem Gedächtnis ist deine Vergangenheit eingegraben und in seiner Vitalität und Dynamik meine Zukunft begründet." (PETZOLD 1985, S. 358)
Für Therapie und Förderung, die unter diesen anthropologischen Prämissen stehen, gilt dann auch, daß in ihnen „kein Körper berührt und mehr oder weniger fachgemäß auf Funktionstüchtigkeit hin traktiert (wird), sondern es wird der Mensch in die Hand genommen" (DÜRCKHEIM 1974, S. 15). Der Mensch, der nicht einen Körper hat, sondern sein Leib ist, in und mit dem er wahrnimmt, fühlt, denkt und handelt. Auf ein solches anthropologisches Grundverständnis beziehen sich dann auch Begriffe wie Einheitlichkeit, Einzigartigkeit und Ganzheitlichkeit der Person, wie sie verschiedentlich in den einzelnen Beiträgen gebraucht werden.
Wir können mit einiger Berechtigung davon ausgehen, daß ein so verstandener Körper- bzw. Leibbegriff, wie er vor allem von der HUMANISTISCHEN PSYCHOLOGIE (BÜHLER, MASLOW, ROGERS u.a.) und ihren vielfältigen psychotherapeuti-

schen Ausprägungen vertreten wird, mehr oder weniger explizit in allen Beiträgen zugrunde gelegt wird. Nur im Rahmen eines solchen Menschenbildes können wir ja auch dem behinderten Menschen in seiner besonderen Lebenswirklichkeit gerecht werden.

Es stellt sich die Frage, aus welchen Gründen und Motiven heraus körperorientierten Ansätzen in der Behindertenarbeit immer größere Bedeutung zukommt. Wir denken, daß es vor allem die Entwicklung der Arbeit mit Schwerstmehrfachbehinderten ist, die uns darauf eine prägnante Antwort geben kann: Die Auseinandersetzung mit dieser Personengruppe macht uns in voller Klarheit bewußt, daß der Leib der Ausgangs- und Zielpunkt aller Förderung und Therapie ist. Wir erkennen, daß „unser leiblicher Organismus die Grundlage aller Lebensprozesse (ist), auch der emotionalen und geistigen. Durch ihn nehmen wir wahr, ‚produzieren' wir Gefühle, Gedanken, Verhalten. Durch ihn und mit ihm lernen wir." (PETZOLD 1977, S. 258) Je größer der Schweregrad der Behinderung, umso mehr ist der behinderte Mensch nicht mehr sprachlich-kognitiv, sondern nur noch auf der leiblichen Eben kommunikativ zu erreichen.

Körperarbeit mit Behinderten: Wie in den einzelnen Beiträgen dargestellt, beziehen sich unsere Autoren auf ein sehr breites Spektrum behinderter Menschen. So wurden einige Ansätze – die BASALE STIMULATION von FRÖHLICH, die MUSIKTHERAPEUTISCHE ARBEIT IM PRÄNATALRAUM von VOGEL/SCHNELL, das methodenintegrierte LERNEN MIT DEM KÖRPER von FIKAR/FIKAR – speziell für Menschen mit schwer(st)er geistiger Behinderung entwickelt. Die meisten anderen Ansätze haben den Anspruch, ohne spezifische Indikation in der Arbeit mit geistig behinderten Menschen wirksam zu sein. Eine Ausnahme: Die FESTHALTETHERAPIE von PREKOP bezieht sich ursprünglich ausdrücklich auf die Arbeit mit autistischen Menschen.

Verlief die Entwicklung der Behindertenarbeit vom 19. Jhdt. bis in die Mitte der 70er Jahre des 20. Jahrhunderts überaus heterogen und vielgestaltig (vgl. SPECK 1990, 13–31 und 253 ff.), so gilt dies in ähnlicher Weise auch für die Entwicklung körperorientierter Ansätze, wie wir sie heute in zahlreichen Formen vorfinden: Sie gehen darauf zurück, daß

– sich einzelne Personen im Bereich pädagogisch/therapeutischer Förderung behinderter Menschen in besonderer Weise persönlich engagieren; Beispiele: FRÖHLICH, VOGEL, (SCHNELL), PREKOP, BESEMS / VAN VUGT
– bestehende, bereits erprobte Förder-/Therapiekonzepte verändert und erweitert werden im Hinblick auf die spezifischen Förderbedürfnisse bestimmter Personengruppen; Beispiele: Aus der französischen Psychomotorik entwickelt AUCOUTURIER einen spezifisch psychotherapeutischen Ansatz (vgl. AUCOUTURIER / LAPIERRE 1982). BESEMS / VAN VUGT übertragen Grundkonzepte der Gestalt- und Bewegungstherapie auf die Arbeit mit geistig behinderten Menschen. Die in Therapie und Selbsterfahrung angewandte Arbeit mit kreativen Medien und Musik wird als Kunsttherapie und als musiktherapeutischer Ansatz in der Anwendung bei Menschen mit geistiger Behinderung weiterentwickelt.

- Ein weiterer Ausbau und Integration bestimmter Ansätze erfolgt im Rahmen einzelner Fortbildungs-Institute: Integrative Gestalttherapie im Institut HEEL durch BESEMS / VAN VUGT; „Ganzheitliche Leibarbeit mit geistig behinderten Menschen" durch die Fortbildungsdozentur Süd, Schwäbisch-Hall.
- Eine wichtige Rolle spielen jeweils auch einzelne Mitarbeiter, die sich im Rahmen ihrer Institution für die Anwendung und Vermittlung körperorientierter Ansätze engagieren.

Soweit sich heute der Stand der Praxis von Körperarbeit im schul- und heil-/sozialpädagogischen Feld überblicken läßt, ist wohl festzustellen: Aufgrund komplexer und heterogener Entwicklungs- und Vermittlungsprozesse hängt es noch relativ stark von Zufallsfaktoren ab, nach welchen Konzepten gearbeitet wird, welche Ansätze favorisiert oder aber übergangen und vernachlässigt werden – ein Zustand, den wir längerfristig sicherlich verändern sollten. So wäre beispielsweise der dreijährige behinderte Junge, der von GRANDIC mit Elementen der Sensorischen Integrationstherapie behandelt wurde (in diesem Band, S. 155), von Vertretern anderer körperorientierter Ansätze konzeptionell unterschiedlich, jedoch vermutlich mit einem ähnlichen Anspruch auf Effektivität gefördert worden.

Ob und in welchem Maß einheitliche Förderstandards in der körperorientierten Behindertenarbeit geschaffen und in den Einrichtungen umgesetzt werden können, hängt in besonderer Weise auch damit zusammen, ob und wie Ansätze der Körperarbeit bereits heute Eingang in praxis-leitende Konzeptualisierungen gefunden haben oder finden werden: also in Lehrpläne der entsprechenden Sonderschulen und in Förderkonzepte spezifischer Institutionen wie Tagesstätte, Werkstatt für Behinderte und Heim.

Nach unserer Kenntnis wurden körperorientierte Methoden bisher kaum explizit in unsere „Geist-Ziel-orientierten" Lehrpläne (PFLUGER-JAKOB, 1985) einbezogen. Mit einer Ausnahme: In den nordrhein-westfälischen Lehrplan wurde die Basale Stimulation aufgenommen. – Eine gute Möglichkeit, den Schulmitarbeitern körperorientierte Ansätze nahezubringen und ihre Anwendung anzuregen, böte der bayerische Lehrplan von 1982. Dies insbesondere im ersten der sogenannten „entwicklungsorientierten Lernbereiche", MOTORIK, und einigen seiner Lernziele:

"– seine körperliche Sensibilität normalisieren
– den Körper erfahren und sich seiner bewußt werden
– Handfunktionen entwickeln
– den Körper kontrollieren und steuern ..." (S. 15)

Ähnliches gilt für den baden-württembergischen Lehrplan (siehe dazu auch S. FIKAR, in diesem Band, S. 193).
Wir hielten es für wichtig, mit zwei Ansätzen zu beginnen, deren Richtziel es ist, elementares Lernen, Basale Lernförderung (SPECK 1990, S. 249–251) bzw. Basistherapie zu bewirken:

- Die BASALE STIMULATION von FRÖHLICH als „der pädagogisch-therapeutische Versuch, Menschen mit schwersten Behinderungsformen ... elementare, grundlegende Angebote ... in einfachster, vor allem aber voraussetzungsloser Form" zu machen (FRÖHLICH, in diesem Band, S. 20). Somatische, vibratorische und vestibuläre Stimulation knüpft, so FRÖHLICH nach Erkenntnissen der Pränatalpsychologie, an „früheste und elementarste Wahrnehmungsformen" (ebd., S. 20) aus der vorgeburtlichen Phase menschlicher Entwicklung an. Auch wenn zunächst jede Aktivität durch schwerste Behinderung blockiert zu sein scheint, ist nach den Erfahrungen der Basalen Stimulation „Kommunikation und Interaktion zwischen Menschen möglich" (FRÖHLICH, ebd., S. 20).
- Die MUSIKTHERAPEUTISCHE ARBEIT IM PRÄNATALRAUM von VOGEL/SCHNELL: Entwickelt aus Erfahrungen der Musiktherapie und ebenfalls Erkenntnissen der Pränatalpsychologie bewirkt sie, als multi-sensorieller Förderansatz, eine bioenergetische Aktivierung des Gesamtorganismus" (SCHNELL, in diesem Band, S. 34). „Innerhalb der Rehabilitation von Schwerstmehrfachbehinderten stellt sie den entwicklungstheoretisch frühesten Ansatz einer heilpädagogisch ausgerichteten Förderarbeit dar ..." (ebd., S. 34).

Da beide Ansätze mit schwerstmehrfachbehinderten Menschen arbeiten, müssen sie bei einer Ausgangslage ansetzen, die zunächst durch weitestgehende Passivität gekennzeichnet ist. Beide Konzepte zielen darauf ab, dem behinderten Menschen zunehmend größere Eigen-Aktivität, Selbst-Wahrnehmung und Selbst-Bewußtheit, letztendlich auch Ich-Identität zu vermitteln.

Ans Ende haben wir Beiträge gestellt, die einen eher methoden-integrativen Ansatz beschreiben:

- die INTEGRATIVE GESTALTUNGSTHERAPIE nach BESEMS / VAN VUGT: Sie geht in der Regel von Behinderten mit höherem Aktivitätsniveau aus, beansprucht allerdings auch, bei schwerer Behinderten wirksam zu sein.
- „LERNEN MIT DEM KÖRPER« von FIKAR/FIKAR
- Schließlich das Ausbildungsangebot der FORTBILDUNGS-DOZENTUR SÜD SCHWÄBISCH-HALL, „GANZHEITLICHE LEIBARBEIT MIT GEISTIG BEHINDERTEN MENSCHEN" (SELLENEIT).

Zwischen diesen fünf genannten Beiträgen werden zehn weitere Konzepte beschrieben. Mehr oder weniger explizit und in unterschiedlicher Ausprägung stehen auch sie unter dem Anspruch, nicht eng umschriebene Förderziele zu verfolgen, sondern eher „basal" zu fördern, ganzheitlich auf die Entwicklung der Persönlichkeit und auf emotionales Erleben abzuzielen (Ausnahme: Aromatherapie). Es mag berechtigt sein, ihnen Lernziele zuzuordnen, wie sie SPECK (1990, S. 175) unter dem Richtzielbereich „Erschließen von Lebenszutrauen" für die Erziehung und Bildung geistig behinderter Menschen aufführt:

„− den eigenen Körper in seiner Lebendigkeit und seiner Verfügbarkeit wahrnehmen
− sich körperlich wohlfühlen

- Befriedigung elementarer Bedürfnisse erleben
- den Erfolg eigener Aktivität erfahren
- psycho-physische Spannungen ... durchleben können, u. a."

Zur weiteren Charakterisierung der hier beschriebenen Ansätze möchten wir noch einige Gesichtspunkte hervorheben:

- Der schon oben dargestellte Körper- bzw. Leibbegriff der Autoren schließt ein, daß es sich bei allen diesen Ansätzen (Ausnahme: Aromatherapie) um interaktionelle Konzepte handelt: Über körperlich-seelische Berührung entsteht Kontakt zwischen dem Mitarbeiter und dem behinderten Menschen, der sich weiterentwickelt zur mitmenschlichen Begegnung und Beziehung. Die Mehrzahl der Ansätze gestalten „Kontakt und Arbeit mit dem behinderten Menschen als eine Form der Mutter-Kind-Beziehung vor allem aus der Zeit des ersten bis zweiten Lebensjahres. D.h. der Mitarbeiter/Therapeut tritt mit dem Behinderten – unabhängig von dessen Alter – in einen körperlichen Dialog ... in Begegnung und Kommunikation von Leib zu Leib. Der Therapeut wird damit zur bedeutsamen Bezugsperson, an der und mit der wichtigste menschliche Beziehungsmodi erlebt und durchlebt werden können – Geborgenheit und Wiederbei-sich-sein, Nähe und Distanz, Aktivität und Passivität, Nehmen und Geben, Zärtlichkeit und Aggressivität. Im Verlauf der therapeutischen Arbeit und der Entwicklungsprozesse des behinderten Menschen kann sich dann die Rolle des Therapeuten verändern, idealtypisch gesehen vom totalen zum partiellen Engagement." (THUMM 1988, S. 55).
- Im Bezugsrahmen einer Didaktik/Methodik oder auch einer therapeutischen Interventionslehre stellen die körperorientierten Ansätze immer ein Konzept multi-sensorieller Förderung, MULTIPLER STIMULIERUNG (PETZOLD 1977, S. 273) dar.
Je nach Ausgangslage des (schwerst-)behinderten Menschen geht es darum, im Verlauf bisheriger Entwicklung geschehene „fehlgesteuerte Stimulationsprozesse, denen das Leibsubjekt ausgesetzt war" (PETZOLD 1985, S. 364), durch neue positive, d.h. nährende Stimuli – soweit möglich – zu kompensieren oder zu korrigieren. Dies geschieht als Nachholen von Erfahrung durch komplexe, integrative Förderangebote. An diesem Punkt einer Theorie der Förderung/Therapie behinderter Menschen könnte die Krankheitslehre der Integrativen Therapie von PETZOLD bedeutsame Hinweise geben (1985, S. 364. 1977, S. 262–273). Nach ihr kann sich eine Fehlsteuerung von Stimulation vollziehen als

- Defizite, d.h. fehlende Quantität oder Qualität der Stimulierung
- Traumata, d.h. extreme Über- oder Unterstimulierung
  (z.B. durch Unfälle, Krankheiten, Operationen)
- Störungen, also uneindeutige oder inkonstante Stimulierung
- Konflikte als gegenläufige interne oder externe Stimulierung.

Alle hier dargestellten Ansätze sind getragen von einem optimistischen Menschenbild: Die Autorinnen und Autoren sind tief überzeugt davon, daß jeder und daher auch der behinderte Mensch sein Leben lang fähig ist und fähig bleibt, zu wachsen, sich immer weiter zu entwickeln, alte Strukturen zu verändern, neue Strukturen aufzubauen. Kein Pädagoge/Therapeut dürfte also der Gefahr erliegen, die Entfaltungsmöglichkeiten eines behinderten Menschen von ihm selbst unbemerkt oder aber im Sinne expliziter Etikettierungen festzuschreiben. Sich auf Grenzen einer Förderbarkeit zurückzuziehen, die nicht aus langdauernden realen Fördererfahrungen geschlossen wurden. Diesen pädagogisch-therapeutischen Optimismus beschreibt prägnant KLAWITTER (in diesem Band, S. 106): „Das sehe ich als meine Aufgabe: meinem Klienten wahrnehmbar zu machen, wo er sich mit seiner Begrenzung sein Leben mühselig und schwierig einrichtet, und wo er aus der Beschränkung ... in den Reichtum seiner Möglichkeiten gelangen kann ... Jeder Mensch kann auf der Stufe, wo er sich gerade befindet, sicherer, klarer und differenzierter werden. Das befähigt ihn, zu wachsen ... und sich selbst cher zum Ausdruck zu bringen."

Ein wie oben beschriebenes Konzept MULTIPLER STIMULIERUNG, das als komplexes integratives Förderangebot in die Praxis umgesetzt wird, macht deutlich, daß wir in der (vor allem Schwer-)Behindertenarbeit Abschied nehmen müssen von alten Denkweisen: Eine rigide Trennung nach „Pädagogik/Förderung" und „Psycho-Therapie", nach „Lehren" und „Behandeln" die zurückgeht auf die getrennt verlaufende geschichtliche Entwicklung beider Humandisziplinen und ein entsprechendes berufliches Selbstverständnis von „Lehrer" und „Therapeut", ist in einem solchen Verständnis von Entwicklungsförderung (schwer-)behinderter Menschen und nach einem neuen ganzheitlichen Menschenbild nicht mehr sinnvoll zu begründen.

Allenfalls können wir bei den einzelnen Ansätzen gewisse Akzentuierungen bzw. Differenzierungen feststellen:
— Je schwerer und komplexer die Behinderung/Störung/Retardierung bei den anvertrauten Personen ist (in Richtung einer Schwerstmehrfachbehinderung), umso eher muß der angewandte Förder-/Therapieansatz „integrative Intervention" (PETZOLD 1980, S. 339) sein. Er würde dann Maßnahmen folgender Art umfassen:

- vorbeugend (um weiteren Bestandsabbau zu verhindern)
- erhaltend (um den erreichten Entwicklungsstand zu stabilisieren)
- wiederherstellend/„heilend" (um geminderte/gestörte Funktionen wiederherzustellen)
- entwickelnd (um weiteres Wachstum zu ermöglichen).

Diesem Kriterium einer „integrativen Intervention" genügen die dargestellten Konzepte sicherlich in unterschiedlichem Ausmaß; abhängig von der Komplexität der in ihnen enthaltenen Förderdimensionen und vom behandelten Personenkreis.

– Differenzieren wir psychotherapeutische Maßnahmen danach, inwieweit sie funktional-übend/stützend oder aber konflikt-orientiert/aufdeckend arbeiten, so können wir ausnahmslos alle hier beschriebenen Ansätze der funktional-orientierten Kategorie zuordnen.

„Psychotherapie mit geistig behinderten Menschen" im engeren Sinne ist eine Fragestellung, die bis heute noch wenig Differenzierung und Klärung erfahren hat. Dieser Stand läßt sich vermutlich auf den folgenden Sachverhalt zurückführen: Geistige Behinderung stellt ein komplexes Gefüge von Ursachen, Wirkungen, Wechselwirkungen dar, für das traditionelle (d.h. vor allem tiefpsychologische) psychotherapeutische Schulen noch kaum Erklärungs- und Behandlungskonzepte geliefert haben. Erste Ansätze dafür wurden unseres Wissens in NEUERKERODE (vgl. Geistige Behinderung 2/1988 und GAEDT 1987) und von BESEMS/VAN VUGT (in diesem Band) unternommen (vgl. auch, leider kaum weiterführend, MÜLLER-HOHAGEN 1987). – Die wichtige Frage, inwieweit einige der hier zusammengestellten Ansätze einen im engeren Sinne psychotherapeutischen Anspruch erfüllen können, kann hier nicht weiter behandelt werden.

Wir wollen unsere Einführung mit einigen Gesichtspunkten zur Anwendung körperorientierter Ansätze in der Behindertenarbeit abschließen. Sie beziehen sich auf den einzelnen Mitarbeiter, die Institution, den Träger, die Ausbildungssysteme. Sie alle, als Einzelpersonen und Systeme tragen Verantwortung dafür, daß der behinderte Mensch, für den sie Sorge tragen, Anregung und Unterstützung erfährt für lebenslange Entwicklung, Wachstum und einen „Raum zum Leben".

In der Regel sind es die einzelnen Mitarbeiter/innen, die einen Impuls verspüren, etwas für ihre Praxis dazuzulernen, ihre beruflich-fachlichen Kompetenzen zu erweitern, mit dem Ziel, ihren Umgang mit den behinderten Menschen zu verändern, und die dann Interesse für einen bestimmten körperorientierten Ansatz entwickeln. Bevor sie sich für eine spezifische Fort- oder Weiterbildung entscheiden, sollten sie für sich überprüfen: Wo liegen die Förderbedürfnisse der mir anvertrauten behinderten Menschen? Wo sind bei mir selbst fachliche Anknüpfungspunkte – wie arbeite ich bisher, was kann und weiß ich, und was genau möchte ich dazulernen?

Es wird sicher auch gut sein, sich die Arbeitsschwerpunkte, den Förderauftrag der eigenen Einrichtung klarzumachen.

Nach diesen Überlegungen wird der Mitarbeiter dann zu entscheiden haben, in welchem Körper-Ansatz er sich kompetent machen möchte. (Das im Anhang enthaltene Verzeichnis von Fortbildungsstätten ist eine Auswahl uns bekannter Einrichtungen, die Aus- und Weiterbildung in den verschiedenen körperorientierten Förderansätzen anbieten).

Wir halten es für wichtig, zu betonen: Möchte ein Mitarbeiter, eine Mitarbeiterin die Förderung der ihr anvertrauten behinderten Menschen auf der Basis eines intensiveren körperlichen Kontakts, der leiblichen Begegnung, vertiefen, so erfordert dies immer eine fundierte Aus- bzw. Weiterbildung. Sich neue berufliche und personale Kompetenzen für „Körperarbeit mit Behinderten" zu erarbeiten, braucht meist folgende Schwerpunkte im persönlichen Lernprozeß:

- intensive Selbsterfahrung
- Erarbeitung theoretischer Grundlagen
- praktisches Arbeiten mit der Methode, ihre Umsetzung und Integration in den beruflichen Alltag
- eventuell auch Supervision während und unmittelbar nach der Ausbildung.

In körperorientierten Therapieansätzen stellen wir uns dem behinderten Menschen mit unserem Körper in seiner Ganzheitlichkeit, „mit Leib und Seele" zur Verfügung. Soweit vom Ansatz her möglich und sinnvoll, arbeiten wir zunächst ohne Materialien und bieten uns selbst dem Behinderten als Medium an, als Brücke zur Welt. Wir müssen uns daher unserer eigenen Leiblichkeit, unserer Stärken und Schwächen, Grenzen und Behinderungen bewußt sein, um mit Problemen der Übertragung und Gegenübertragung, der Kompensation eigener Schwächen verantwortungsvoll umgehen zu können. Wir haben uns auch mit „weitverbreiteten Ängsten vor Arbeit mit direktem Körperkontakt" (PETZOLD 1977, S. 307) auseinanderzusetzen. Sie wurzeln in irrationalen Tabus, nicht aufgearbeiteten persönlichen Ängsten vor der eigenen Leiblichkeit, vielleicht auch in widerlegten psychoanalytisch/psychotherapeutischen Auffassungen.

Nur in dem Maße, wie wir uns mit uns selbst auseinandersetzen und uns unserer Vergangenheit, Gegenwart und Zukunft stellen, können wir auch dem behinderten Menschen begegnen und ihn annehmend zu verstehen versuchen. So gesehen kann jedes Miteinander-Tun ein Wachstumsprozeß sein, der uns beide, den behinderten Menschen und uns als Mitarbeiter, einschließt und berührt.

Es ist selbstverständlich notwendig, sich mit dem theoretischen Hintergrund einer Methode auseinanderzusetzen und vertraut zu machen. Weniger selbstverständlich ist jedoch häufig noch das praktische Üben an sich selbst. Wir sind der Meinung, daß alle Berührungen und Begegnungen, die wir dem behinderten Menschen zumuten, zunächst und zuallererst von uns selbst erfahren und erlebt werden müssen. Nur wenn wir in uns erspüren können, was sie möglicherweise an leib-seelischem Erleben – an Unsicherheit, Angst, Traurigkeit, Zärtlichkeit, Freude und anderen Erfahrungen – in uns selbst auslösen, können wir uns auch eine annähernde Vorstellung davon machen, welche Bedeutung sie für den behinderten Menschen haben können. „Nur der, der selbst erlebt, kann andere zu diesem Erleben führen, aber auch nur der bewahrt vor Zumutungen, der Zumutungen an sich erlebt hat." (FISCHER 1983)

So sehr intensive Arbeit auf der Körperebene den behinderten Menschen fordert, so sehr fordert und verpflichtet sie auch uns selbst. Wir sind daher in ganz besonderem Maße darauf angewiesen, unsere Arbeit transparent zu machen gegenüber Eltern, Kolleginnen und Kollegen, aber auch der Einrichtung selbst und eng mit ihnen zusammenzuarbeiten.

Nur dann wird unsere Arbeit gute Früchte bringen. Und nur so können wir verhindern, daß wir uns in unsere eigenen Konzepte, Erwartungen, Muster verstricken, unzufrieden und letztlich hilflos werden.

Es ist daher für uns als Mitarbeiter nicht nur wünschenswert, sondern dringend

erforderlich, die eigene Arbeit, ihre Ergebnisse und unsere Selbsterfahrung in regelmäßiger Supervision zu überprüfen.
Gute Zusammenarbeit mit den Bezugspersonen der uns anvertrauten behinderten Menschen ist nicht nur für unsere eigene Psychohygiene notwendig, sondern auch, um

- Ziele, Inhalte und Wege unserer Arbeit fundiert darzustellen
- Eltern, Kollinnen und Kollegen anzuregen und eventuell auch anzuleiten, die von uns begonnene Arbeit nach ihren Möglichkeiten weiterzuführen
- Verständnis für den behinderten Menschen zu wecken, wenn durch intensive therapeutische Arbeit Veränderungen bei ihm sichtbar werden.

Gelingt es uns, gemeinsam eine gute Kooperation aufzubauen, so wird dies bei allen Betroffenen die Bereitschaft stärken, Verantwortung für den behinderten Menschen und seine Entwicklung mitzutragen.
Wer sich in der Körperarbeit mit Behinderten engagiert, sollte sich immer wieder auch die Frage stellen: „Ist Körperarbeit – in dieser bestimmten Ausprägung – für den betreffenden behinderten Menschen der richtige Weg?" Eine Antwort auf diese Frage kann uns – zumindest annäherungsweise – eine umfassende und fundierte Förderdiagnostik (vgl. v.a. FRÖHLICH/HAUPT, 1983 und PFEFFER, o.J.) geben.
Körperarbeit stellt sich auf ihrem heutigen Entwicklungsstand in sehr unterschiedlichen Ausprägungen dar. Und die Einzigartigkeit des einzelnen behinderten Menschen verpflichtet uns, diese unterschiedlichen Konzepte und methodischen Zugangswege kritisch und differenziert zu prüfen, und dann denjenigen Ansatz einzeln oder kombiniert mit anderen Verfahren auszuwählen, der dem einzelnen Behinderten angemessen ist. Das heißt, ihm die Anregung zu geben, die er in seiner momentanen Entwicklungsphase und aktuellen Lebenssituation am dringendsten braucht.
Wir werden dann wohl die Erfahrung machen, daß es nicht DIE Methode für DEN behinderten Menschen gibt. Im Einzelfall wird es meist erforderlich sein, methoden-integriert zu arbeiten, d.h. Elemente einzelner Methoden für den individuellen Menschen zu einem neuen Ganzen zusammenzufügen.
In keinem anderen Förderbereich berühren wir so sehr die persönliche Sphäre eines Menschen wie im direkten Körperkontakt. Lassen sich beide, „Therapeut" und „Behinderter", als Partner auf leibliche Begegnung ein, so erfahren sie nicht nur etwas über die sogenannte „körperliche Befindlichkeit" des anderen, sondern sehr viel mehr – sie erleben sich in einem zentralen Bereich ihres Menschseins.
So sollte es uns selbstverständlich sein, daß wir nur in einem sehr behutsamen Kontakt miteinander arbeiten dürfen, der getragen ist von der Achtung vor dem behinderten Menschen. Nur dann kann der behinderte Partner Wertschätzung und Geborgenheit erfahren: Und es riskieren, vorsichtig und in vielleicht kaum merklichen Schritten den Schutzraum erlernter psychischer Mechanismen und verfestigter Verhaltensweisen zu verlassen, sich neuen Erfahrungen zu öffnen und dadurch tiefer zu sich selbst und zur menschlichen Mitwelt zu finden.

So sind wir immer wieder gefordert, zu erspüren, was sich beim anderen „bewegt", um ihm die Möglichkeit und Zeit zu geben, im eigenen Entwicklungstempo die nächsten Schritte zu tun.
Nicht immer lassen sich behinderte Menschen unmittelbar auf leibliche Begegnungen ein. Halten wir uns vor Augen, daß in ihrem Leibgedächtnis alle Erfahrungen und Erlebnisse – Defizite, Traumata, Störungen, Konflikte – als Erinnerungsspuren gespeichert sind (PETZOLD 1977, 258 ff.), so werden uns Widerstände, die sie uns in der Körperarbeit als ängstliche Abwehr oder auch „pflegeleichte Anpassung" entgegensetzen, verständlich.
Es ist an uns, den behinderten Menschen in unsere Welt einzuladen. Diese Einladung muß jedoch attraktiv, d.h. lebensbedeutsam sein. Wir wissen, daß wir niemanden überlisten oder gar mit körperlich/seelischer Gewalt dazu bringen können, sich dem Leben, der eigenen Lebendigkeit und Vitalität in unvertrauter Weise und vielleicht tiefer als bisher zu öffnen. So muß zu Beginn unserer Arbeit das Angebot einer vertrauensvollen, verläßlichen Beziehung stehen, die dem behinderten Menschen deutlich macht: Ich zeige dir einen Weg, du bist dazu eingeladen, ihn mit mir zu gehen. Was wir auf diesem Weg dann zusammen erleben werden, läßt sich nicht vorhersagen. Der behinderte Mensch wird jedoch sehr genau spüren, wie sicher wir ihn beschreiten und ob wir ein klares inneres Konzept haben, an dem wir uns orientieren.
Arbeiten Mitarbeiter nach körperorientierten Ansätzen, so liegt es in ihrem eigenen Interesse und im Interesse ihrer Institution, daß sie damit nicht alleine bleiben. Um sich für die eigene Arbeit im Kreis der Kollegen gegenseitig austauschen, anregen und auch beraten und überprüfen zu können, ist es sinnvoll, daß mehrere Kollegen und Kolleginnen körperorientiert arbeiten. Wir sehen die Sorge und Verantwortung für eine solche Entwicklung im Sinne konzeptioneller Veränderung der Arbeit nicht nur beim einzelnen Mitarbeiter, sondern ebenso sehr bei der Einrichtung bzw. dem Träger.
Es wäre zu wünschen, daß gute Ansätze in dieser Richtung, wie wir sie bereits von einzelnen großen Trägern kennen, fortgeführt und auch von anderen weitergetragen werden. Dies kann den Mitarbeitern neue Motivation für ihren beruflichen Alltag und Anstöße für ihre persönliche Entwicklung geben.
Die dringliche Aufgabe, Theorie und Praxis körperorientierter Arbeitsansätze stärker als bisher einzubeziehen, stellt sich, wie wir meinen – über die einzelne Einrichtung hinaus – in mehreren Bereichen: bei der Erarbeitung und Überprüfung von Lehrplänen der Sonderschulen sowie von Arbeitskonzepten von Tagesstätten, Heimen, Förderstätten ebenso wie für die Träger der sonder- und heil-/sozialpädagogischen Ausbildungsgänge.
Mit der hier vorliegenden Sammlung von körperorientierten Ansätzen in der Arbeit mit Behinderten verbinden wir keinen Anspruch auf Vollständigkeit. Sie wurde von uns unter pragmatischem Aspekt im Rahmen unserer eigenen praktisch-theoretischen Auseinandersetzung mit Fragen körperorientierter Förderung/Therapie geistig behinderter Menschen, auch im Rahmen von Aus- und Weiterbildung, in die Wege geleitet: Wir haben größtenteils Kolleginnen und Kolle-

gen, die uns aus unserer Arbeit persönlich bekannt sind, um einen Beitrag gebeten. Es muß den Leserinnen und Lesern überlassen bleiben, sich über die persönliche Auseinandersetzung mit den hier vorgestellten Förder- und Therapieansätzen, die alle über mehrere Jahre in der Praxis erprobt sind, ein Urteil zu bilden und dann Entscheidungen für ihre eigene Arbeit zu treffen. Unser Wunsch ist es, sie neue Impulse und Perspektiven für sich und ihren beruflichen Alltag entdecken zu lassen, neue Chancen auch für den von ihnen zu betreuenden Personenkreis behinderter Menschen.

Literatur

AUCOUTURIER, B./LAPIERRE, A.: Bruno. Bericht über eine psychomotorische Therapie bei einem zerebral-geschädigten Kind. München 1982
DÜRCKHEIM, K.: Vom Leib, der man ist in pragmatischer und initiascher Sicht. In: PETZOLD, 1974, S. 11–28
FISCHER, D.: Körpernahes Lernen. In: FEUSER/OSKAMP/RUMPLER (Hg.), Förderung und schulische Erziehung schwerstbehinderter Kinder und Jugendlicher. Stuttgart, VDS 1983
FRÖHLICH, A./HAUPT, U.: Förderdiagnostik mit schwerstbehinderten Kindern. Dortmund 1983
GAEDT, C. (Hg.): Psychotherapie bei geistig Behinderten. Neuerkerode 1987 (Neuerkeröder Beiträge 3)
GEISTIGE BEHINDERUNG 2/1988
MÜLLER-HOHAGEN, J.: Psychotherapie mit behinderten Kindern. München 1987
PETZOLD, H. (Hg.): Psychotherapie und Körperdynamik. Paderborn 1974
ders. (Hg.): Die neuen Körpertherapien. Paderborn 1977 a
ders.: Gegen den Mißbrauch von Körpertherapie, in: PETZOLD 1977 a, S. 478–490, 1977 b
ders.: Modelle und Konzepte zu integrativen Ansätzen der Therapie. In: Integrative Therapie, 4/1980, 323–351
ders. (Hg.): Leiblichkeit. Paderborn 1985
PFEFFER, W.: Diagnose der sensomotorischen und psychomotorischen Funktionstüchtigkeit. Unveröff. Mskt. Uni Würzburg
PFLUGER-JACOB, M.: Elementare Wahrnehmung bei schwerstbehinderten Kindern. In: Bewegen, Erleben, Lernen. Ztschft. f. Heilpäd., Beiheft 12, 1985, S. 14–23
ROHMANN, U.H./ELBING, U.: Festhaltetherapie und Körpertherapie. Dortmund 1990
SPECK, O.: Menschen mit geistiger Behinderung und ihre Erziehung. Ein heilpädag. Lehrbuch. München 1990
STAATSINSTITUT FÜR SCHULPÄDAGOGIK MÜNCHEN, (Hg.): Lehrplan und Materialien für den Unterricht in der Schule für geistig Behinderte, 1982
STÖRMER, N.: Trivialisierungen und Irrationalismen in der pädagogisch-therapeut. Praxis. In: Behindertenpädagogik, 2/1989, S. 157–176
THUMM, K.E.: Körperorientierte Therapie bei geistig Behinderten – Gestalttherapie und andere Verfahren. Unveröff. Mskt., München 1988

Thumm, Klaus Eckart
Geb. 1940. Lehrerstudium. Promotion zum Dr. phil. in Erziehungswissenschaft, Psychologie, Anthropologie. Ausbildung in Integrativer Gestalttherapie am FRITZ PERLS INSTITUT, Düsseldorf, bei H. HEINL und H. PETZOLD. Mitglied der Dt. Gesellschaft f. Gestalttherapie und Kreativitätsförderung, DGGK. Seit 1980 Mitarbeiter des Heilpädag. Centrum Augustinum, München (Teilzeit). Freiberuflich tätig in den Bereichen Fort- und Weiterbildung, Supervision und Therapie. Trainer am Gestaltinstitut Heel/NL bei Dr. T. BESEMS und V.G. VAN VUGT

Fikar, Susanne
Geb. 1958, Erzieherin und Heilpädagogin, mehrjährige Tätigkeit in Heim und Tagheim für verhaltensauffällige Kinder und Jugendliche mit den Schwerpunkten: Einzelfallhilfe, Gruppenarbeit und Elternberatung. Seit 1985 Arbeit an Sonderschule für Geistig- und Körperbehinderte. Ausbildung in Gestalttherapie für Behinderte am Institut Heel/NL.

Fikar, Heinz
Geb. 1953, Lehrerstudium, 2 Jahre Lehrer an einer Grund- und Hauptschule, Studium der Sonderpädagogik, seit 1984 Sonderschullehrer an der Sonderschule „Don Bosco" Stiftung Liebenau, 7996 Meckenbeuren; Ausbildung in „Körperorientierte Therapieansätze" an der Fortbildungsdozentur Süd, Schwäbisch Hall. Freiberuflich tätig in den Bereichen Fort- und Weiterbildung. Veröffentlichungen zum Thema „Körperarbeit mit Behinderten".

Andreas Fröhlich

Basale Stimulation für Menschen mit schwerster Mehrfachbehinderung

Einleitung

Basale Stimulation ist der pädagogisch-therapeutische Versuch, Menschen mit schwersten Behinderungsformen Angebote für ihre persönliche Entwicklung zu machen. Mit dem begrifflichen Bestandteil „basal" ist gemeint, daß es sich um elementare, grundlegende Angebote handelt, die in einfachster, vor allem aber voraussetzungsloser Form dargeboten werden. Schwerstbehinderte Menschen brauchen keine „Vorleistungen" zu bringen, um von diesen basalen Angeboten profitieren zu können. Mit dem Begriffsbestandteil „Stimulation" ist angedeutet, daß eine deutliche Anregungshilfe gegeben wird, da, wo der schwerstbehinderte Mensch aufgrund seiner behinderungsbedingten Einschränkungen nicht in der Lage ist, selbst für angemessene Anregung seiner Entwicklung zu sorgen.

Da die Bezeichnung „basale Stimulation" bereits vor 15 Jahren gewählt wurde, haben sich durchaus auch kritische Einwände Gehör verschafft. Der Bestandteil „basal" hat sich sehr weit verbreitet, wohingegen „Stimulation" vielen zu behavioristisch klingt. Andererseits hat „Stimulation" den Vorteil, daß sprachlich verwandte Begriffe im gesamten romanischen Sprachraum durchaus gängig und üblich sind. Auch im englischen und skandinavischen Sprachraum findet der Begriff eine gute Resonanz.

„Stimulation", verstanden als Anregung, als Herausforderung für eigene Entwicklung kann durchaus bestehen bleiben. Es war zu keinem Zeitpunkt in der Entwicklung der basalen Stimulation daran gedacht, hier ein „Stimulus-Response-Modell" zu begründen.

Zur Entwicklung der basalen Stimulation

Angesichts der Herausforderung durch schwerst mehrfachbehinderte Kinder und Jugendliche in den frühen 70er Jahren wurde in einem Zusammenspiel von praktischer Arbeit und theoretischer Reflexion das Konzept der basalen Stimulation entwickelt. Am Anfang standen vor allem neurophysiologische Überlegungen, die bis dahin kaum in die Pädagogik hineingewirkt hatten. Unter dem Eindruck der sich dynamisch entwickelnden Frühförderkonzepte wurde insbesondere auf Interdisziplinarität im theoretischen Ansatz Wert gelegt. Dies hat sich im Laufe der Jahre als besonders tragfähig erwiesen, da dieses Konzept sowohl mit einer medizinischen, wie einer therapeutischen als auch einer psychologischen und pädagogischen Vorbildung durchaus adaptiert werden kann. Im Laufe der praktischen Arbeit wurden dann stärker noch entwicklungspsychologische, insbesondere pränatal-psychologische Aspekte miteinbezogen. Es zeigte sich, daß auch auf sogenannter „primitiver Entwicklungsstufe" ein ausdifferenziertes psychoemotionales Geschehen beobachtbar war. Die Entdeckung der „Seele" schwerst mehrfachbe-

hinderter Kinder stellte einen entscheidenden Schritt in der Gesamtentwicklung dar. Die enge Verknüpfung von Wahrnehmung und Bewegung mit Erleben auf elementarer Basis spiegelte die Erfahrungen der Pränatalpsychologie wieder.
Die praktischen Vorgehensweisen, die Beobachtungskriterien wurden immer wieder in der Praxis überprüft, korrigiert und mit Kolleginnen und Kollegen an die Bedürfnisse schwerstbehinderter Menschen angepaßt. Dabei ergaben sich im Laufe der Zeit deutliche Verschiebungen, die mit der allgemeinen Entwicklung im Bereich von Therapie und Sonderpädagogik korrespondierten.
Ein wesentlicher Gedanke basaler Stimulation ist ihr Anspruch auf Ganzheitlichkeit. Das zugrundeliegende Modell geht davon aus, daß es nicht möglich ist, zwischen Körper und Seele sinnvolle Unterscheidungen zu treffen. Wir können mit unseren Methoden und Zugehensweisen nur den ganzen Menschen berühren, eine willkürliche Unterscheidung zwischen körperlicher und seelischer Wirkung ist unzulässig. Aus diesem Grund beteiligen wir uns auch nicht an der derzeitigen Diskussion um Leiblichkeit und Körperlichkeit, ebensowenig aber auch an der Diskussion um Person und Persönlichkeit (vgl. Anstötz). Beiden liegt eine willkürliche Trennung zwischen „echten" und „unechten" Menschen/Werten zugrunde. Dieses sind Setzungen von außen, die in der Realität keinerlei überprüfbare Korrespondenz besitzen.
Nach unserer Überzeugung gibt es nur den Menschen, und Menschsein ist unteilbar.

Zum System der basalen Stimulation

Als Grundprinzip der basalen Stimulation mag gelten, daß der Versuch gemacht wird, über den Körper, d.h. den Menschen in der Realität, eine ganzheitliche Vermittlung von Erfahrungen und Eindrücken in Gang zu setzen. Diese Erfahrungen und Eindrücke sind in einer sorgfältigen Beobachtung, ggf. auch Planung stets entwicklungsangemessen auf das Individuum bezogen. Hierbei handelt es sich um die individuelle Entwicklung, nicht um eine vorgegebene Entwicklung, die sich an Altersstufen oder anderen vorgeschriebenen Normen orientiert. Wir gehen davon aus, daß jeder Mensch seine eigene, in sich logische Entwicklung durchläuft, daß es aber möglich ist, ihm in der Ausdifferenzierung Hilfestellung zu geben.
Die Vermittlung über den Körper ist eine wechselseitig ganzheitliche Vermittlung, d.h. auch die Erzieherin, die Therapeutin, die Lehrerin, die Mutter, der Lehrer oder wer immer sich mit einem schwerst behinderten Menschen befaßt, ist mit dem eigenen Körper in diese Vermittlung einbezogen. Die Körperlichkeit bietet daher eine gewisse Parallelität bzw. Gleichwertigkeit der beiden Partner.
Ursula Haupt hat ein Modell entwickelt, das versucht, Ganzheitlichkeit anschaulicher zu machen. Die sieben wichtigsten Entwicklungs- und Persönlichkeitsbereiche des Menschen wurden miteinander in Beziehung gebracht. Die in der Grafik angedeuteten Verbindungslinien sollen zeigen, daß kein Persönlichkeits-/Entwicklungsbereich ohne die anderen gedacht werden kann. Jeder Bereich wirkt jederzeit auf jeden anderen ein. Erst alle Bereiche zusammen ergeben eine Ganzheit.

Wir gehen davon aus, daß jeder lebende Mensch in all diesen Bereichen Erfahrungen sammelt, in all diesen Bereichen erlebt.

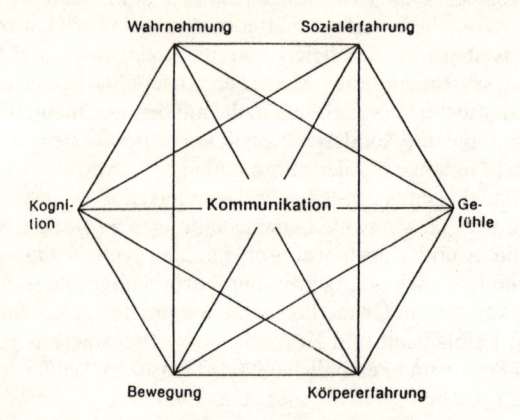

```
            Wahrnehmung      Sozialerfahrung



 Kogni-         Kommunikation              Ge-
 tion                                      fühle



            Bewegung         Körpererfahrung
```

Es ist besonders zu bemerken, daß auf frühen Entwicklungsstufen, d.h. in früher Kindheit, aber auch in Phasen schwerer Krankheit oder aber auch bei schwerer Behinderung die einzelnen Bereiche nicht willkürlich hierarchisiert werden können. Damit ist gemeint, daß ein gesunder Erwachsener für eine bestimmte Zeit willkürlich einen Bereich ins Zentrum seiner persönlichen Wahrnehmung rücken kann. Für den genannten Personenkreis ist dies nicht möglich. Vielmehr gilt:

- Alle Bereiche sind *gleich wirklich*, dies bedeutet, körperliche und emotionale Anteile haben den gleichen Grad der Realität.
- Sie sind *gleich wichtig*, dies heißt, daß jede Hierarchisierung willkürliche Setzung in einem bestimmten Wertesystem darstellt, das nicht ein Abbild der Wirklichkeit ist.
- Und schließlich wirken all diese Bereiche *gleichzeitig*. Damit sind die wesentlichen Elemente von Ganzheitlichkeit charakterisiert.

Es kann also nicht damit getan sein, die durchaus schätzenswerten Kategorien Pestalozzis: Kopf, Herz und Hand nebeneinander zu stellen, zur Bewegung noch ein wenig Emotion hinzuzufügen – es ist notwendig, sich selbst über Kommunikation, Emotionalität und Sozialerfahrung in den Entwicklungsprozeß miteinzubeziehen. Wir müssen erkennen, daß wir in der Vermittlung von Bewegung und von Wahrnehmung Körpererfahrungen herstellen, die untrennbar mit unserer Person, die untrennbar mit menschlicher Interaktion verbunden sein werden. Ganzheitlichkeit kann also, sofern man das gedankliche Konzept ernst nimmt, einen grundlegenden Wandel in der „therapeutisch-erzieherischen Beziehung" bedeuten.

Ein weiterer grundlegender Wandel der Sichtweise ganzheitlicher Förderung angesichts schwerster Behinderung ist das Prinzip des „Hier und Jetzt". Die deutlich reduzierte Lebenserwartung schwerst behinderter Menschen, die Unsicherheit hinsichtlich der weiteren möglichen Entwicklungen macht es notwendig, die Förderung auf weit in der Zukunft liegende Fertigkeiten und Fähigkeiten in Frage zu stellen. Gewiß soll die Zukunft nicht völlig ausgeblendet werden, aber die Gegenwart erhält eine ganz besondere Bedeutung. Über Jahrtausende bedeutete Erziehung die Vorbereitung der nächsten Generation auf die Übernahme von Verantwortung in der Zukunft. Diese Vorstellung läßt sich nicht auf Menschen mit schwerster Behinderung übertragen. Dies mag auch der Grund sein, warum so lange Zeit von „Unbildbarkeit" gesprochen wurde. Das klassische Konzept paßt auf diesen Personenkreis nicht. Wir müssen uns daran gewöhnen, daß Förderung nicht mehr nur auf zukünftige Ziele ausgerichtet ist, sondern daß Förderung in der Gegenwart etwas ist, nämlich gemeinsame Beschäftigung, Anregung und Kommunikation. Die Legitimation der Förderung besteht nicht primär in ihrer Funktionalität, d.h. darin, daß sie bestimmte Ziele irgendwann einmal erreicht. Ihre Legitimation besteht vielmehr darin, daß sie Menschen hier und jetzt in die Lage versetzt, mit anderen in Kontakt zu treten, sich in Aktivität zu erleben, sich zu bewegen, wahrzunehmen und vieles andere mehr.

Die Einzelbereiche der Förderung

Wir gehen davon aus, daß ein Mensch mit schwerster Behinderung sich in einem Zustand einer extremen Reduktion von Aktivität befindet. Aktivität gehört zum Leben, jeder lebende Mensch besitzt ein gewisses Aktivitätspotential. Behinderung schränkt dieses Potential mehr oder weniger deutlich ein. Schwerste Behinderung bedeutet eine oft radikale Reduktion der Aktivitätsmöglichkeit. Der betroffene Mensch ist gezwungen, sich auf die elementarsten Lebensvollzüge zu beschränken, die sich häufig genug nur noch im eigenen Körper abspielen. Die Welt um ihn herum scheint kaum zu existieren, er kann keine Kontaktmöglichkeiten entwickeln, wie auch umgekehrt die Welt ihn nicht angemessen zu erreichen vermag. Durch basale Angebote kann eine Öffnung dieser individuellen Isolation wenigstens zeit- und teilweise erreicht werden.

Somatische Anregung

Der ganze Körper, insbesondere aber die Haut als größtes Organ stellt unsere Begrenzung dar, gleichzeitig aber auch die Kontaktstellen zur Welt. Wir haben ein Körperbild, je unterschiedlich ausdifferenziert, entsprechend unseren Erfahrungen. Haut- und Muskelkörper gestalten ganz wesentlich diese Selbstvorstellung. Lange Bewegungslosigkeit, hohe Spastizität oder auch Hypotonie lassen die gewünschte Ausdifferenzierung nicht entstehen. Es ist zu vermuten, daß das Körperselbstbild schwerst behinderter Menschen weitgehend undifferenziert ist, ausgenommen einige Brennpunkte mit oft negativer Erfahrungskonzentration (Schmerzen, ungeliebte Pflegeverrichtungen etc.).

Durch somatische, d.h. den ganzen Körper betreffende Anregung soll positive Erfahrung mit dem eigenen Körper, mit der eigenen Figur, mit den Grenzen und Kontaktstellen zur Welt gemacht werden können. Primäre Körpererfahrung wird durch Berührung entwickelt. Von der Körpermitte ausgehend wird der Rumpf

„herausmodelliert", die Extremitäten schließen sich an, bis schließlich die Anregung in den Händen bzw. den Füßen endet. Dabei waren die Anregungen aus der indischen Babymassage sehr hilfreich, wenn sie auch für unsere spezialen Zwecke vereinfacht und ein wenig modifiziert werden mußten (siehe Anleitung).

Viele Menschen mit schwerster Behinderung haben erhebliche Probleme, die reine Berührung mit der Hand als eine bedeutungsvolle Berührung zu interpretieren. Die Anregung muß intensiver erfolgen, so daß wir zusätzliche Materialien einbeziehen. Hierbei sind es vor allem Frotteetücher, aber auch Fellhandschuhe, die einen guten Dienst leisten können. Durch das dazwischen geschaltete Material (Stoff/Fell) dominiert die Berührung von Haut zu Haut nicht so sehr, sondern das Empfinden für den eigenen Körper wird stärker hervorgehoben.

Variationen sind möglich, indem ein warmer Luftstrom eines Föns gleichartig verwendet wird, um dem Körper, der Haut einen Eindruck von ihrer Ausdehnung und ihrem Zusammenhängen zu geben. In gewisser Weise wird durch diese Anregung ein Körperbild herausmodelliert, das der betreffende schwerst behinderte Mensch durch die Einschränkung seiner Eigenaktivität nicht (mehr) selbst herstellen kann. Seine Bewegungsarmut, seine Bewegungsstereotypie haben seine Körpervorstellung undifferenziert und möglicherweise einseitig werden lassen. Dies reduziert wiederum die möglichen Bewegungspotentiale, da der Körper insgesamt oder wesentliche Teile von ihm nicht mehr wahrgenommen werden können. Berührung der Haut, Berührung des ganzen Körpers wirkt darüber hinaus aber emotional anregend und stabilisierend. Es ist eine Form systematischer, sich gleichmäßig wiederholender Zärtlichkeit, die Nähe, Aufmerksamkeit und eine gewisse Ausschließlichkeit der Beziehung signalisiert. Es ist die intensivste Kommunikationsform, wenn wir von spezifisch sexuellen Kontakten absehen.

Vibratorische Anregung
Die somatische Anregung bezieht sich im wesentlichen auf Muskulatur und Haut und erfaßt somit nur einen Teil des gesamten menschlichen Körpers. Das knöcherne System kann nur schwer über Berührung und Druck von außen gezielt erreicht werden. Wir konnten feststellen, daß der Einsatz von Vibration in Längsrichtung des Körpers ein intensives Gefühl für die tragenden Teile und die Gelenke ergibt. Geeignete kleine Vibratoren können so plaziert werden, daß z.B. vom Fußgelenk über das Knie bis zur Hüfte das Bein vollständig gespürt wird. All diese Erfahrungen werden normalerweise beim Stehen, beim Gehen gemacht und gespeichert. Das kleine Kind krabbelt, kriecht, hüpft, rennt und springt und erfährt auf diese Art immer wieder den Widerstand des Bodens gegen den Körper über Schwingung, über veränderte Belastung. Schwerste Behinderung macht diese in der Regel unmöglich, monotone Positionen des Liegens und Sitzens führen eher zu Habituation (Gewöhnung an Reize) als zu einer verbesserten Wahrnehmung des eigenen Körpers.

Vibration kann aber auch, insbesondere am Thorax und Kopf vorsichtig plaziert einen Übergang zur Schwingungswahrnehmung in Richtung suditiver Perzeption werden. Auch gehörlose bzw. schwerhörige Menschen können Schwingung aufnehmen und im Laufe der Zeit lernen, daß solche Schwingung z.B. mit der menschlichen Stimme eines Kommunikationspartners identisch ist. Das „Hören" von Schwingung im unmittelbaren Körperkontakt, wenn die Köpfe der Kommunikationspartner nebeneinander liegen (Knochenleitung), wirkt enorm beruhigend und ist wohl eine „Erinnerung" an die pränatale Welt der Schwingungsempfindung.

Vestibuläre Anregung
In den letzten Jahren ist durch die „sensorische Integrationstherapie" (siehe Beitrag in diesem Buch) die vestibuläre Anregung weit verbreitet worden. Ohne sich hier nun im Detail mit bestimmten theoretischen Voraussetzungen auseinander zu setzen, sei darauf verwiesen, daß die Orientierung an der Schwerkraft ebenfalls in der frühen Schwangerschaftszeit beginnt und bei der ungestörten Entwicklung gerade im ersten Lebensjahr besonders wichtig ist, wenn das Kind von der Horizontalen in die Vertikale strebt. Vestibuläre Anregung vermittelt aber auch Menschen mit sehr schwerer Behinderung Information über ihre Lage im Raum, über die Bewegung des gesamten Körpers im Raum. Sie steht in engem Zusammenhang mit der Informationsverarbeitung möglicher visueller Eindrücke. Darüber hinaus konnten wir schon sehr früh feststellen, daß eine gemäßigte vestibuläre Anregung offensichtlich haltungsstabilisierend und ggf. tornusnormalisierend wirkt. Äußere Zeichen bei den Kindern wiesen darauf hin, daß sich darüber hinaus ein intensives Wohlbefinden einstellte. Wir beobachteten in vielen Fällen erstmals ein entspanntes Lächeln, wie es sich auch sonst in angenehmen Situationen nicht zeigte, wenn wir eine gemäßigte vestibuläre Anregung bieten konnten.
Vestibuläre Anregung für sehr schwer behinderte Menschen ist natürlich wesentlich moderater zu gestalten, als für aktive, sich selbst bewegende Kinder und Jugendliche. (Bereits vor 10 Jahren haben wir die möglichen Anregungsformen zusammen mit Ernst Kiphard beschrieben). Es sind im wesentlichen langsame Schaukelbewegungen quer und längs zur Körperachse, insbesondere aber Bewegungen auf der Therapierolle oder dem großen Ball, die zu einem entspannten „Tanzen" zur Musik werden können.
Die drei Bereiche der somatischen, vibratorischen und vestibulären Anregung beziehen sich, wie schon angedeutet, auf früheste und elementarste Wahrnehmungsformen überhaupt. Die Pränatalpsychologie hat gezeigt, daß das ungeborene Kind möglicherweise bereits von der Empfängnis an, mit Sicherheit aber im 4. Schwangerschaftsmonat über eine ausdifferenzierte Wahrnehmung dieser Anregungsformen verfügt. Wir versuchen mit unseren Angeboten an diese frühen und elementaren Erfahrungen anzuknüpfen. Nach unserer Überzeugung sind Aufnahme- und Verarbeitungsmöglichkeiten dieser Art bei jedem lebenden Menschen vorhanden, ohne sie könnte er vermutlich nicht am Leben bleiben.
Aber auch für den nichtbehinderten erwachsenen Menschen stellen diese drei Bereiche in extremen Situationen wichtige Formen der Wahrnehmung dar, man denke an die Situation des Tröstens: Man nimmt jemand in den Arm, drückt ihn an sich, schaut ihn dabei nicht an, sondern legt seinen Kopf an seinen Kopf, schaut

seitlich vorbei. Die Arme umschließen den Rücken, man murmelt und brummelt tröstende Worte, deren Inhalt kaum etwas bedeuten und dabei wiegt man sich und den zu tröstenden Partner langsam hin und her. Wir sorgen also für eine intensive somatische Anregung durch Wärme und Berührung, wir übertragen unsere Stimme mit Vibration und wir geben eine ruhige vestibuläre Anregung. Diese Dreiheit elementarer und früher Wahrnehmung schafft Ruhe, Sicherheit und Geborgenheit und führt zu einem psycho-physischen Ausgleich.

Nach unserer Einschätzung kann bereits allein in der Arbeit in diesen drei Bereichen mit schwerst behinderten Menschen das Wesentliche getan werden. Allerdings zeigte sich immer deutlicher, daß die Beschreibung des eigentlichen Vorgehens, die „Methodik und Technik" verbal nur sehr schwer zu leisten ist, schriftlich eigentlich kaum. Daher ist an dieser Stelle nur angedeutet, um was es geht, es ist hier nicht möglich, die genauen Vorgehensweisen so zu beschreiben, daß der Leser sie unmittelbar nachvollziehen könnte.

Geruch und Geschmack

Riechen und Schmecken kann auch schon das ungeborene Kind. In den ersten Lebensmonaten ist Riechen und Schmecken für das Baby besonders wichtig, es stellt sowohl Kommunikation, wie Austausch mit der Mutter dar. Der Geruch der Mutter spielt für das Wohlbefinden des Kindes eine große Rolle. In der Erwachsenenwelt, aber auch schon in der Kindheit haben wir in unserem Kulturkreis diesen Bereich weitgehend aus Erziehung, Förderung ausgeklammert. Wie uns scheint, zu Unrecht. Wir konnten beobachten, daß gerade geruchliche Anregung mit großer Spannung und Interesse von sehr schwer beeinträchtigten Menschen aufgenommen wird. Auch Schwerstkranke, sogenannte „Apalliker" und alte Menschen in Verwirrtheitszuständen bekommen über vertraute, anregende und immer wiederkehrende Gerüche offensichtlich eine positive Orientierung.

Die permanente Versorgung mit Sondenernährung, bzw. eine Ernährung mit pürierter und passierter gleichmäßig gemischter Kost läßt den gesamten Mundraum wahrnehmungsmäßig „verkümmern". Damit wird eine der sensibelsten und vielfältig wahrnehmungsfähigen Zonen des menschlichen Körpers und die entsprechende Repräsentanz im Gehirn ungenutzt gelassen. Die Beziehung zu einer möglichen laut„sprachlichen" Kommunikation sind deutlich. Aber auch das kindliche Erkunden von Objekten, das Herausbilden von Begriffen, die Stimulierung von Hand-Mund-Aktivitäten sind in die frühe Anregung miteinzubeziehen. Hier zeigt die Erfahrung, daß möglichst eindeutige und intensive Geruchs- und Geschmacksangebote für schwerstbehinderte Menschen vorzuziehen sind, die sich markant von den Alltagsgerüchen abheben.

(Leider sind schwerstbehinderte Menschen zunächst wohl nicht in der Lage, die unterschiedlichen, schnell auftauchenden und ebenso wieder vergehenden Düfte in der natürlichen Umwelt aufzunehmen. Sie verschwimmen offenbar wie alle anderen Eindrücke auch zu einem diffusen „Grau". Daher ist es die pädagogisch-therapeutische Aufgabe, für klare Wahrnehmungskonturen und -kontraste zu sorgen. Dann kann das Individuum mit seinen verbliebenen Aktivitäten sich auf die Aufnahme und Verarbeitung solcher Angebote konzentrieren.)

Auditive und visuelle Anregung
Hören und sehen sind unsere sogenannten Fernsinne, mit denen wir den unmittelbaren Körperbereich verlassen und letztendlich bis in die Unendlichkeit des Weltraums vordringen können. Im Gegensatz zu den körpernahen Sinnen jedoch ist für die Verarbeitung auditiver und ganz besonders aber visueller Reize eine erheblich kompliziertere Bewußtseinsebene nötig. Insbesondere werden an die Fähigkeit zur intermodalen Verknüpfung wesentlich höhere Anforderungen gestellt. Gesehenes und Gehörtes sind nicht mehr unmittelbar „da", vielmehr sind es nur Bestandteile und nicht mehr die Sache selbst, die das Individuum „berühren". So ist für sehr viele Menschen mit schwerster Behinderung nur ein Teilbereich des Hörens und Sehens attraktiv. Häufig sind es deutliche Kontraste im Bereich des Sehens (hell, dunkel) oder stark ausgeprägte Rhythmen im Bereich des Hörens. Hierdurch werden die elementaren Wahrnehmungs- und Verarbeitungsmöglichkeiten angesprochen, die komplexeren stehen häufig über lange Zeit nicht zur Verfügung. Dies bedeutet jedoch nicht, daß eine Anregung sinnlos wäre – allerdings muß sie entwicklungsadäquat erfolgen. Eine vielfältig laute, von Geräuschen durchsetzte Umwelt, die darüber hinaus mit vielen Farben und Formen auf den schwerstbehinderten Menschen einwirkt, kann ihn nur selten dazu bringen, sich auditiv und visuell zu öffnen. Vielmehr kommt es wiederum zu jener bekannten Überfülle von Eindrücken, die sich zu einem „Grau" vermischen. In der Regel ist Rückzug die Folge, das Gegenteil des von uns Gewünschten. (Man möge sich dies an einem einfachen Beispiel deutlich machen: An einem heißen Sommertag liegt man im Freibad und hört eine Vielzahl von unterschiedlichen Stimmen und Sprachen. Unzählige Menschen sind zu sehen, Sonnenlicht flirrt, Geräusche aus Radiorecordern, Lautsprechern dringen ans Ohr. Wenn wir uns nicht sehr konzentrieren, diese Fülle an unterschiedlichen Informationen aufzunehmen, verschwimmen sie bald zu einem nicht mehr wahrgenommenen „Grau", das für uns bedeutungslos wird. Gleichzeitig begeben wir uns aber auf unserem Badehandtuch in eine „Isolation", d.h. wir ziehen uns „dösend" auf uns selbst zurück. Der nichtbehinderte Badegast kann dies nach einiger Zeit wieder umkehren, er kann aktiv und teilnehmend werden. Schwerste Behinderung macht jedoch diese Umkehr unmöglich, es bleibt bei einer Rückzugs- und Isolationstendenz).
In der Förderung selbst können immer wiederkehrende rhythmische, mit Schwingungen verbundene Angebote durchaus eine langsame Orientierung auf Hörbares hervorrufen. Allerdings ist dabei Stille als Kontrast unbedingt erforderlich, eine dauernde Geräusch- und Musikberieselung ist in hohem Maße kontraproduktiv für die Entwicklung auditiver Wahrnehmung. Es scheint wichtigt, auditive Angebote im Sinne der Intermodalität mit Bewegt-werden zu kombinieren, oder auch mit Berührung (vgl. Tanzen auf dem Ball).
Visuelle Anregung hat zunächst in der Gestaltung der Spiel- und Beschäftigungsangebote ihre Grundlage. Materialien, die gehört und gefühlt werden können,

sind kontrastreich auf einem Hintergrund anzubieten, von dem sie sich deutlich abheben. Hell-dunkel-Kontraste, Komplementärfarben können eine Möglichkeit sein, die Objekte überhaupt visuell auszumachen. Hierbei ist sehr sorgfältig vorzugehen: „schön bunt" ist häufig nicht im Sinne der guten Verarbeitungsmöglichkeit.

Ganz spezifische Anregungen der auditiven und visuellen Wahrnehmung sind darüber hinaus möglich, es ist an Hörsequenzen zu denken, die speziell für diese Zwecke „komponiert" sind, ebenso an Diaserien, die sich an der neurophysiologischen Entwicklung des Sehens orientieren. Der Einsatz solcher Angebote erfordert allerdings eine vertiefte Kenntnis der speziellen Problematik.

Kommunikative und sozial-emotionale Anregung
Wir wissen aus den Untersuchungen von Papousek (1989) (mit dem seit Jahren ein intensiver Gedankenaustausch besteht), daß die frühen Formen der Kommunikation sehr wohl stimulativen Charakter haben. Hierbei stimuliert der Erwachsene durch seine Mimik und spezielle Stimmgebung die Aufmerksamkeit des kindlichen Gegenüber. Das Kind wiederum stimuliert durch sein Aussehen und seine Mimik den Erwachsenen zu diesen ganz spezifischen Formen intensiver Kommunikation, dem sogenannten „Baby-Talk". Behinderung reduziert bei beiden Kommunikationspartnern die Möglichkeiten der wechselseitigen Stimulation. Das behinderte Kind hat Schwierigkeiten, die Aktivitäten des Erwachsenen auszumachen und aufzunehmen und umgekehrt hat der nichtbehinderte Erwachsene große Schwierigkeiten, die reduzierten kommunikativen Aktivitäten des Kindes wahrzunehmen und zu interpretieren. Nach unseren neueren Untersuchungen steigert sich dies bei schwerster Behinderung bis zu einem „Entgleisen" der Kommunikation (vgl. Fröhlich et.al.1990).

Kommunikation und sozial-emotionale Anregung findet immer in einem weiteren Kontext menschlicher Begegnung statt. An dieser Stelle sei wieder auf das System einer Ganzheitlichkeit zurückverwiesen. All unsere Bemühungen um einen schwerstbehinderten Menschen, unsere Berührungen, unsere Bewegungen und seine Wahrnehmung münden in die emotionale Einfärbung all dieser Erfahrungen ein. Aus ihnen entsteht Sozialerfahrung. Die menschliche Stimme, das Gesicht, die Haltung, die Berührung, die Bewegung sind Bestandteil dieses ganzheitlichen Miteinander-Agierens, sie können nicht losgelöst werden von allen anderen Aktivitäten. Gleichzeitig aber wird deutlich, daß es eine „reine" Behandlung, eine „reine" Stimulation nicht gibt – vielmehr ist Kommunikation immer wesentlicher Bestandteil. Verzichte ich auf eine gut strukturierte, deutliche und zugewandte Kommunikationsart, so „beraube" (depriviere) ich mein schwerstbehindertes Gegenüber wesentlicher Erfahrungen und Bereicherungen. Ich bleibe selbst in der Anonymität und signalisiere Distanz. Aber auch dies ist eine kommunikative und soziale Erfahrung – wenn auch eine negative.

Erweiterung im Konzept der basalen Stimulation

In den vergangenen zwei Jahren bemühte sich eine Arbeitsgruppe um Christel Bienstein (Bienstein & Fröhlich 1990) um die Integration der basalen Stimulation in den Pflegebereich, insbesondere bei Menschen mit apallischem Syndrom bzw. auch bei verwirrten alten Patienten. Es zeigte sich, daß auch bei diesen Krankheits- bzw. Abbauprozessen analoge Strukturen wie bei schwerster Behinderung aufzufinden sind. Es handelt sich um eine Verminderung des Aktivitätspotentials, um eine Reduktion auf die unmittelbare Körperlichkeit. Die Außenwelt wird für den Betroffenen immer schwieriger zu verstehen, sie ist so verwirrend, daß er sich von ihr zurückzieht. Er braucht einfache und klare Anregungen, die seinem Entwicklungs- und Bedürfnisstand entsprechen. Somatische, vibratorische und vestibuläre Angebote werden auch vom „klassisch Bewußtlosen" aufgenommen und seinen Möglichkeiten entsprechend verarbeitet. Geruch und Geschmack bilden auch beim beatmeten und künstlich ernährten Menschen Orientierungshilfen, um sich selbst nicht vollständig zu verlieren. In nicht wenigen Fällen konnte die Arbeitsgruppe eine deutliche Reaktivierung der Patienten beobachten, die über eine basale Anregung wieder eine Grundorientierung erfahren konnten. Weitere Anwendungsgebiete in der Geriatrie bzw. in der Neurologie finden sich bei GROND (1986) und SCHWÖRER (1988).

Abschließende Gedanken zur pädagogischen und therapeutischen Verantwortung

Basale Stimulation als Methode schien lange Jahre – positiv wie auch negativ – eine relativ strenge und klar gegliederte Vorgabe zu sein, die durch leichte Anwendbarkeit imponierte. In vielen Veröffentlichungen und Fortbildungen wurde gerade der methodische Aspekt sehr stark betont. In der Auseinandersetzung mit Mitarbeitern, aber auch mit betroffenen schwerstbehinderten Menschen, stellte sich heraus, daß der Akzent der „Behandlung" wohl über lange Zeit zu sehr dominierte. Die Gedanken von Klostermann und Kern (1989) zum Austausch zwischen Menschen machten deutlich, wie sehr Therapie und Förderung eine Wechselbeziehung zwischen zwei oder mehreren Menschen ist. Die Auswirkungen der geplanten Interaktion sind vielfältig, verflochten und in jedem Falle (siehe oben) ganzheitlich. Daraus resultiert eine erhöhte Verantwortung für die unterschiedlichen Persönlichkeitsbereiche eines anvertrauten Menschen. Man kann sich nicht länger mehr als Spezialist für ein bestimmtes Teilgebiet verstehen, man muß erkennen, daß man auf einen anderen Menschen einwirkt, auch in den Bereichen, die gar nicht zu den professionellen Schwerpunkten gehören. Aus dieser Einsicht heraus wird deutlich, daß die Methode nicht mehr jene Sicherheit gibt, wie dies einmal anzunehmen war. Vielmehr stellt basale Stimulation heute ein Repertoire von Verstehensmöglichkeiten zur Verfügung, mit dem man sich auch sehr schwer behinderten Menschen annähern kann. Sie gibt Hilfestellung, um einfachste, prägnante und attraktive Angebote an Menschen zu machen, die scheinbar den Kontakt zur Welt verloren oder noch nie gewonnen haben. Basale

Stimulation verzichtet auf hochfliegende pädagogische Zielsetzungen, die in weiter Ferne liegen. Sie konzentriert sich auf die individuellen Möglichkeiten in einer dyadischen Begegnung (Bronfenbrenner). Basale Stimulation möchte Strukturen im Mikrobereich verändern in der Hoffnung, daß sich daraus generalisierte Veränderungen ergeben könnten.

Zur Weiterführung der Förderung schwerstbehinderter Menschen

Ursula Haupt und der Verfasser haben über längere Zeit den Begriff der „integrierten Förderung" verwendet, um deutlich zu machen, daß nach einer intensiven basalen Aktivierung weitere Schritte der Förderung notwendig sind, die noch deutlich vor einer quasi schulmäßigen Betreuung und Förderung liegen. Es ging hierbei um die Integration der elementaren Fähigkeiten im Alltagsgeschehen. Eine ausführliche Beschreibung findet sich z.B. bei Beck & Fröhlich (1989). Durch die Arbeiten von Felicie Affolter (1987) wurde sowohl theoretisch wie praktisch ein Ansatz vorgestellt, der sich in hervorragender Weise mit unserem Konzept der integrierten Förderung deckt. Felicie Affolter hat das „Problemlösen im Alltagsgeschehen" so differenziert entwickelt und beschrieben, daß wir an dieser Stelle auf sie verweisen wollen, um eine mögliche „Anschlußförderung" sicherzustellen. Ihre Ausführungen und Darlegungen sind zum derzeitigen Zeitpunkt ausführlicher und anschaulicher als die unsrigen zu diesem Thema.
(Eine umfangreiche und detaillierte Darstellung der basalen Stimulation im Charakter eines Lehrbuchs soll bis Ende 1990 zur Verfügung stehen.)

Zusammenfassung

Basale Stimulation hat in den vergangenen 15 Jahren einen gewissen Stellenwert im Bereich der Förderung von Menschen mit schwerster Behinderung erhalten. Durch diesen Arbeits- und Förderansatz ist es gelungen, die Grenzen der sogenannten „Bildungsfähigkeit" zu überwinden. Es konnte gezeigt werden, daß jeder lebende Mensch in der Lage ist, in Austauschprozesse mit seiner Umwelt zu treten. Bei geeigneter Wahl der Medien und Angebote ist auch dann Kommunikation und Interaktion zwischen Menschen möglich, wenn schwerste Behinderungsformen zunächst alle Aktivitätsmöglichkeit zu blockieren scheinen. Menschen mit schwerster Behinderung sind lebendige Menschen mit einer eigenen Entwicklungsdynamik, sie bedürfen der Anregung und des Austausches, sie können in einer – wenn auch sehr beschränkten – Autonomie ihr Leben selbst leben, wenn ihnen Partner zur Seite stehen.

Exkurs: Systematische Körperanregung nach LEBOYER

Im Verlauf unserer mehrjährigen Arbeit hat sich eine systematische Körperanregung bewährt, die sich an der Babymassage von Frederic Leboyer orientiert: Der schwerstbehinderte Partner ist entkleidet, der Raum muß entsprechend sehr warm sein. Wir verwenden zunächst zur Erhöhung der Gleitfähigkeit unserer Hände ein Baby- oder Massageöl (Senföl, Kokosöl, Olivenöl, Mandelöl o.ä.), die-

ses Öl muß ebenfalls angewärmt sein. Tücher, bzw. Fellhandschuhe vertiefen die Körpererfahrung.
Körperangebote sollten nie unmittelbar nach dem Essen erfolgen, weil der Druck auf den Körper zu stark ist. Die ganze Förderung findet auf dem Boden statt, der Betreuer sitzt bequem, möglicherweise auch mit Anlehnmöglichkeit auf dem Boden im Längssitz oder kniend. Man braucht ein großes saugfähiges Tuch als Unterlage (um auch eine „Überschwemmung" aufsaugen zu können). Bei größeren Kindern und Erwachsenen kann es sinnvoll sein, eine Windel anzulassen, da sonst der Säuberungsaufwand überhand nimmt. Der Partner liegt auf dem Rücken, wir streichen mit beiden Händen gleichzeitig von der Brustmitte, dem Rippenverlauf folgend nach außen, als wollte man Buchseiten glätten, von innen nach außen. Der Händedruck ist dabei sicher und fest, jedoch nicht pressend, in keinem Fall aber nur leicht streichend. Wir können dies etwa 15mal hintereinander durchführen. Dann wechseln wir mit der rechten Hand, von der Schulter über seine Brust und Bauch bis zur Flanke. Ebenfalls eine fest streichende Bewegung. Abwechselnd dann die linke Hand, so daß sich beide Linien überkreuzen und dem Rumpf in der Diagonalen einen intensiven Eindruck vermitteln. Wir dürfen bei diesen Bewegungen nie schneller werden, sondern nur intensiver. Auch diese Bewegungen in der Diagonale werden etwa je 15mal angeboten. Danach wird der Partner ebenfalls in Rückenlage mit seinen Extremitäten, d.h. Armen und Beinen näher vertraut gemacht. Wir halten mit unserer linken Hand den linken Arm des Kindes bzw. Erwachsenen am Hangelenk fest. Der Arm ist nach oben gestreckt. Mit unserer rechten Hand beginnen wir von der Schulter her den Arm entlang zu streichen. Dabei umfaßt unsere Hand wenn irgend möglich den ganzen Arm. D.h. unsere Hand zieht nicht nur einen „Strich" auf dem Arm, sondern gibt ihm ringsherum einen taktilen Eindruck. Die Bewegung geht immer nach oben. Danach wechseln wir unsere Hände, d.h. die rechte Hand hält den Arm des Partners und die linke vollzieht die Bewegung vom Nacken, Schulter, Oberarm, Ellbogen, Unterarm, Handgelenk bis zur Hand. Das gleiche erfolgt danach am anderen Arm. Wir erreichen dadurch eine intensive Anregung der Haut- und Tiefensensibilität von Arm und Hand. Gleichzeitig ergibt die gesamte Abfolge einen Nachvollzug der normalen Entwicklung körpernah und körperfern (proximal – distal). Wir umfassen die Handgelenke mit einem sicheren und festen, natürlich nicht pressenden Griff. Die eigenen Daumen streichen über die Handinnenfläche zu den Fingern des Kindes, bzw. Erwachsenen – manchmal gelingt es auf diese Art auch sehr spastische Hände ansatzweise zu öffnen.
Ebenfalls in Rückenlage wird ein Bein nach oben gehalten. Es kann dabei praktisch sein, sich das Bein des Partners auf die eigene Schulter zu legen um so auch mit beiden Händen Oberschenkel, Knie, Unterschenkel umfassen zu können. Die Knöchel und dann der Fuß sollen insbesondere intensiv massiert werden.
Der Rücken schwerstbehinderter Menschen ist häufig eine besonders vernachlässigte Partie des Körpers. Langes Sitzen in Sitzschalen oder Liegen im Bett lassen dem Rücken kaum differenzierte Anregung zukommen. Der Partner wird also in eine ihm mögliche Bauchlage gebracht. Bei kleinen Kindern könnte dies quer

über die eigenen Beine sein, bei Größeren muß vielleicht durch Polster und Kissen eine stabile Lage hergestellt werden. Zunächst erfolgt die Anregung quer über den Rücken, wobei wir unsere beiden Hände gleichzeitig einsetzen, jedoch in entgegengesetzter Richtung, d.h. die eine Hand bewegt sich von der uns zugewandten Flanke des Partners über den Rücken zur abgewandten und im gleichen Moment die andere von der abgewandten Seite zu uns her. Beide Hände umfassen somit gleichzeitig den ganzen Rücken. Dies beginnt man zunächst in der eigentlichen Rückenpartei, um daran zu gewöhnen, dann aber wandert man vom Nacken beginnend langsam bis zum Po und wieder zurück.

Darauf erfolgt eine Anregung entlang der Wirbelsäule. Dies sollte sehr ruhig und langsam erfolgen. Wir streicheln mit mäßigem Druck entlang der Wirbelsäule auf- und absteigend, wobei der Handballen den Hauptdruck geben kann, während die nach außen gerichteten Finger noch den ganzen Rücken mitberühren. Dabei kann es sinnvoll sein, daß unsere eine Hand den Po stützt und so einen besseren Widerstand bietet. Diese Längsbewegung kann dann ebenfalls in Bauchlage über den Po und die Beine bis zu den Füßen verlängert werden.

Bemerkung:
Die Technik und Ausdauer, die hierzu erforderlich ist, sollte jeder einzelne zunächst mit Kollegen am eigenen Körper erproben. Eine gewisse Sicherheit im Umgang ist erforderlich, um den schwerstbehinderten Partner nicht unruhig, unsicher und verstört werden zu lassen. Es sei noch einmal darauf hingewiesen, daß wir dabei im doppelten Sinn dem Menschen sehr nahe kommen, und diese Angebote daher sorgfältig und ernsthaft gemacht werden müssen.

Literatur

AFFOLTER, F. (1987). Wahrnehmung, Wirklichkeit und Sprache. Villingen-Schwenningen.
ANSTÖTZ, CHR. (1990). Ethik und Behinderung. Berlin.
BIENSTEIN, CHR. & FRÖHLICH, A. (1990). Basale Stimulation in der Pflege. Düsseldorf.
BRONFENBRENNER, U. (1981). Die Ökologie der menschlichen Entwicklung. Stuttgart.
FRÖHLICH, A. (1990). Basale Stimulation. Düsseldorf.
BECK, M. & FRÖHLICH, A. (1989). Lernen mit Kindern in und durch Alltagshandlungen. In: A. FRÖHLICH (Hrsg.), Lernmöglichkeiten. Heidelberg.
FRÖHLICH, A. et.al. (1990). Aspekte der Förderung schwerstbehinderter Menschen (Eltern-Kind-Kommunikation). In: praxis ergotherapie 5/90. Dortmund.
GROND (1986). Lehrbuch der Altenpflege. Freiburg.
HASTED, H. (1988). Das Leib-Seele-Problem. Frankfurt
KIPHARD, E. & FRÖHLICH, A. (1981). Die Bedeutung einer systematischen Sensibilisierung der Lage- und Bewegungsempfindung für die Entwicklungsförderung hirngeschädigter Kinder. In: Krankengymnastik 8/1981. München.
KERN, H. & KLOSTERMANN, B. (1989). Zugangswege zu Menschen. Würzburg.
PAPOUSEK, H. (1989). Frühe Kommunikationsentwicklung und körperliche Beeinträchtigung. In: A. FRÖHLICH (Hrsg.), Kommunikation und Sprache körperbehinderter Kinder. Dortmund.
SCHWÖRER, CHR. (1988). Der apallische Patient. Stuttgart.

Fröhlich, Andreas
Geb. 1946. Studierte Pädagogik und Sonderpädagogik. War ca. 12 Jahre am Rehabilitationszentrum Westpfalz in Landstuhl tätig und baute dort die Abteilung für schwerst mehrfachbehinderte Kinder und Jugendliche auf. Daneben Tätigkeit als Fachseminarleiter (Körperbehindertenpädagogik). Später Studium der heilpädagogischen Psychologie und Promotion. Vorsitzender des Pädag. Beirats des Bundesverbands für spastisch Gelähmte, Mitglied in Europäischen Kolmmissionen zur Frühförderung bzw. zur Förderung schwerst behinderter Menschen. Seit 1988 Prof. f. Geistigbehindertenpädagogik an der Pädagogischen Hochschule Heidelberg.

Walter Schnell
Musiktherapeutische Arbeit im Pränatalraum

Entwicklung

Anfang der achtziger Jahre entwickelte der Musiktherapeut Bernd VOGEL den „Pränatalraum" aus den Überlegungen musiktherapeutischer Fördermöglichkeiten für schwerstbehinderte Heimbewohner auf dem Schwarzacher Hof im Odenwald. Der Anspruch bestand in der intensiven Frühförderung von Behinderten mit psycho-motorischen Entwicklungsrückständen und sensorisch-emotionalen Deprivationen.

Ein von VOGEL in den siebziger Jahren durch einen Zufall in den USA kennengelerntes Wasserbett inspirierte die Idee eines „künstlichen Uterus", der das Urgefühl von Geborgenheit im Fruchtwasser der Gebärmutter simulieren könnte. Durch das Erlebnis eines Schwingfußbodens einer Turnhalle, auf den zufällig eine Baß-Lautsprecherbox umgekippt war, kam VOGEL die Idee des vibratorischen Effekts auf die Intensität grobmotorischer Ausdrucksbewegungen. Die konzeptionelle Integration ergab sich jedoch erst durch die Begegnung mit der Pränatalpsychologie, die vor allem von Prof. SCHINDLER von der Uni Salzburg angeregt wurde. Er leistete wesentliche Hilfestellung bei der wissenschaftlichen Fundierung des Konzepts des Pränatalraumes. Im Laufe der Jahre entwickelte VOGEL (1987) dieses Konzept ständig weiter bis zu seiner heutigen Form VOGEL (1991).

Die Stimulation im Pränatalraum führt nachweislich zum Abbau von fixierten Verhaltensmustern wie Fremd- und Autoaggressionen, stereotypen Schaukelbewegungen, hyperkinetischen Syndromen und autistischen Verhaltensmerkmalen. Außerdem werden das Interesse an der Umwelt geweckt und die Körperfunktionen vitalisiert.

Setting

Das *Setting* des Pränatalraumes ist folgendermaßen aufgebaut: Ein mittelgroßer Raum, angenehm aufgewärmt und von rötlich gedämpftem Licht beleuchtet. In seiner Mitte ein großes, wohltemperiertes Wasserbett, über das sich eine absenkbare Stoffkuppel senken läßt, und in dem ein sound-system eingebaut ist, aus dem akustisch-vibratorische Schallschwingungen durch das Wasser gefiltert auf die Oberfläche des Wasserbettes übertragen werden. Das Hör- und Vibrationsangebot reicht von Geräuschaufnahmen (Herztöne, intrauterine Geräusche) über einzelne, tief vibrierende Klänge oder langgezogene, im tiefen Frequenzbereich verlaufende Melodien, bis hin zu Kompositionen mit rhythmisch stark akzentuierten Elementen oder rein meditativem Charakter.

In diesem Setting wird der Körper als ganzheitlich „getragener" erlebbar. Der musiktherapeutische Prozeß setzt primär am Gleichgewichtsorgan des Innenohres (Vestibularsystem) und im eigentlichen Hörorgan desselben, in der Schnecke (Cochlea), an. Man spricht von vestibulär-cochlearer Stimulation, wenn dieser

Organverbund durch Bewegung und Schallwellen angeregt wird. Die Funktionen dieser beiden Organe sind schon sehr früh sensibel, bereits mit ca. 3½ Monaten das Vestibularorgan und mit ca. 6½ Monaten das Gehörorgan des Fötus. Außerdem wird der gesamte Körper mit Vibrationsreizen, die Haut durch LEBOYER-Massage in der Endphase stimuliert. Der Therapeut leitet aus „hautnaher Distanz" durch intuitives Eingehen auf die in der Regel nonverbalen Ausdrucksbewegungen der überwiegend mehrfachbehinderten Klienten, deren psychomotorisches Entwicklungsalter ca. zwischen 3 Monaten und 4 Jahren liegen kann, den Erfahrungsprozeß.

Theoretische Grundlagen

Die von dem französischen Prof. A. TOMATIS, dem Wegbereiter der Musik- und Klangtherapie, in den 70iger Jahren entwickelte Theorie über das „fetale Horchen" bildet die theoretische Grundlage für die musiktherapeutische Arbeit im Pränatalraum. Therapie meint in diesem Zusammenhang insbesondere die Förderung der Kommunikation durch Kontaktaufnahme und Anregung zur kreativen Auseinandersetzung mit der Umwelt als Voraussetzungen für Lernen und Wachstum. Wir wissen heute, daß ein Fötus Reizinformationen in Gedächtnisengramme speichern kann, und daß es ein erneutes Lebendigwerden früherer Erfahrungen gibt. Durch musiktherapeutische Stimulation ist es möglich, in die vorgeburtliche „Klangwelt" eines Menschen vorzudringen, um an pränatale Entwicklungsschichten heranzukommen. Durch ausgewähltes Schallmaterial können innere psychophysische Prozesse in Gang gesetzt werden, die in ihrer Gesamtheit als sensomotorisches Wiedererleben frühester Erfahrungen verstanden werden können. Die musiktherapeutische Arbeit im Pränatalraum ist zunächst eine Schulung des Ohres, die den Wunsch zu horchen wecken soll. Der Behinderte wird angeregt, horchen zu wollen, weil das Gehörte ihn „nährt" und identisch ist mit dem Lebensprozeß, wie der lebendige Herzschlagrhythmus.

Die Hörschwelle wird auch vom Hören-Wollen beeinflußt.
Diese Hörerwartung wird vorgeburtlich strukturiert und kann als akustische Primärbindung bezeichnet werden. Wird sie nach der Geburt fortgeführt durch Tragen an der Herzseite oder der Gabe von Herztongeräuschen im Entbindungsraum, dann fördert sie sowohl die vegetative Stabilität des Säuglings als auch seine Gesamtentwicklung. Der Lebensprozeß beginnt eben nicht mit der Geburt, sondern in der Regel neun Monate vorher mit der Befruchtung. Über das Ohr wird ein hoher Prozentsatz der Energiezufuhr zur Hirnrinde geleitet, speziell durch Schall im hohen Frequenzbereich. Tiefe Frequenzen erzeugen einen körperlichen Vibrationseffekt, der das mit dem Hörorgan verbundene Gleichgewichtsorgan stimuliert. Beide Stimulationsarten erhöhen die Reaktionsbereitschaft des Organismus. Der sensomotorische Effekt der vestibulären Stimulation wirkt auf jeden Muskel des Körpers über den nervus stato-acusticus. Unser Körpergefühl sitzt sozusagen im Ohr, deswegen entspannt sich z.B. unser Muskeltonus bei bestimmten Musikstücken. Ein akustischer Reiz wirkt über das Gleichgewichtssystem im

Mittelohr auf den ganzen Körper. Das Vestibularsystem bildet die Basis der organischen Strukturen, alles fängt sozusagen im Ohr an.
Für alle bioenergetischen Verfahren bildet dieses System das erste Glied in der Kette, d.h. der Verhaltensprozeß hat hier seine funktional-strukturelle Grundlage. Bereits hier fixierte, d.h. unterentwickelte Strukturen wirken sich enorm auf das spätere Verhalten aus, wie es sich bei den Schaukelbewegungen der Autisten oder den Jaktationen bei retardierten Menschen oft zeigt. Das theoretische Verständnis der Auswirkungen dieser in ihrer Entwicklung/Reifung fixierten Strukturen ist wichtig für die Einschätzung und Behandlung pathologischer Verhaltensmuster. Es gibt dynamische und statische Bindungen an diese fixierten Energieblöcke. Dynamisch ist die gebundene Energie, wenn aus ihr heraus der Verhaltensprozeß differenziert wird, wie man es z.b. beim geschickt balancierenden Autisten auf der Fensterbank zur Selbststimulation beobachten kann. Statisch, wenn der Verhaltensprozeß mechanisiert wird, wie in den Schaukelbewegungen frühkindlich Hospitalisierter, die keine aktive Bindung zur Außenwelt haben. In beiden Fällen haben wir es mit einer pathologisch eingeengten, strukturellen Verhaltensfixierung zu tun, mit reduzierten Verhaltensabläufen.
Ein vestibulär fixiertes Kind wird die Schaukelbewegungen des Wasserbettes „aufgreifen", weil diese Reize ihm etwas bedeuten und ein Bedürfnis nach Regression einleiten. Es will sozusagen in seiner Entwicklungsgeschichte wieder zurückgehen, um sich das nun zu holen, was ihm einstmals zur Ausreifung dieses Systems nötig gewesen wäre. Der Schaukelreiz (die vestibuläre Stimulation) interessiert ihn, weil er ihn braucht. Es ist wichtig, klarzustellen, wozu er diesen Reiz braucht. Er braucht ihn, um sich wieder fester an den Lebensprozeß anbinden zu können, von dem er sich einstmals „abgekoppelt" hat.
Entweder hat er früher zu wenig von diesen Reizen erhalten, und diese Region wurde sensorisch depriviert, oder er hat von sich aus die Reizaufnahme blockiert, weil es z.B. stressinduzierende, inadäquate Reize waren. In beiden Fällen führte es jedoch zur mangelhaften funktionalen Entwicklung und Integration dieser Schichten in den Gesamtkörperprozeß. Es ist das ambivalente Verhaltensmuster der Annäherung und Vermeidung, der Nähe und Distanz, das als Verhaltensdisposition sich durchgängig durch alle späteren Schichten kontinuierlich mit „einfärbt". Im basalen, bioenergetisch stimulierenden Prozeß, wie beim Schaukeln auf dem Wasserbett, wird eine Aktivierung der blockierten, bzw. unterentwickelten psychosomatischen Schichten eingeleitet, um die Harmonisierung dieses Systems im Gesamtkörperverhalten wieder herzustellen.
Das ist der zentrale Prozeß im theoretischen Verständnis der basalen Stimulationsmechanismen, der für die höheren Stufen ebenso gilt. Ich werde im weiteren darauf zurückkommen.

Der therapeutische Prozeß im Pränatalraum

VOGEL gliedert diesen Prozeß in neun Phasen, der aus drei Hauptphasen besteht, die ich als Anbahnung, Stimulation und Stabilisierung bezeichnen möchte. Welche der Phasen jeweils im Mittelpunkt der Therapie steht, ist abhängig vom Entwicklungsstand des Behinderten im therapeutischen Prozeß. Es sollen nicht alle neun Phasen in einer Therapie-Begegnung durchgearbeitet werden, was zweifellos eine totale Überforderungssituation bedeuten würde.

In der vorbereitenden Eingangsphase – Anbahnung – soll der Behinderte auf sanfte Art und Weise aus „seiner Welt" (Wohngruppe z.B.) in die pränatale „Kunst-Welt" geführt werden, bis der Therapeut bei dem Behinderten in entspannter Lage auf dem Wasserbett liegt, wobei er von nun an seine besondere Aufmerksamkeit auf den Atem seines Gegenübers richten muß, der ihm Information über den Gesamtzustand des Behinderten liefern kann. Als zweiter Schritt wird das Wasserbett in leichte Schaukelbewegungen versetzt, wobei sich der angewärmte Körper des Behinderten für die Erfahrungen der Tiefensensibilität zu öffnen beginnt, die durch die Reizung des Gleichgewichtsorgans eingeleitet wird. Das Gefühl von Geborgenheit und Wohlbefinden wird hierbei erfahrbar. In der dritten Phase wird die intermodale Verknüpfung von Wärmeempfindung, Gleichgewicht und Gehör durch Variation der Stimuli bis zur Resonanzschwingung des gesamten Körpers hergestellt. D.h. der Therapeut versucht, den „sound" (z.B. Herzschlagrhythmus) mit den Schaukelbewegungen so zu koordinieren, bis beim Behinderten die ersten körperlichen Ausdrucksbewegungen in Richtung behaglichen Mitschwingens ablaufen (vermittelt über den nervus stato-acusticus). Die vierte Stimulation enthält die vestibulär-cochleare Stimulation und die musiktherapeutische Arbeit im engeren Sinne, durch die akustisch-vibratorischen Effekte der Beschallung mit tiefen Frequenzen. Die psycho-vegetative Harmonisierung erfolgt dabei durch die Entspannungsreaktion, die durch die Trommelfellschwingung des nervus vagus aktiviert wird. Diese zweite Hauptphase bildet das Kernstück der Therapie, in der die bio-energetische „Aufladung" des Gesamtorganismus stattfinden kann.

In der fünften Phase wird durch bio-feed-back ein Regelkreis zum eigenen Körper hergestellt durch die akustische Rückmeldung von z.B. Herz- oder Atemgeräuschen, was mit speziellen Mikrophonen geschieht. Dadurch wird die Tiefensensibilität für den eigenen Lebensprozeß in Richtung innerer Aufmerksamkeit gelenkt. Der Körper wird hierbei als psycho-physische Ganzheit intensiv erlebbar. Die sechste Phase ist die Überleitung zur dritten Hauptphase der Stabilisierung. Sie führt langsam von innen wieder nach außen durch die sanfte Hautmassage nach LEBOYER und bildet gleichzeitig den Übergang von der Prä- zur postnatalen Phase, die den Beziehungsdialog einleitet. In dieser Phase ist die akustisch-vibratorische Stimulation abgekoppelt und ersetzt durch natürliche Geräusche/Töne. Die Horchfunktion wird hier auf das reale Spektrum der gesungenen oder gesprochenen Sprache erweitert. Massagebewegung, Atmung und Tonrhythmik sind hierbei aufeinander abzustimmen, und der Blickkontakt wird vorbereitet.
In der siebten Phase wird die Beziehung zwischen Schall und Körperempfindung durch ein sog. „Musikalisches Streicheln", durch ein direktes Ansetzen von Klangkörpern (wie Tongabelschwingungen an Knochenleitungen u.ä.) an den Organis-

mus erlebbar gemacht. Auch taktil-akustische Intermodalitäten werden hier z.B. durch das Schütteln von Schellenrasseln dem Behinderten erfahrbar. Die achte Phase führt wieder nach außen durch Interaktion und musikalische Improvisation, wobei die Beziehung zum Objekt, das kann ein Schallträger in Form der Gitarre oder der Therapeut selber sein, verstärkt wird.

Hier setzt auch die äußere Rückkopplungsschleife (vgl. Phase 5) ein, indem die gemeinsame Musikimprovisation über das sound-vibrations-system zurückgemeldet wird. Der Behinderte erlebt hier sozusagen seine eigene musikalische Kreativität überfremdet durch den Schallträger, was die Aufmerksamkeit in Richtung Fernreize lenkt und damit zur Erfassung der Umwelt. In der neunten Phase wird der Behinderte wieder in „seine Welt" entlassen.

VOGEL (1991), beschreibt diese neun Phasen konkret und differenziert. Hier sollte deutlich werden, wie der gesamte musiktherapeutische Prozeß in seiner Logistik gemeint ist. Er setzt an den vorgeburtlichen Primärerlebnissen des Organismus an und „führt" durch die aktivierte Tiefensensibilität über die Ausdifferenzierung und Integration des Gesamtkörpererlebens langsam über die Haut und das Ohr nach auswärts zum erlebbaren Dialog mit der Umwelt, um die Grundvoraussetzung für ein optimales Wachstum bzw. Entwicklungsförderung zu schaffen.

Die Rolle des Musiktherapeuten im Pränatalraum

Die gründliche Selbsterfahrung ist zweifellos die beste Voraussetzung für körpertherapeutische Arbeit, ebenso wie die innere Zuneigung zum Behinderten und seine vorbehaltlose Annahme, so wie er ist. Der Behinderte im Pränatalraum kann in der Regel nicht verbalisieren, wie es ihm geht und was er braucht. Der Therapeut muß sehen und erinnern (Intuition), wie sich Anspannung und Entspannung, Unbehagen und Wohlbefinden äußern. Daß z.B. rhythmische und schwingende Körperbewegungen Ausdruck von Lust und sich entspannender Tiefensensibilität sind. Er sollte das Spektrum der verschiedenen Atmungsformen am eigenen Leibe erlebt haben, die kurze Schluchzatmung, die in Weinen und/oder Strampeln übergehen kann; die schwache Oberflächenatmung, die ein Zeichen von wenig eigener Körperenergie ist und durch Brustberührungen stimuliert werden kann. Während der LEBOYER-Massage sollen seine Bewegungen die Atmung des Behinderten stützen und leiten, sozusagen ausformen. Der Therapeut sollte nie etwas erzwingen wollen und all seine Bewegungsabläufe langsam und einfühlsam ausführen, denn es kommt bei der Therapie hauptsächlich auf die Wahrnehmung der Tiefensensibilität an. Er muß eine selbstsichere Grundhaltung einnehmen, aus der heraus er den Interaktionsprozeß geschehen lassen kann, wobei er auch bei sich und seinem Gefühl bleiben muß. Ein mechanisches Ausüben seiner Interventionen nach starren Regeln ist mit seiner kreativen Arbeit unvereinbar. Diesen Anforderungen muß während seiner Ausbildung Raum gegeben werden, ebenso wie seine berufliche Alltagspraxis von regelmäßigen Supervisionen und Selbsterfahrungseinheiten begleitet sein sollte.

Die Auswirkung der musiktherapeutischen Stimulation im Pränatalraum
auf das psycho-physische Selbsterlebnis
(Reflexion einer Selbsterfahrung im Pränatalraum)

Ich möchte in der Folge einen Ausschnitt meiner eigenen Selbsterfahrung im Pränatalraum schildern: Ich verspüre, wie die Wahrnehmung von Tiefensensibilität durch die Gehör- und Bewegungsempfindungen eingeleitet wird. Ein leichtes Schaukeln aus dem Becken heraus synchronisiert den gehörten Herzschlagrhythmus mit den wellenförmigen Bewegungen des warmen Wasserbettes, womit es zu einer Vertiefung meines Atems und zu einem Gefühl von wohliger Geborgenheit überleitet. Die Empfindung des monotonen Pulsierens eines Herzschlagtaktes führt zur Steigerung des aufmerksamen Horchens und Anpassung an den Rhythmus. Dabei merke ich, daß die sukzessive Variation der eingespielten Tonschwingungen für die Erhaltung meiner Aufmerksamkeit wichtig ist. Dort, wo die Monotonie der Tonfolgen in den Vordergrund rückt, erzeugt sie erlebtermaßen eher Müdigkeit. Die Reizung des Vestibularsystems durch das Schaukeln und die Perzeption der Töne im tiefen, vibratorischen Frequenzbereich, aktivieren das neuromuskuläre System im gesamten Bewegungsausdruck. Die vegetative Entspannung vertieft dabei gleichzeitig die Atmung reflektorisch und aktiviert das gesamte Wohlbefinden, wobei sich ein befreiendes Gähnen anschließt.

Vor der Schilderung der zweiten Selbsterfahrung möchte ich einige grundsätzliche Bemerkungen zur Musiktherapie machen. Der Musiktherapeut arbeitet im Pränatalraum vorzugsweise mit Tönen bzw. Musik von Obertoninstrumenten (z.B. indische Sitar, tibetanische Klangscheiben u.a.), weil sie besonders gute Resonanzeigenschaften haben. Es ist bekannt, daß unterschiedliche Tonfrequenzen auf verschiedenen Oktaven spezifische und unterschiedliche Auswirkungen auf das psycho-physische Erleben haben. Der Musikpädagoge BERENDT hat sogenannte „Urtöne" entwickelt, die in ihrer Klangcharakteristik mentale Prozesse wecken, die einen harmonisierenden Effekt haben. Das ganzheitliche Erleben dieser Töne stellt meine zweite Selbsterfahrung dar: Das aktive Hören des sog. Erdtones, der bei ca. 194 Hertz liegt, läßt den Leib schwer werden und sich zu einer Kugelgestalt verformen, wobei die Nackenmuskulatur durch die Kopfbewegung gestreckt und die Wirbelsäule gedehnt wird. Durch eine damit verbundene vertiefte Brustatmung wird Druck rückenwärts ausgeübt, was die Wirbelsäule elastisch dehnt. Somit strafft sich die Hals-Nacken-Muskulatur, d.h. während der Atmung beginnt sich die Wirbelsäule unter dem Druck der Dehnung kopfwärts zu strecken. Voraussetzung für diesen bioenergetischen Ablauf war jedoch, daß ich diesen „stärkenden" Erdton auch aufnahm, d.h. eine Resonanzbindung zwischen beseeltem Leib und dem Ton geknüpft habe. Es gibt andererseits auch Tonvorgaben, die deshalb nicht aufgenommen werden, weil sie während des Hörens keine Bedürfnislage des Organismus anklingen lassen. Ein psycho-physisches Grundbedürfnis, das z.B. nicht nach Geborgenheit, Schutz und Nehmen ausgerichtet ist, sondern eher nach Öffnung, Weite und Hingabe, wird durch einen sog. Sonnenton auf andere Frequenzen eher aktiviert. Dieser Ton liegt bei ca. 310 Hertz und hat etwas mit Helle, Klarheit und Freude als inneren Zuständen gemeinsam. Als ich die

Schwingungen dieses „cis" aufnahm, erweckten sie in mir ein sanft pulsierendes Empfinden, das nach außen führte und als befreiendes Gefühl erlebbar wurde. Mein Leib fühlte sich leichter als beim vorherigen Erdton.
Auf diese Zusammenhänge möchte ich etwas näher eingehen, weil sie zum zentralen Verständnis musiktherapeutischer Arbeit gehören. Eine zunehmende Tonhöhe erzeugt das Gefühl von Weite und Distanz, ihre zunehmende Tiefe bis zur Vibration ist dagegen nach innen auf die Körpermitte gerichtet und zur Anbahnung grobmotorischer Ausdrucksbewegungen geeignet. Die tiefen Frequenzen wirken vegetativ und bauchwärts, sie machen müde und entspannt. Die hohen Frequenzen dagegen machen eher wach und unter Umständen auch nervös, z.B. wenn die Grunderwartung in Richtung naher Geborgenheit ihnen entgegensteht. Deshalb scheint es mir auch für den therapeutischen Prozeß wichtig, die anfängliche Ausgangslage intuitiv zu erfassen. Ein z.B. weinerliches Kind mit schlaffen Ausdrucksbewegungen und müden Augen dürfte zur bio-energetischen Aktivierung vor allem rhythmischer Geborgenheitserlebnisse bedürfen; später dann vielleicht die kopfwärts gerichteten Hochfrequenzen, die zur sensorischen Empfängnisbereitschaft distaler Reize führen. Es kommt auch hier eben ganz auf das Finden des „richtigen Tones" an. Die Musiktherapeutin ORFF (S. 84) spricht in diesem Zusammenhang von der Anwendung des Iso-Prinzips. Im Iso-Sinn zu handeln, heißt, dem Kind im gleichen Sinn, wie es sich darstellt, zu begegnen und keinen Gegensatz zu seinem Verhalten einzubringen. Wenn wir in einem gespannt, nervösen Zustand uns befinden, voller Energie und schon leicht verkrampft, gibt es prinzipiell zwei verschiedene Möglichkeiten der Energiearbeit. Entweder wir aktivieren die Spannung z.B. durch Rock-Musik und agieren sie aus, oder wir entspannen uns durch beruhigende Töne. Was das geeignete Resonanzmuster ist, entscheidet letztlich der psychische Gesamtzustand, also worauf wir Lust haben, worauf wir uns einlassen wollen. Abschalten oder Anschalten, das entscheidet sich aus der Grundstimmung der Zuwendungs- oder Abwendungstendenz. Autisten haben z.B. meist eine massive Abwendungsbereitschaft, speziell was die sozialen Interaktionen betrifft, bei gleichzeitig massiver Zuwendungsbereitschaft an fixierte senso-motorische Reaktionsmuster.
Ein dritter Urton von BERENDT ist der sog. Mondton. Er liegt bei 420 Hertz und wird auch als Ton der Frau und Mutter bezeichnet. In der orientalischen Musik spielt dieser melodische Ton, rhythmisiert mit Zimbeln und Trommeln eine wesentliche Rolle, wie der Sonnenton in der indischen Musik der Grundton ist. Eingeflossen in körperliche Ausdrucksbewegungen formte sich bei mir der Mondton in fließende Wellenbewegungen aus. Der Erdton ist primär ein Körperton, der Mondton ein Gefühl- und Seelenton, der Sonnenton wird auch als Geistton bezeichnet: Damit ist die psycho-physische Ganzheitlichkeit des Menschen intoniert. Diese drei Grundtöne haben universalen Charakter und harmonisieren die ungeordnete Körperenergie, d.h. sie haben einen heilenden Einfluß auf Leib und Seele. HAMEL, P.M. (1976, S. 171) zitiert NOVALIS, von dem der Satz stammt: „Jede Krankheit ist ein musikalisches Problem..."
Bei meiner Selbsterfahrung im Pränatalraum konnte ich insgesamt die Wirkung

der auditiven Reizmuster (Herzschlaggeräusche, Töne und Klangmelodien) auf meinen Gesamtorganismus als einen sich selbst regulierenden Prozeß nacherleben. Die Resonanzeffekte zwischen Hören und empfindendem Leib, d.h. die sensorische Integration geschah allein durch die Bereitschaft zur vorbehaltlosen Reizaufnahme. Die Ich-Funktion war hierbei ins „Hinterstübchen der Introspektion" verbannt.

Einordnung der musiktherapeutischen Arbeit im Pränatalraum
in andere körpertherapeutische Verfahren

Es kommt mir hierbei darauf an, die Nähe bzw. Unterschiedlichkeit des „Pränatal-Konzepts" zu den bekanntesten bioenergetischen Körpertherapien (REICH, LOWEN, CASRIEL, JANOV, BOYESEN) im Anschluß an die Darstellung von PETZOLD (1985) aufzuzeigen, als auch auf ihre Beziehung zu einigen in diesem Band genannten körperorientierten Förder- und Therapieansätzen einzugehen. PETZOLD, H. (S. 481 f), an dessen Systematisierung ich hierbei anknüpfe, klassifiziert die ersteren als „konfliktorientierte Körperverfahren", die letztern als „funktionale Körpermethoden". Die musiktherapeutische Arbeit im Pränatalraum enthält sowohl Merkmale einer bioenergetischen Primärtherapie (Vegetotherapie), als auch unter dem Aspekt der aktivierenden Förderung funktionale Merkmale, die man unter den allgemeinen Begriff eines „multisensoriellen Förderansatzes" (in der Folge, kurz MSF) fassen könnte. PETZOLD spricht bei kombinierten Methoden von „Integrativen bzw. multimodalen Verfahren", was für die Arbeit im Pränatalraum zutreffen dürfte.

Im Weiteren möchte ich die nähere Differenzierung aufzeigen. Was in der neoreichianischen Primärtherapie z.B. als „bio-energetische Vibrationen" (LOWEN, in PETZOLD S. 31 f) bezeichnet wird und dort einen tiefliegenden Erregungsprozeß meint, der spontane körperliche Bewegungen und Gefühle hervorruft, ist in der MSF die Auswirkung bzw. der vegetative Effekt der Aktivierung des vestibulär-cochlearen Systems auf die vibrationserzeugenden Tiefenfrequenzen. Diese Stimulationsart kann neben ihrer primär vegetativ beruhigenden Wirkung jedoch auch zu konvulsiven Ausdrucksbewegungen führen, z.B. wenn die Stimulation als Streß erlebt wird, den man aus bestimmten Gründen vermeiden will.

LOWEN wendet solche stressinduzierenden Methoden mit Atmungs- und Entspannungstechniken bewußt und gezielt an, um Kontraktionen aufzulösen. Im Pränatalraum kann Streß durch eine zumeist unbewußte, spontane Vermeidungsreaktion ausgelöst werden, nach Art einer „perceptual defense", also Wahrnehmungsabwehr.

Dieser unter Umständen erlebte Streß ist jedoch nicht negativ, weil er eine wichtige Information für den Therapeuten ist, die er mit dem Klienten „durcharbeiten" kann, und darüber hinaus auf eine spezifische Bedürfnislage des Behinderten hinweist. Der Organismus kann in so einem Falle nicht, oder noch nicht, bestimmte Reize annehmen, weil sie noch nicht adäquat auf ihn abgestimmt sind, z.B. zu laut oder zu leise, oder eine emotionale Sperre wehrt den Stimulus ab. Neben einer solchen inadäquaten Stimulation kann Wahrnehmungs-Abwehr ein bioenergetischer

Ausdruck tiefer Bedürftigkeit sein; sein schmerzvolles Erleben weist auf einen psycho-physischen Mangelzustand hin. Gefühle zärtlicher Geborgenheit werden z.B. gelegentlich abgewehrt, weil sie früher als schmerzvoll erlebter Mangelzustand erlebt werden mußten.

Die Stimulation im Pränatalraum zielt auf noch tiefer gelegene Schichten ab als die herkömmliche Primärtherapie (JANOV, 1973) die den zentralen Aspekt eher in der als Geburtstrauma (Ur-Schrei) bezeichneten Krisensituation lokalisiert. Der Therapeut im Pränatalraum geht über diesen Zeitpunkt hinaus bis zum vorgeburtlichen Lebensalter von 4 Monaten, zu einer Zeit, bei der man nur noch von „körperlicher Erinnerung" sprechen kann.

Die klassischen bioenergetischen Übungsverfahren gehen als Psychotherapie von „mental" vorbereiteten Ich-Funktionen der Klienten aus, d.h. der Klient selbst ruft durch willkürliche Bewegungen wie Hyperventilation, Massagetechniken u.ä. Gefühlszustände bei sich hervor. Über diese autonome Ich-Funktion und Willkürlichkeit verfügt der Schwerstbehinderte bei der MSF im Pränatalraum dagegen in nur sehr eingeschränktem Ausmaß.

Trotzdem wird er selbstregulativ z.B. auf die von der akustisch-vibratorischen Stimulation hervorgerufene Vertiefung seiner Atmung reagieren, indem er eine emotionale Befindlichkeit spontan mit dieser körperlichen Aktivierung verknüpft, z.B. durch rhythmisch tiefes Seufzen u.ä. Der Reiz-Reaktions-Zyklus, oder richtiger, die Rückkopplungsschleife bei der vestibulär-cochlearen Stimulation, beginnt mit einer Reaktion eben dieses Systems auf den vibratorischen Schall-Reiz, wobei diese Reaktion in der Folge zum Reiz für die vegetative Reaktion wird, z.B. in Form einer beruhigenden Vagus-Stimulation. Die Schallvibrationen werden hierbei sozusagen zentralnervös in eine Körperberuhigung umgewandelt. Der Organismus wird hierbei als ein sich ganzheitlich selbstregulierendes System aufgefaßt, das seine Lebensenergie bestmöglich verteilt, während sich seine Selbstblockierungen auflösen, wozu die MSF ihn stimulieren will. Hierbei besteht eine gewisse Beziehung zur „Basalen Stimulation" und anderen Aktivierungsverfahren, bei denen es schließlich auch um die Weckung und Bahnung von Körperenergie zur Stabilisierung der Wahrnehmungsfunktionen und damit um sensorisch-motorische Förderarbeit geht. Auch die Halte-Therapie (PREKOP) oder das Bonding (CASRIEL in PETZOLD, S. 388) können unter diesem Aspekt als stress-induzierende Verfahren betrachtet werden, bei denen eine spontan-emotionale Abwehrreaktion gegen die intensive Nähe zur energetischen Auflösung blockierter Emotionen (Wut, Schmerz etc.) führen kann, die schließlich zur Gesamtharmonisierung der Körperenergien führen. Alle bioenergetischen Übungsbehandlungen wollen bewirken, daß Körper und Seele wieder miteinander in Kontakt kommen, um sich als lebendige Einheit nach vorwärts zu entwickeln. Der klassische Primärtherapeut möchte den emotionalen Prozeß durch direktive Stimulation in Gang bringen, die MSF im Pränatalraum zielt auf den vegetativen Reaktivierungsprozeß. Insofern ist letztere eher „bio-dynamisch" als psycho-dynamisch und setzt radikal an den genetischen Wurzeln der Leib-Seele-Einheit an: Gleichgewichtssinn und Gehör.

Ihre biodynamische Komponente rückt die MSF auch in die Nähe eines Verfahrens, das als „Rebirthing" bezeichnet wird und gemeinsam mit der Pränatalpsychologie nicht erst seit dem 1. Deutschen Rebirthing-Kongreß 1989 (SCHUSSER) ein akademisches Forum gefunden hat. Auch die Psychoanalyse versucht mit der Entwicklung der Pränatalpsychologie durch die Anknüpfung an die frühen Forschungen von Ferenczi und Rank (JANUS 1989, in SCHUSSER, S. 117 f) Schritt zu halten. Die musiktherapeutische Arbeit im Pränatalraum läßt sich unter dem Aspekt, daß Gefühls- und Atemfluß psycho-somatisch eng miteinander verknüpft sind, als integrales Körperverfahren bezeichnen. Beim „Rebirthing" steht die Funktion der Atmung im Mittelpunkt des therapeutischen Prozesses und gipfelt dort in dem Begriff der „Prana-Energetic". „Prana" steht für Atem und Lebenskraft, auf die Aktivierung dieser Lebensenergie im Körper des Menschen komme es letztlich an. Der Atemfluß ist hierbei Auslöser für den Gesamtprozeß des Energieflusses. Auch beim Behinderten im Pränatalraum bei der MSF soll diese Lebenskraft freigesetzt werden, um dort ansetzen zu können, wo die unterentwickelten Schichten lokalisiert sind.

Deren Aktivierung kann Emotionen freisetzen, die einen Erinnerungsprozeß einleiten, der sich wiederum in vegetativ-muskulären Ausdrucksbewegungen ausagieren kann (Strampeln, Schluchzen usw.). Der körperliche Ausdruck der schmerzhaften Erinnerungsreste (Traumata, Deprivationen) reaktiviert das frustrierte Bedürfnis, das nun als Angenommenes und Erfüllbares erlebbar werden kann. Das ist im Wesentlichen der Prozeß der Prana-Energetic-Methode. Akustische Stimulation in der MSF im Pränatalraum kann z.B. durch pulsierende Herzschlaggeräusche früheste Hörerfahrungen vorstrukturieren, um wieder erlebbar gemacht zu werden. Dadurch wird in der MSF gleichzeitig die Tiefensensibilität angebahnt und verstärkt, was für die spätere Perzeptionsbereitschaft und Informationsverarbeitung zentrale Bedeutung hat. Ein Selbst-Bild ohne Tiefensensibilität orientiert sich fast ausschließlich nach außen und hat zum eigenen Körper keinen direkten Bezug. In der Biodynamik (BOYESEN, G. in PETZOLD, S. 140 f) soll sich der Klient wieder zu seinem erlebenden Körper selbst durcharbeiten. Diese Therapieform orientiert sich an den natürlichen vegetativen Rhythmen des Organismus, um ihr dynamisches Gleichgewicht wiederherzustellen. Die primären Lebensimpulse von innen suchen sich dabei selbst ihren Weg, wenn sie in der Therapie eine erlaubende und einladende Situation vorfinden.

Biodynamik ist die Verbindung einer eher gewährenden, meditativen Grundhaltung mit den Mitteln der REICHschen Vegetotherapie, Atemarbeit und der psychoperistaltischen Massage. Damit ist ein weiteres biodynamisches Merkmal der MSF angesprochen: Die in der Stabilisierungsphase angewandte indische Babymassage nach LEBOYER (1984). Die von VOGEL angewandte Massagetechnik ist verwandt mit dem Entspannungssystem von BOYESEN, weil auch sie die Integrität des Organismus berücksichtigt und für seinen Eigenryhthmus sensibel bleibt; diese Einstellung läßt sich als „auftauender Berührungsstil" kennzeichnen.

Bei der Behandlung im Pränatalraum kommt es nicht auf das „Aufbrechen von Muskel- und Charakterpanzern" wie bei den neo-reichianischen Primärtherapien an, vielmehr um die Wiederbelebung und Aktivierung von basalen Lebensprozessen. Die MSF kann, was die Aspekte der Lösung von Muskelverkrampfungen und die körperliche Herstellung seiner Motilität und Ausdruckskraft betrifft, den biodynamischen Therapieansätzen zugeordnet werden. Also bezüglich jener Effekte, die durch die Schallvibrationen auf dem Wasserbett und auf höherer Stufe durch die LEBOYER-Massage erzeugt werden. Die vegetative Vertiefung des Atems bezieht sich auf den atemtherapeutischen Aspekt der Biodynamik. Der Atem ist in seiner rhythmischen Ausdehnung die „innere Massage" des Organismus; der tiefe Atem löst die Enge der Gefäße und beruhigt die Psyche, wobei Geborgenheit und Schutz in seinem Urrhythmus mitschwingen (eutonischer Urrhythmus).

Schließlich soll noch die Nähe zur Integrativen Körpertherapie (BESEMS/VAN VUGT in diesem Band) aufgezeigt werden.

Die Anwendung gestalttherapeutischer Prinzipien (vgl. PERLS) für die körpertherapeutische Arbeit mit psychomotorisch retardierten Menschen ist die Integrative Körper- oder Gestalttherapie. Der therapeutische Prozeß geht hier im Wesentlichen von der Körpererfahrung als Selbsterlebnis aus und führt zum Sozialkontakt als integratives Erlebnis. Es geht um den Aufbau des eigenen Körperschemas durch Berührung und Ausführung von Überschreitungen pathologischer Bewegungsmuster unter der einfühlsamen Leitung des Körpertherapeuten („Folgen und Führen"). Auch hier muß mit Widerständen umgegangen werden, wobei es um die „beschützte" Durchbrechung emotional-muskulärer Bewegungs- und Erlebensschemata geht, wobei der Bewegungsablauf energetisch harmonisiert eine gute Gestalt bilden kann. Bewegungsblockaden bzw. Überschüsse, die in der integrativen Körpertherapie als sog. „Grenzstörungen" bezeichnet werden, lösen bei ihren Überschreitungen meist emotionalen Widerstand aus, der vom Therapeuten „gebahnt" wird. Auch hier wird ähnlich wie in der 8. Phase der MSF im Pränatalraum (Musikalische Improvisation), jedoch durch dynamischen Körperkontakt, ein Rückkopplungskreis mit dem Behinderten hergestellt. Der Behinderte erlebt seinen Körperausdruck durch den sanften Widerstand bzw. die stützende Führung durch den Therapeuten, wobei Musik in der Regel die leitende Hintergrundgestalt für den integrierten Bewegungsablauf darstellt.

Zusammenfassung

Obgleich die musiktherapeutische Arbeit im Pränatalraum Querverbindungen – wie oben aufgezeigt – zu anderen Körpertherapien herstellt, ist sie doch primär in der „Horch-Theorie" von TOMATIS begründet und zielt auf die Aktivierung basaler Funktionen und ihrer funktionalen Ausdifferenzierung im Gesamtkörper-Erleben ab.

Die entwicklungsstabilisierenden Funktionen des Vestibulärsystems und der taktil-kinästhetischen Körperempfindungen finden sich u.a. auch in den körper orientierten Förderansätzen der Sensorisch-integrativen Übungsbehandlungen und der Basalen Stimulation.

Abschließende Definition

Die musiktherapeutische Arbeit im Pränatalraum, von mir als multi-sensorieller Förderansatz (MSF) gekennzeichnet, ist ein aus der Musiktherapie entwickeltes Verfahren, das über die vestibulär-cochleare Stimulation eine bioenergetische Aktivierung des Gesamtorganismus bewirkt, gleichzeitig durch biodynamische Techniken (Massage, Atmung) die funktionale Aufmerksamkeit in Richtung aktiver Informationsaufnahme und Interaktion anregt und fördert. Sie ist somit eine integrativ-multisensorielle Förderarbeit, die nicht den Anspruch erheben will und kann, Psychotherapie im Sinne einer primärtherapeutischen Konfliktverarbeitung zu sein. Innerhalb der Rehabilitation von Schwerst-Mehrfachbehinderten stellt sie den entwicklungstheoretisch frühesten Ansatz einer heilpädagogisch ausgerichteten Förderarbeit dar, der sich weitere heilpädagogische Fördermaßnahmen anschließen und diese ergänzend erweitern: Kunsttherapie, Rhythmik, Heilgymnastik, Logopädie, Ergotherapie, pysiotherapeutische Aktivierung wie Reit- und Schwimmtherapie, Massage, bis zu sozial-integrativen Therapien als Aktivierungs- und Arbeitsfindungsmaßnahmen, wie sie der Förder- und Betreuungsbereich für die Erwachsenen Schwerstbehinderten darstellt.

Ausblick

Integration des multi-sensoriellen Förderansatzes im Pränatalraum (VOGEL) in ergänzende körperorientierte Fördermethoden als lebenspraktischer Transfer.

Die Übertragung förderaktiver Körperansätze in die Elternarbeit und praktische Lebenswelt.

Es sollte jederzeit versucht werden, soweit möglich, die Eltern in die Förderarbeit an ihrem entwicklungsgestörten Kind mit einzubeziehen. Der Therapeut stellt im Prinzip den „Modell-Fall" für die Inhalte und Angebote eines förderlichen Interaktionsprozesses dar, der jedoch in den Alltag integriert werden sollte, um langfristig stabile Entwicklungsschritte erzielen zu können. Das therapeutische Setting hat durch seine bewußt hergestellte Konstruktion kontrollierter Reizbedingungen den Charakter einer Experimentalsituation. Die alltäglich realen Verhältnisse sind hier theoretisch strukturiert, was auch für das Verhalten des Therapeuten gilt. Die soziale Alltagswelt des Behinderten sollte weitestgehend nach den Prinzipien körperorientierter Förderansätze abgestimmt sein, d.h. die Mutter / der Vater oder die Hauptbezugsperson im Heimbereich sollten durch praktische „Fortbildungsmaßnahmen" mit Selbsterfahrungselementen vermittelt bekommen, worauf es im Umgang mit dem Behinderten im Wesentlichen ankommt.

Der Haltetherapeut (PREKOP) wird die Mutter im Hinblick auf ihr meist ambivalentes Beziehungsverhältnis zu ihrem Kind unterstützen und sie zu einem sicheren Erziehungsverhalten hinführen. Die Mutter / Erzieherin verstärkt dann das von dem Pränatal-Therapeuten eingeleitete Körperempfinden und die Weckung der Aufmerksamkeit für Berührung und Interaktion, in dem sie ihr Kind/ den Behinderten gezielter durch Tragen, Berührung und Ansprache beruhigen und aktivieren kann. Sie stellt sozusagen „den verlängerten Arm" der therapeutischen Grunderfahrung dar. Das gleiche gilt prinzipiell für Heilerziehungspfleger, Sonderschullehrer u. a., die eine langfristige Beziehung zum Behinderten einzugehen sich bereiterklärt haben. Sie sollten ein Empfinden für die Prinzipien der integrativen Föderansätze entwickeln und anwenden lernen. Voraussetzung für die Schaffung dieser förderorientierten Einstellungen ist u. a. die curriculare Integration körperorientierter Förderansätze in die Ausbildungsinhalte entsprechender sozialpädagogischer Fachschulen und die Durchführung von Elternseminaren im ambulanten Bereich. Es beginnt schon beim „rooming in" nach der Geburt oder mit der „sanften Geburt" nach LEBOYER, und geht über die Anwendung basaler Stimulationskonzepte bis zu den Aktivierungs-Verfahren.

Ein so ausgerichtetes Bewußtsein führt von selbst zu einer neuen Sicht- und Verhaltensweise in der alltäglichen Begegnung mit Behinderten und kann darüber hinaus der erste Schritt zu einer begründbaren Verhaltensethik sein.

Literatur

VOGEL, B.: „Der Pränatalraum" – Ein Therapieansatz für schwer- und mehrfach Behinderte. – In: Musiktherapeutische Umschau, Bd. 8, Heft 3, Frkft/Stgt. 1987, S. 204–224
VOGEL, B.: „Lebensraum Musik" – Therapeutische Arbeit mit schwerst- und mehrfach Behinderten im Pränatalraum. – Gustav Fischer Vlg. Stgt. 1991
TOMATIS, A. A.: „Der Klang des Lebens" – Vorgeburtliche Kommunikation, die Anfänge der seelischen Entwicklung. rororo 1990
BERENDT, J. E.: „Nada Brahma" – Die Welt ist Klang. – rororo 1989
BEHRENDT, J. E.: „Das dritte Ohr" – Vom Hören der Welt. – rororo 1985
ORFF, G.: „Schlüsselbegriffe der Orff-Musiktherapie". Weinheim und Basel, 1984.
HAMEL, P. M.: „Durch Musik zum Selbst" dtv 1980
PETZOLD, H. (Hsg.): „Die neuen Körpertherapien". Junfermann Vlg. 1985
JANOV, A.: „Der Urschrei" – Ein neuer Weg der Psychotherapie. Frkft. 1973
SCHUSSER, G.: „Rebirthing" – Aspekte einer Metatherapie. – Schriftenreihe Fachbereich 3. Selbstverlag der Uni Osnabrück 1990
LEBOYER, F.: „Sanfte Hände" – die traditionelle Kunst der indischen Babymassage. – München 1984

Schnell, Walter
    Geb. 1948. Studium der Psychologie, Dipl.-Psych. Ausbildung als Sozialarbeiter. – Mehrjährige Tätigkeit als Psychologe und Wohnbereichsleiter im sozialpädiatrischen Zentrum (Abt. f. schwer mehrfachbehinderte Kinder und Erwachsen) auf dem Schwarzacher Hof der Johannesanstalten Mosbach. – Seit ca. einem Jahr Casriel-Arbeit am Kraichgau-Zentrum in Sinsheim. Davor Erfahrungen mit Halte-Therapie (PREKOP), Gestalt, Feldenkrais. Ausbildung in Gesprächspsychotherapie. – Freiberuflich tätig als Supervisor innerhalb des PLK-Wiesloch.

Thomas Knöppel
Partnermassage als Möglichkeit zur Kommunikation

Wird ein Mensch plötzlich und unvorbereitet mit dem Begriff der „Massage" konfrontiert, so mag er zunächst an weißgewandete Hünen denken, die in Kurkliniken einen strengen und ausgeklügelten Gesundheitsplan manuell ausführen, um so die substantiellen Flüche einer Wohlstandsgesellschaft ungeschehen zu machen. Vielleicht denkt er auch an wundertätige Masseure im Leistungssport, wie sie die körperlichen Trümmer eines leidenden Sportlers wieder zu einer brauchbaren Sportmaschine zusammensetzen. Wie auch immer diese Vorstellungen sein mögen – die meisten Menschen scheinen die Anwendung einer Massage lediglich als Möglichkeit einer medizinischen Heilmaßnahme zu sehen.
Massage ist jedoch wesentlich mehr. Sie ist ebenso der Ausdruck liebevoll pflegender Umgangsformen unter Mitmenschen. Ihre Anwendung setzt keine Krankheit und kein körperliches Defizit voraus, sondern ist, regelmäßig durchgeführt, eher geeignet, derartige gesundheitliche Mißlichkeiten zu vermeiden. Sicherlich ist die Massage im Sinne der Physiotherapie eine sehr wirksame heilpraktische Maßnahme. Ich möchte jedoch diesen medizinischen Aspekt der Massage im folgenden gerne vernachlässigen, um insbesondere zu zeigen, wie durch eine ganzheitliche Massage Kommunikation bewirkt werden kann, und wie man dabei die Qualität von Beziehung verbessern kann.
In der Art der Massage, wie ich sie nun beschreiben will, verstehen sich der Masseur und der Massierte als Partner eines gemeinsamen kommunikativen Austausches. Deshalb möchte ich auf die traditionellen Begriffe einer therapeutischen Situation verzichten. So stehen sich in der Massage nicht Klient und Therapeut, sondern der „Gebende" als der Durchführende und der „Nehmende" als Empfänger der Massage in einer „Begegnung" gegenüber. Ich hoffe, daß ich mit dieser semantischen Veränderung die besondere Bedeutung der körperlichen Annäherung im Sinne ausgeweiteter Kommunikation unterstrichen habe.
Die Kommunikationsbahnen, die durch Massage zu beleben wären, und die ich hier andeuten möchte, haben Bedeutung für jeden Menschen, ungeachtet seiner intellektuellen Fähigkeiten. Wenn die Situation geistig behinderter Menschen im besonderen beschrieben wird, so geschieht dies, weil ich Massagen für eine wertvolle Bereicherung im kommunikativen Austausch halte, gerade im Austausch mit jenen Menschen, die sprachlich stark eingeschränkt sind. Das soll natürlich nicht bedeuten, daß Massage nur als Technik im Umgang mit Geistigbehinderten gelten kann. Ich denke, Massagen sind Bausteine einer ganzheitlichen Kommunikation und damit Angelegenheit aller Menschen.

Zur Kommunikation

Es gibt so viele Wege zu kommunizieren, und doch ist die gesprochene und geschriebene Sprache aus unseren Gewohnheiten heraus das gepflegteste Werkzeug unserer Kommunikation. Zwar wissen wir auch von nonverbalen Kommunikationsbahnen, doch werden uns diese Bahnen, obgleich wir sie permanent verwenden, nur selten bewußt. Somit engen wir unsere Möglichkeiten ein, uns einem Gesprächspartner in vollerem Umfang mitzuteilen oder ihn in seinen Aussagen besser zu verstehen. Die Gläubigkeit unserer Zeit an die Potenz des gesprochenen und geschriebenen Wortes wirkt sich zunehmend fatal auf die zwischenmenschliche Kommunikation aus, denn es muß dabei Wesentliches des menschlichen Daseins unvollständig beschrieben bleiben.

Wenn wir uns nach der Potenz des gesprochenen Wortes fragen: Kann man z.B. einem Kind, das sich in der Nacht aus unerfindlichen Gründen von Gespenstern verfolgt fühlt und daher von einer namenlosen Angst beherrscht wird, dadurch helfen, daß man ihm vernunftbetont erklärt, es gäbe keine Gespenster, also brauche es auch keine Furcht vor diesen zu haben? Ich glaube, daß diesem Kind damit kaum geholfen sein dürfte. Besser als viele Worte können in solchen Situationen dagegen eine schützende Umarmung und ein zärtliches Streicheln wirken. Das heißt: Menschliche Wärme und Gesten der Liebe und des Verständnisses können auch durch stundenlange verbale Mitteilungen nicht ersetzt werden.

Wie sehr müssen Menschen von ihren je persönlichen Gespenstern schon in die emotionale Defensive gedrängt worden sein, wenn sie z.B. erklären, daß sie einen einfachen Händedruck zur Begrüßung schon als körperliche Aufdringlichkeit empfinden. Wie sehr wird unsere Zeit von Gespenstern regiert, wenn sogar Ehepaare kaum noch Gelegenheit oder das Bedürfnis haben, sich in einer innigen Umarmung zu finden. Und fehlen uns nicht als erwachsenen Menschen schutzgebende Rituale, wie wir sie in der Begegnung zwischen Kind und Mutter oder Vater als natürlich empfinden?

Die Begegnung

Die Hände als Werkzeug der Massage
Um die Atmosphäre einer Massagebegegnung zu bestimmen, bedienen wir uns hauptsächlich des Ausdrucks unserer Hände. Diese müssen also sensibel genug sein, die Intensität einer Begegnung angemessen zu gestalten. So wie in der verbalen Kommunikation ein zu direktes Wort verletzend sein kann, so kann ein zu harter oder intensiver Griff einen so belastenden Eingriff in die Persönlichkeit eines bestimmten Menschen bedeuten, daß er eine Massage emotional nicht mehr zulassen kann. Deshalb sollten wir besonders bei Erstkontakten sanfte, flächendeckende Griffe benützen. So bleibt der Druck der massierenden Hand verhalten. Es sollte die Auflagefläche der gesamten Hand genutzt werden. Die Hand des Gebenden erstrebt keine Veränderungen am Körper des Nehmenden, sondern sucht erwartend Kontakt. Alle kommunikativen Vorgänge sind dabei im wesentlichen willkürlich nicht steuerbar, jeder Austausch wird fließend geschehen, sofern er nicht durch allzu große Erwartungen der Partner oder durch überzogene Zielansprüche des Gebenden blockiert wird.

Die Hand wird in großen und langsamen Bewegungen geführt und vermittelt Zärtlichkeit, Sympathie und Wärme, als ein „Herantasten" an intensivere Kommunikationsebenen. Sieht der Gebende beim Nehmenden die Zeit gekommen, „tieferen" Austausch zu wagen, so wird auch die Tätigkeit der Hände intensiver und fordernder. Der Druck der Hände verstärkt sich dann und konzentriert sich auf Teilflächen der Hand, wie zum Beispiel die Handballen oder einen bevorzugten Druck der geschlossenen Fingerreihen. Auch das Zusammenspiel der massierenden Hände kann intensiver werden. Die Bewegungen der Hände sind dann nicht mehr so großräumig, sondern bedenken in kleineren Kreisen bestimmte lokale Stellen des Körpers. Ebenso denkbar ist das Ziehen und Dehnen bestimmter Körperregionen, sowie wringende Bewegungen, bei denen die Hände wie beim Ziehen, jedoch in Gegenbewegung, geführt werden. Die Aktionen des Gebenden werden also fordernder und von der Absicht begleitet, Bestimmtes am oder im Körper des Nehmenden zu verändern – zu entspannen oder zu beleben. Es sollte im Einfühlungsvermögen und in der Erfahrung des Gebenden liegen, wie intensiv ein Kontakt während einer Massagebegegnung gestaltet werden kann, und ob er sich einen direkteren Kontakt zutraut oder nicht. Noch intensiver gestaltet sich eine Massagebegegnung weiter durch Griffe, die mit sehr starkem Druck, etwa mit Unterstützung des eigenen Körpergewichts, auf den Nehmenden einwirken. Dabei sollte der Gebende die verschiedenen Körperregionen des Nehmenden gezielt auswählen. Der Druck konzentriert sich dann auf eine kleine Auflagefläche, wie etwa einzelner Finger, vorwiegend des Daumens, da sich mit ihm der stärkste Druck ausüben läßt. Dies wäre dann allerdings eine massive Einwirkung auf den Körper eines Nehmenden.

Ein Nehmender muß in der Begegnung zuvor liebevolle Offenheit gespürt und Vertrauen in die Beziehung zum Gebenden entwickelt haben. Ein Gebender muß aus dem Austausch genügend Hinweise gewonnen haben, um die Notwendigkeit eines intensiveren Massagekontaktes bestimmen zu können. So werden die Hände des Gebenden vorrangig zu einem Werkzeug, das bei einem anderen Veränderung anstrebt. Derart zielgerichtete Massage kann dann nicht mehr ausschließlich einem natürlich fließenden Austausch überlassen werden. In den Momenten intensivster Massage ist nicht nur die Feinfühligkeit des Gebenden, sondern auch intellektuelles Bewußtsein, die Fähigkeit zu grundlegendem Urteil und das Umsetzungsvermögen in entsprechende Massageübungen gefragt.

Wie bei verbalem Austausch, so gilt es auch bei Massage die Grenze eigenen Vermögens ständig im Auge zu behalten. Massage ist eine wirksame Möglichkeit, Kommunikation umfassender zu gestalten. Doch sollte es jeder Gebende möglichst vermeiden, sich selbst oder den Partner zu überfordern. Das Spiel der Hände und der Druck, den sie auf den Nehmenden ausüben, sind das Timbre einer jeden Massage. Die Hände eines Gebenden sollten mit der Verspieltheit eines Kindes, mit der Anmut eines Künstlers und mit der Ernsthaftigkeit eines Seelsorgers zu Werke gehen.

Der Körper als Kommunikationsfeld
Die Hände hören hin auf das, was ein menschlicher Körper zu sagen hat. Doch was hat ein Mensch durch seinen Körper zu sagen? Allein die Körperhaltung sagt viel über die Befindlichkeit eines Menschen aus. Ein Mensch, der mit sich selbst und der Umwelt in Einklang lebt, bringt dies meist schon durch seine Körperhaltung zum Ausdruck. Sein Gang ist aufrecht und gerade, und seine Bewegungen sind geschmeidig. Seine Schultern sind kraftvoll zurückgezogen, und seine Brust wölbt sich zukünftigen Erfahrungen in Offenheit entgegen. Der Tonus aller Muskeln ist gleichmäßig und weder zu schlaff noch zu verspannt. Einem Menschen in solch harmonischem Körperzustand werden wir wohl sehr selten begegnen. Jeder von uns kann in seinem bisherigen Leben auf eine ganze Reihe positiver, bestimmt aber auch unglücklicher Erfahrungen zurückblicken. Derartige Einwirkungen hinterlassen Spuren, nicht nur in Geist und Psyche, sondern auch am Körper. Damit sind nicht nur physikalische Einwirkungen gemeint, etwa Unfälle und Verletzungen, sondern auch Erlebnisse, die uns emotional bewegten, und deren Folgen wir nicht abschütteln konnten. Eine Kette negativer Erfahrungen können einen Menschen körperlich beugen. Seine Haltung wird gebückt, er läßt seine Schultern nach vorne fallen und verschließt seine Brust in der Furcht vor kommenden mutmaßlich schlimmen Erfahrungen. Er verspannt seinen Rücken und sorgt damit für weiteres Unwohlsein. Sein Gang verspannt sich, wird müde und schleppend. Die Muskulatur wird hart und abweisend. Der fließende Austausch mit der Umwelt ist also empfindlich gestört, der Mensch wappnet und panzert sich seelisch und körperlich gegen potentiell unangenehme Einflüsse, gleichzeitig jedoch leider auch gegen positive Einwirkungen.
So bestimmt also der Augenschein den ersten Eindruck und gibt uns Information über unseren Partner, noch ehe der Kontakt durch Berührung intensiviert werden kann.

Massage bei geistig Behinderten

Nicht jeder Mensch reagiert auf Berührungen spontan mit Wohlgefallen. Das ist speziell bei geistig behinderten Menschen nicht anders als bei jedermann. Wir können nicht als selbstverständlich bei ihnen erwarten, daß sie Berührungen spontan positiv aufnehmen können. Das kann viele Gründe haben. Vielleicht hat der Behinderte schon schlechte Erfahrungen mit Berührungen gemacht, oder sein diesbezügliches Erfahrungsdefizit ist so stark, daß er Massagen zunächst aus Furcht vor Neuem ablehnt. Ein weiteres Hemmnis für austauschenden Kontakt durch und über Körpernähe kann sein, daß der Gebende z.B. durch Anspannung/Streß selbst blockiert ist, und der Behinderte dies erspürt. Und so stehen wir uns als Fremdlinge gegenüber: Wir, die wir uns vorwiegend verbal austauschen, und der geistig behinderte Mensch, dem die verbale Kommunikation weitgehend verschlossen ist, und der daher auf Kommunikationsebenen angewiesen ist, die wir als weniger wertvoll abtun. So stehen wir uns gegenüber und halten uns für taub und stumm. Um mit dem geistig behinderten Menschen in Kontakt zu kommen, müssen wir also eine „Sprache" lernen, die dieser auch versteht.

Dies sollte möglich sein, wenn wir Massage als eine ritualisierte körperliche Kommunikation verstehen, die wir entwickeln können: Massage entspannt oder regt an und gibt dem aufmerksam Massierenden Aufschluß über die körperlich-seelische Befindlichkeit des Massierten. Massage kann einem Bedürftigen zu einer ausgewogeneren psychophysischen Verfassung verhelfen. Sie ist eine Ausdrucksform, bei der die Hände reden, und der Körper zuhört, und eine Art des Hinhörens, bei der die Hände aufmerksam bleiben auf das, was ein Körper ihnen zu sagen hat.

Wie kann ich einen geistig behinderten Menschen durch Massage erreichen, ohne ihn mit einem Massageprogramm zu überrennen? Zunächst empfehle ich, sich Gedanken über die wechselseitige Beziehung zu machen. Wie begrüßt man sich? Mit einem Händedruck oder mit einer eher distanzierten Geste? Wie begegnet man sich? Mit einem herzlich gemeinten Rippenstoß oder mit einer innigen Umarmung? Wie reagiert der geistig Behinderte, was fühlt man selber dabei? Diese Überlegungen können schon die Grundlage kleiner Massageprogramme für den normalen täglichen Umgang miteinander werden, im Vorfeld einer „klassischen Massagesitzung".

Die Hände in der Begegnung

Es scheint, als sei schon der Händedruck als ritualisierte Körperberührung geeignet, codierte Mitteilungen zu übertragen. Natürlich sind uns diese Vorgänge nicht bewußt. Doch das Unterbewußtsein decodiert diese Mitteilungen und wandelt sie in Denken und Fühlen um. Dies sei uns Grund genug, im Sinne einer Massage auf die Hände des Nehmenden besonders aufmerksam zu sein. Wenn wir auf eine verbale Frage nach dem augenblicklichen Befinden eines geistig Behinderten keine Antwort erwarten dürfen, so können wir uns eben diese Kommunikationsbahn nutzbar machen durch die Frage an uns selbst: Wie gibt mir der Behinderte die Hand?

– Hat er im Vergleich zu sonst einen starken oder einen schlaffen Händedruck?
– Läßt er die Hand in meiner Hand liegen oder zieht er sie ruckartig zurück?
– Verkrallt er die Finger, ist die Hand verkrampft? usw.

Ebenso wichtig erscheint es mir, die Reaktionen des geistig Behinderten zu beobachten, wenn der Gebende Aktivität zeigt, obgleich ich weiß, daß es ein objektives Bewertungsschema hierfür nicht geben kann. Also wird es nötig sein, sehr viel Einfühlung zu entwickeln, um die Qualitäten eines solchen Kontaktes richtig einzuordnen. So können die nachfolgenden Gedanken dem Leser nur Impuls und Beispiel für die Schärfung der eigenen Aufmerksamkeit sein.

– Wenn der Gebende den Händedruck verstärkt, fühlt sich der geistig Behinderte dadurch eingeengt oder genießt er einen starken Händedruck als eine angenehme Form des Gehaltenseins?
– Reagiert der geistig Behinderte auf jede Veränderung des Händedrucks?

- Läßt sich auf Dauer eine gefühlsmäßige Veränderung der Beziehungsqualität annehmen?
- Vermindern sich Blockaden oder verstärken sie sich eher?

Es zeigt sich, daß schon über den Händedruck viel an Kommunikation geschehen kann. Es kann aber lange dauern, bis daraus ein echter Austausch über die Hände werden kann. Ist er jedoch irgendwann einmal fühlbar, dann ist es möglich, diesen Kontakt zu einer kleinen Massage zu nutzen. Läßt sich der Behinderte darauf ein, so kann man mit kleinen Handmassagen beginnen.

Handmassage

Der Sinn einer Handbegrüßung ist es, die Hand zu „öffnen". Also dem bedrohlichen Ansatz einer Faust entgegenzuwirken, ebenso den Verkrampfungen, welche die Hände unter Umständen wie gefährliche Krallen wirken lassen. So ist das gegenseitige Reichen der Hände eine Art erster Kontakt und der Beginn eines Austausches. Das massierende Einwirken auf die Hände des geistig Behinderten signalisiert diesem die freundliche Absicht, einer vielleicht angespannten Situation die Schärfe zu nehmen und ihm zu zeigen, daß der Augenblick keine Bedrohung für ihn darstellt, und kein Grund gegeben ist, eine bedrohliche Haltung einzunehmen. Der Aufwand an Kraft, den der Gebende dabei leisten darf, muß im Sinne der Entspannung nur sanft drängend sein, ruckartige oder zwingende Bewegungen sollten unterbleiben. Man versucht der Hand Wärme zu geben durch ein längeres Halten an verschiedenen Stellen bis kurz über das Handgelenk. Durch leichte Schüttelbewegungen kann der Gebende versuchen, die Hand des Nehmenden zu lockern, vor allem im Bereich des Handgelenkes, mit einer Auswirkung in den Unterarm hinein. Leichte knetende Einwirkung soll die Beweglichkeit des Handgewölbes fördern. Zur Entspannung der Hand trägt auch ein Ausstreichen bei, beginnend am Unterarm bis über die Fingerspitzen hinaus. Einzelne Finger können bedacht werden durch ein leichtes Ziehen und durch ein leichtes Kneten der Fingerglieder. Auch kann man die Finger etwas dehnen, indem man sie leicht und federnd zum Handrücken drückt. An den Händen befinden sich zahlreiche Gelenke, die man durch leichtes Rütteln lockern kann, jedoch sollte man einen direkten Druck auf ein Gelenk vermeiden.

Eine Handmassage als Bereicherung des Begrüßungsrituals kann so die Beziehungsqualität zwischen einem Behinderten und seinem Betreuer für den weiteren Tagesablauf verbessern.

Kopf und Nacken

Eines der auffallendsten streßbedingten Körpersymptome sind hochgezogene Schultern. Es ist anzunehmen, daß Menschen, die in dieser besonderen Weise „den Kopf einziehen", sich mit den Folgen belastender Erlebnisse oder mit unangenehmen Gedanken herumschlagen. Gerade bei geistig behinderten Menschen, die ihr Unwohlsein sprachlich nicht ausdrücken können, sind solche „körperlichen Botschaften" ein wichtiger Hinweis für uns. Auch hier macht es Massage möglich, einem Behinderten in seiner momentanen ungelösten Problemsituation spontan zu begegnen. Der günstigste Zeitpunkt, einem Behinderten im Alltag zu begegnen, um ihn an Schultern, Hals und Kopf zu bedenken, ist eine Situation, in welcher er auf einem Stuhl sitzt, etwa unmittelbar vor oder nach den Mahlzeiten. Der Raum hinter dem Rücken des Behinderten sollte bequem begehbar sein. Wenn wir uns dem Behinderten nähern, können wir dies zu Beobachtungen nutzen, die uns Hinweise über seine körperliche und seelische Verfassung geben können:

- Sitzt er gerade auf dem Stuhl, oder zieht er den Rücken nach vorne?
- Preßt er den Rücken in die Stuhllehne?
- Wie sehr verkrampft er die Schultern nach oben hin?
- Zieht er den Kopf nach hinten oder preßt er das Kinn auf die Brust? usw.

Der zarteste Kontakt ist, dem Behinderten die Hände auf die Schultern zu legen, vorerst in Ruhe ohne Bewegung, um ihm das Gefühl von Sicherheit und Angenommensein zu vermitteln. Dies ist vergleichbar mit der eher zurückhaltenden Frage, was ihn bedrücke und wie sehr es ihn bedrücke. Reagiert der Behinderte auf diesen Kontakt mit Unwillen, so zieht man sich nach einer kurzen Weile, mit einem kurzen kräftigen Druck auf die Schultern zurück. Sozusagen als einen traurigen Abschied, mit einem Bedauern über den nicht zustandegekommenen Kontakt. Läßt sich der Behinderte aber auf einen Kontakt ein, so kann man zu dem Druck auf die Schultern eine leichte streichende Bewegung hinzufügen, ausgehend von der Seite des Halses am unteren Rand des Schädels. Mit dem leichten Druck der gesamten Handfläche streicht man dann den Hals abwärts, über die Schultern, über das Schultergelenk hinaus, und hebt dann ab, um diese Bewegung noch einige Male zu wiederholen. Vorausgesetzt, der Behinderte zeigt ein Verlangen nach einem weiter andauernden Kontakt, kann man beginnen, die Schultermuskeln leicht zu bewegen, im Zusammenspiel der Finger und des Handballens. Man beachte, daß man den Muskel gut in der Hand hat und die Einwirkung mit so wenig streichender Bewegung wie möglich macht. Denn der Druck sollte schon etwas massiver sein als beim Ausstreichen der Schulter, und da man ohne die Gleitwirkung eines Öls, meist sogar durch die Kleidung hindurch massiert, könnte es durch zuviel reibende Bewegung zu unangenehmen Hautreizungen beim Partner kommen.

Eine weitere Übung wäre, die Hände auf der Schulter, nahe dem Halsansatz ruhen zu lassen und mit den beiden Daumen auf den Muskelsträngen links und rechts der Halswirbelsäule auf und ab zu streichen. Die Bewegung wird vom Übergang in die Brustwirbelsäule aufwärts bis an den Rand der Schädeldecke geführt, dann wieder zurück. Läßt es der Behinderte zu, daß man ihm die Haare streichelt, so kann man dies mit einer kleinen Kopfhautmassage verbinden. Beginnend beim Hinterkopf führt man die Hand nach vorne. Nur die Fingerspitzen liegen sanft auf der Kopfhaut auf und bewegen sich während der Handführung in kleinen kreisenden Bewegungen.

Es ist nicht notwendig, schweigend zu massieren. Sprechen Sie während der

Übungen mit ruhiger Stimme und besinnen Sie sich darauf, was Sie dem Behinderten mitteilen wollen.

Körpermassage im Ablauf des Alltags

Natürlich ist es schwierig, allgemeine Regeln zu bestimmen, wonach Massage im Verlauf des Alltags als Kommunikationsform anzuwenden wäre. Abgesehen davon, daß jeder den Alltag individuell verschieden erlebt, gilt es zu bedenken, daß Begegnungen in unterschiedlichem Rahmen ablaufen. Es ist für die Atmosphäre einer Begegnung bedeutsam, ob man dem geistig Behinderten als Verwandter in der Familie, als Lehrer in der Sonderschule, als Betreuer in einer Wohngruppe oder als Freundin bei Freizeitunternehmungen begegnet. Ebenso ist die Intensität weitergehender Massage abhängig von der Beziehungsqualität der beteiligten Partner. So können die folgenden Beispiele nur Anregungen sein, den eigenen Alltag in der Begegnung mit Behinderten zu überdenken.

Für alle, die in ihrer Arbeit auch für die Körperhygiene eines Behinderten verantwortlich sind, ergeben sich reiche Möglichkeiten, leichte Massage anzuwenden, sei es beim Baden, Duschen oder Eincremen. Vermitteln Sie in dieser Situation Freundlichkeit, Partnerschaftlichkeit und Anerkennung seiner Persönlichkeit, bei aller Hilfsbedürftigkeit, die ihm als behindertem Menschen zu eigen ist.

Wenn der Behinderte von sich aus schmusenden Körperkontakt sucht, betonen Sie Ihren ernsthaften Kontaktwillen, indem Sie Massage in Form von Kopf-, Schulter- oder Handmassage anwenden. Oder bedenken Sie in langsamen, großflächigen, streichenden Bewegungen die Gliedmaßen. Streichen Sie immer abwärts vom Körpergelenk bis über die Finger, bzw. Zehen hinaus.

Wenn Sie einen Behinderten zu Bett bringen und ihm dabei herzlich Gute Nacht wünschen, versuchen Sie es ebenfalls mit langsamen streichelnden Bewegungen, die Ihrem Wort noch eine weitere Dimension geben. Bedenken Sie auch die Gliedmaßen in ausreichender Bewegung. Streichen Sie mit den Fingerspitzen von der Mitte der Stirn bis zu den Schläfen, vom Wangenknochen abwärts bis zum Unterkinn, von den Nasenflügeln nach außen bis ans Ohr. Streichen Sie mit einer Auflage der ganzen Hand, bei sehr mäßigem Druck vom Brustbein den Rippen entlang zur Körperseite, usw.

Alle Kontakte in einer wie eben beschriebenen Begegnung sind spontan, ohne große Vorbereitung möglich, allein abhängig von der Bereitschaft der Partner, sich mehr oder weniger auf einen solchen Kontakt einzulassen. Sie brauchen für diese Art einer leichten Massage kein Massageöl, auch nicht die Ruhe eines abgeschiedenen Raums, und der Behinderte muß sich dazu nicht extra entkleiden. Es sind sozusagen kleine Kontakte, aber mit tiefgehender Wirkung. Unter Umständen sind Sie enttäuscht, daß der Behinderte einen Kontakt schon frühzeitig und unwillig abbricht. Lassen Sie sich dann nicht entmutigen, versuchen Sie es immer wieder und bringen Sie diese Art der Kommunikation dem Behinderten näher. Die Intensivierung einer Begegnung braucht Zeit, sehr viel Zeit. Doch dürfen wir von einer Sehnsucht nach menschlicher Nähe und Wärme ausgehen, auch wenn äußere Anzeichen zunächst dagegen sprechen. Öffnen Sie brachliegende Kommunikationsbahnen für sich und den Behinderten behutsam und Sie werden sich allmählich einem Zeitpunkt nähern, der eine intensive Ganzkörpermassage als Form eines tiefen und längeren kommunikativen Austausches empfiehlt.

Ganzkörpermassage

Voraussetzung für eine Ganzkörpermassage bei geistig behinderten Menschen ist die gefühlsmäßige Übereinstimmung zwischen den Partnern, für einen solchen Kontakt bereit und offen zu sein. Diese intensive Form einer Massage bedarf auch bestimmter Vorbereitungen in bezug auf Raum und Hilfsmittel.

– Ort und Zeit einer Massage
Der Raum für die Massage sollte möglichst ruhig und abgeschieden sein. Er sollte gut gelüftet sein, jedoch warm genug, daß es den spärlich bekleideten Behinderten nicht frieren kann.
Es muß entweder eine Massagebank oder eine weiche Unterlage auf dem Boden bereitstehen, so daß der Behinderte bequem darauf liegen kann. Es sollten Decken zur Verfügung stehen. Auf eine dieser Decken kann sich der Nehmende legen, mit anderen kann er teilweise zugedeckt werden, um sich nicht zu unterkühlen. Des weiteren kann man Decken für bequemeres Liegen verwenden, indem man Körperteile, die unbequem liegen, abstützt.
Man kann auch eine Aromalampe verwenden, um mit einem angenehmen Duft im Raum die Atmosphäre zu unterstützen.
Es gibt keine tageszeitlichen Einschränkungen für Massage. Jedoch sollte Massage in intensiver Form nicht unmittelbar nach einer Mahlzeit stattfinden. Durch die Verdauung wäre die Aufmerksamkeit auf den Körper vermindert, eine Massage hätte dann einen nachteiligen Effekt. Auch sollte der Behinderte vorher auf der Toilette gewesen sein.
Die Dauer einer Massage ist nicht näher festzulegen und richtet sich nach der Bereitschaft des Nehmenden ebenso wie nach Struktur und Umfang des Massageprogramms des Gebenden. Die Partner sollten sich für eine Begegnung reichlich Zeit und Muße lassen. Eine hektische, leistungsmäßig auf das Programm orientierte Massage ist schädlich.

– Hilfsmittel
Während die Kurzprogramme, eingebettet in den Ablauf des täglichen Lebens, ohne Hilfsmittel auskommen, bedarf es bei einer „klassischen" Massage bestimmter Materialien.
Als erstes sei das Massageöl genannt. Es dient dazu, das Gleiten der Hände zu unterstützen und somit unangenehme Hautreizungen am Körper des Nehmenden zu verhindern. Außerdem sind derartige Öle hautpflegend. Man kann duftneutralen Ölen ätherische Zusätze beimengen. Das wirkt angenehm und unterstützt die ganzheitliche Kommunikation der Partner. Die Beschaffenheit eines Hautöles ist nicht ganz ohne Belang. Ich halte es für das Beste, natürlich

kaltgepreßte Öle zu nehmen und auf Öle mit synthetischen Zusätzen zu verzichten. So haben viele als Baby-Öle angebotene Öle die unangenehme Begleiterscheinung, die Hautporen zu verstopfen, und können somit die Hautatmung behindern.
Eine strittige Frage ist, eine Massage mit entsprechend entspannender Musik zu unterstützen. Zum Einsatz von Musik kann ich weder besonders raten noch abraten. Er ist abhängig vom momentanen Befinden und den Absichten der Partner. Musik kann vor allem dem Gebenden helfen, sich auf die körperliche Kommunikation einzustimmen, sei es, daß er augenblicklich nervös belastet ist oder sich durch störende Nebengeräusche abgelenkt fühlt. Wichtig ist auch, daß taktile Kommunikation um so intensiver wird, je weniger Fernsinne, wie Auge und Ohr, angesprochen werden. So können sich die Partner einer Massage auf die Reize einer Berührung und Wiederberührung konzentrieren.

Die intensive Begegnung

Das Liegen des Nehmenden
Während einer Massage liegt der Behinderte gewöhnlich auf dem Bauch oder auf dem Rücken.
Bei der Rückenlage sollten die Arme locker neben dem Körper liegen. Der Kopf kann durch eine Decke wenige Zentimeter erhöht liegen, der Nacken wird nicht abgestützt und bleibt für Berührungen frei. Die Beine können durch eine zusammengerollte Decke unter den Kniekehlen abgestützt werden, so daß die Beine leicht abgewinkelt liegen. Dies unterstützt ein entspanntes Liegen des gesamten Körpers.
Bei der Bauchlage ist darauf zu achten, daß die Füße durch das Liegen nicht zu sehr abgewinkelt werden. Es ist daher ratsam, daß die Füße über die Unterlage hinausragen, um natürlich gewinkelt zu bleiben. Andernfalls kann eine zusammengerollte Decke, die das Fußgelenk am Fußrücken abstützt, helfen. Die Arme bleiben neben dem Körper liegen. Der Kopf wird ruhend auf der Stirne auf die Unterlage gelegt. Es empfiehlt sich, die Stirn durch Unterlegen von Decken soweit zu erhöhen, daß beim Liegen die Nase nicht abgedrückt wird. Ein solches Liegen ist für viele Behinderte problematisch, stellt es doch eine ungewohnte Körperhaltung dar. Kommen Sie dem Behinderten entgegen, indem Sie in diesem Fall zulassen, daß er die Arme im Liegen nach vorne verschränkt und den Kopf seitlich auf seine Arme legt. Halten Sie immer Decken bereit für Körperteile, die Sie momentan in der Massage nicht bedenken, und bedecken Sie diese, um sie vor Auskühlung zu schützen.

Durchführung
Ich möchte mich bei der Beschreibung einer Körpermassage auf vier verschiedene Körperregionen beschränken: Rücken, Brust, Bauch und Gliedmaßen. Die beschriebenen Übungen verstehen sich als Grundübungen und sind noch ausbaubar.

– *Der Rücken*
Grundsätzlich ist zu unterscheiden zwischen dem oberen und dem unteren Rücken. Der obere Rücken, auf der Höhe der Brustwirbel, ist durch die Schulterblätter geeignet für einen stärkeren Druck der Hände. Der untere Rücken ist dagegen vergleichsweise ungeschützt, daher ist verhaltener Druck, vor allem im Bereich des Nierenbeckens, angebracht. Eine Grundregel besagt, daß niemals auf die Wirbelsäule gedrückt werden darf.
Der Rücken wird mit einem in der Hand erwärmten Öl in langsamen, großflächigen Bewegungen der gesamten Handfläche bestrichen. Es erscheint sinnvoll, das Massageprogramm für den Rücken bei Geistigbehinderten auf wenige Übungen mit sparsamen Bewegungsabläufen der Hand zu beschränken. Dies hilft dem Behinderten, mit Massage vertraut zu werden. Besonders zu beachten sind die Muskelwülste links und rechts der Wirbelsäule. Es ist sehr selten, daß dort keine hochgradige Verspannung vorliegt. Sie können mit großem Druck der Finger oder gar des Daumens bedacht werden. Der Strich beginnt am Steißbein und wird links und rechts der Wirbelsäule aufwärts geführt bis hin zum Nacken oder weiter, entlang der Halswirbelsäule, zum unteren Rand des Schädels. Zurückgeführt wird die Hand entweder auf dem gleichen Weg oder, großflächig geführt, an den Körperseiten abwärts. Bei den Handbewegungen auf dem Rücken ist auch darauf zu achten, daß die Hände, von Zeit zu Zeit, bewußt einen Weg suchen, der in einem Strich die linke und die rechte Körperhälfte verbindet. Die Hände können parallel, aber in Gegenbewegung über die Breite des Rückens geführt werden. Dabei beginnt eine Hand auf der einen Seite des Körpers, die zweite Hand auf der anderen.
Eine andere Übung besteht darin, mit der rechten Hand, beginnend an der rechten Hüfte, den Weg zur linken Schulter zu beschreiben. Die linke Hand bewegt sich seitenverkehrt auf dieselbe Weise, jedoch, wie bei der Übung vorher, in Gegenbewegung zur rechten Hand. Man gestalte das Tempo dieser Bewegung betont langsam und bedächtig. Eine Rückenmassage sollte, sofern die Partner dazu bereit sind, mindestens zehn Minuten dauern.
Die Rückenmassage hilft einem Nehmenden, belastende Erlebnisse besser „loszulassen". Sie ist ein Beitrag des Gebenden, seinem Partner „den Rücken freizumachen", als eine Art Problembewältigung, ohne nach quälenden Ursachen zu fahnden.

– *Die Brust*
So wie eine Rückenmassage helfen kann, Erlebtes zu verarbeiten, so kann eine Brustmassage dienlich sein, kommende Erlebnisse offen und bereit zu erwarten. Krampfhaft vor die Brust gehaltene Arme und „schützend" nach vorne gezogene Schultern können ein körperliches Symptom für große Verschlossenheit gegenüber der Welt sein. Die Brustmassage versucht über das Angehen körperlicher Symptome die innere „Weltoffenheit" zu mobilisieren.
Dabei liegt der Nehmende auf dem Rücken. Die Hände des Gebenden ruhen nebeneinander, großflächig entlang des Brustbeins des Nehmenden. Von dort aus

können die Hände gleichzeitig in bestimmte Richtungen geführt werden. Beide Hände beschreiben spiegelverkehrt den gleichen Weg. Vom Brustbein können die Hände mit verhaltenem Druck entlang der Rippen zu den Körperseiten geführt werden. Auch parallel aufwärts, um in der Höhe des Schlüsselbeins auf die jeweilige Körperseite abzugleiten. Danach streichen die Hände an den Körperseiten abwärts zur Hüfte oder abwärts den Armen entlang aus. In jeder dieser Übungen werden nach dem Strich die Hände abgehoben und zum Brustbein zurückgeführt. Auch in der Brustmassage sind langsame Bewegungen angebracht. Starker Druck ist jedoch zu vermeiden. Der Bauchraum wird dabei ausgelassen, er wird in einer anderen Übung bedacht. Die kreisenden Bewegungen der Hände werden bis zu zwanzig Mal wiederholt.

— *Der Bauch*
Der Bauchraum ist völlig ungeschützt, und starker Druck der Hände hätte eine sehr negative Wirkung. Eine Massage ist daher nur mit verhaltenem Druck der gesamten Handfläche möglich. Es ist sinnvoll, zur Massage des Bauchraumes nur eine Hand zu verwenden. Diese Hand beschreibt große, kreisende Bewegungen im Uhrzeigersinn, also in Lauf- und Tätigkeitsrichtung des Darms. Die kreisenden Bewegungen der Hand sollten andauern, bis eine spürbare Erwärmung der Bauchhaut des Nehmenden wahrzunehmen ist. Eine sehr angenehme Zusatzübung ist es, die Hand auf die Stelle des Sonnengeflechtes zu legen und dort längere Zeit zu verharren. Dies gibt dem Massierten ein sehr angenehmes Gefühl. Daher ist diese Übung auch sehr gut geeignet, am Ende einer Begegnung den „Abschied" der Partner zum Ausdruck zu bringen.

— *Die Gliedmaßen*
Die Arme werden in Rückenlage des Nehmenden massiert. Möglich sind einfache Ausstreichübungen. Dabei wird ein Arm des Nehmenden von beiden Händen umfaßt und mit mittelstarkem Druck vom Oberarm bis über die Fingerspitzen hinaus ausgestrichen. Man achte allerdings darauf, daß der Druck, während die Hände über das Ellbogen-, dann das Handgelenk streifen, erheblich zurückgenommen wird. Eine intensivere Wirkung an den Armen erreicht man, wenn die Hände beim Abstreichen leichte wringende Bewegungen an den Muskeln des Ober- und Unterarms ausführen und dabei wieder die besondere Empfindlichkeit der Gelenke berücksichtigen. Bei diesen wringenden Bewegungen ist darauf zu achten, daß die Haut des Armes nicht „gekniffen" wird. Während dieser Übungen muß der Arm sachte von der Unterlage abgehoben werden, nicht zu niedrig, daß der Arm auch noch bequem umfaßt werden kann, und nicht zu steil, daß der Arm gut durchblutet bleibt. Ausziehende und wringende Bewegungen wiederholt man bis zu fünfzehn mal. Dann legt man den Arm sachte ab und wendet sich dem anderen Arm zu.
Die Beine können mit den gleichen ausziehenden Bewegungen bedacht werden wie die Arme, doch dürfte es schwieriger sein, sie mit zwei Händen zu umfassen. Die ausziehenden Bewegungen werden an den Beinseiten unter starkem Druck

der gesamten Handflächen ausgeübt, beginnend am Oberschenkel bis über die Zehen hinaus. Die Vorderseite des Oberschenkels wird bedacht, während sich der Nehmende in Rückenlage befindet. Beide Hände liegen auf dem Oberschenkel, knapp oberhalb des Knies. Die Fingerspitzen deuten nach innen, bei der rechten Hand nach links, bei der linken Hand nach rechts. Dann werden die Hände mit starkem Druck aufwärts geführt. Oben trennen sie sich und ihr Weg führt an den Beinseiten abwärts bis zum Knie. Man wiederholt die Übung zehn bis fünfzehn mal.

Das Schienbein kann man von einer speziellen Behandlung ausnehmen. Befindet sich der Nehmende in Bauchlage, kann die Rückseite des Oberschenkels bedacht werden, die Durchführung ist die gleiche wie bei der Vorderseite. Danach kann sich der Gebende den Waden zuwenden. Jedoch sei beachtet, daß, zum Zwecke der Kreislaufentlastung, die Reihenfolge Oberschenkel, dann Unterschenkel eingehalten wird. Die Übung für den Unterschenkel ähnelt der vorangegangenen Übung, jedoch beginnend am Fußgelenk knapp oberhalb der Ferse, bis hin zur Kniekehle. Auch bei den Beinen gilt es, die Gelenke mit sehr mäßigem Druck zu massieren. Bei den Waden sei Vorsicht geboten, denn neigt ein Nehmender bekanntermaßen zu Wadenkrämpfen, so ist es ratsam, jeden „pressenden" Druck der Hände zu unterlassen, und sich stattdessen mit leichen Ausstreichübungen zu begnügen. Auch die Beine werden jeweils mit circa zehn bis fünfzehn Übungen bedacht.

Schlußbemerkung

Jedem Leser, der sich schon mit Partnermassage auseinandergesetzt hat, wird aufgefallen sein, daß ich bei weitem nicht alle Möglichkeiten erwähnt habe. Ich habe die Übungen nach meinen Erfahrungen in der Begegnung mit geistig behinderten Menschen ausgewählt.

Ich war und bin beseelt in der Hoffnung, über Massage gerade mit geistig behinderten Menschen in einen besseren kommunikativen Austausch zu kommen. Das ist mein Hauptanliegen. Es ist mir bewußt, daß Partnermassage noch sehr viele andere, für das Zusammenleben positive Aspekte beinhaltet, als die der Kommunikation. Ich werde das nicht vergessen.

Die Dinge wirken, mit oder ohne unser Zutun. Und wir sind eingeladen, daran teilzuhaben.

Literatur:

LIDELL, L.; THOMAS, S.; COOKE, C.B.; PORTER, A.: Massage. Mosaik-Verlag
INKELES, G.; TODRIS, M.: Die Kunst der zärtlichen Massage. Bauer
LEBOYER, F.: Sanfte Hände. Kösel

Knöppel, Thomas
Geb. am 15.5.1955 in Nürnberg, verheiratet, drei Kinder. Langjähriger Dienst auf Wohngruppen geistig behinderter Menschen als Heilerziehungspfleger und Gruppenleiter tätig im Fachdienst für Freizeitpädagogik in den Heimen Auhof der Rummelsberger Anstalten.

Georg Schiefer

Das Wasser als Erlebniswelt für behinderte Kinder

Wir Menschen sind im Wasser zu Hause. Unsere stammesgeschichtliche Entwicklung hat einst die Vorfahren aller Säugetiere aus dem Ur-Meer an Land geführt (die Wale und andere Meeressäuger kehrten später ins Meer zurück). Die Entwicklung vom Menschen-Ei zum Embryo und Fötus durchläuft Phasen, in denen die Organe wasserbewohnender Lebewesen, wie Kiemen und Flossen, angelegt und wieder umgewandelt werden. Und die ersten prägenden Erfahrungen des Individuums entstehen durch das Unterwasser-Leben im Mutterleib: Schwerelos treibend im Fruchtwasser, warm und geborgen, bei schwachem Licht und gedämpften Geräuschen.

Jeder Mensch, auch der Behinderte, hat eine unbewußte Erinnerung an diese Wasser-Welt. Wir können sie bewußt machen, indem wir vergleichbare Situationen schaffen und intensiv durchleben:

Eine Badewanne mit warmem Wasser, etwa 35–36 Grad. Der ganze Körper taucht ein und fühlt sich umschlossen, geborgen durch einen sanften Hautreiz, der ausgeht von der Wärme, dem Wasserdruck und den Druckveränderungen, die bei jeder Bewegung im Wasser entstehen. Der Auftrieb macht den Körper schwerelos und läßt bald die allgemeine Muskelspannung sinken. Was die Haut jetzt zum Gehirn meldet, ist wenig differenziert, belastet nicht zu sehr den „Zentralcomputer". Vielleicht entsteht jetzt eine leichte Schläfrigkeit, vielleicht auch eine spielerische Freude an Bewegung, die zu mehr Reizen führen, zu neuen Erfahrungen, vermittelt über die Haut, das Gleichgewichtsorgan und das Gehör, der Mensch wird wacher, fröhlicher, in einem Wort: lernbereit!

Säuglinge und schwerbehinderte Kinder haben vier ganz elementare Wahrnehmungskanäle: das Hautorgan, das Vestibulum (Wahrnehmung von Schwerkrafteinwirkung und Beschleunigung im Innenohr) und das Gehör liefern die wichtigsten Daten über die Außenwelt an das Gehirn, während die Eigenwahrnehmung aus den Muskeln, Sehnen und Gelenken Informationen aus dem Inneren des Körpers beisteuert. Elementar sind diese vier Sinneskanäle deshalb, weil sie schon im Mutterleib zu funktionieren beginnen und lange vor der Geburt die ersten Erfahrungen und Erinnerungen vermitteln: Erfahrungen und Erinnerungen aus der Wasser-Welt!

Nehmen wir doch einfach das Kind und gehen mit ihm zurück ins Wasser, in eine Badewanne oder ein warmes Therapiebecken! Die menschliche Begegnung wird in dieser Situation intensiver, der direkte Körperkontakt, nicht mehr durch Kleidung verfremdet, die langsamen und behutsamen Bewegungen, die das Wasser uns abverlangt, unser leises Sprechen, das mehr durch den Rumpf als durch das Ohr beim Kind ankommt – alles erinnert an die Ur-Situation im Mutterleib.

Wir nehmen uns zunächst gar nichts vor – warten nur, bis das Kind sich zufrieden

und entspannt unseren Händen anvertraut und bereit ist, das Erlebnis zu genießen. Dann erst ist das Kind aufnahmefähig und bereit für neue Reize, für Therapie:
Wir bieten neue, stärkere Reize und versuchen dabei, das Kind zu Eigenaktivität und Spiel zu motivieren. Das kann etwa so aussehen:
Zuerst passives Bewegen des Kindes im Wasser, mit dem ganzen Körper oder mit einzelnen Körperteilen. Auch Bewegen des Wassers gegen das Kind, als Welle oder Turbulenz oder Spritzer. Das Herausnehmen und wieder Eintauchen von Körperteilen mit der Erfahrung der Temperaturunterschiede von Wasser und Luft. Vorsichtige Lageveränderungen im Wasser. Ein gesundes Kind wird jetzt strampeln, zappeln, sich strecken, drehen, mit den Händchen planschen, spritzen, greifen, paddeln, mit dem Mund pusten, prusten, spucken, blasen. Jeder Gegenstand in Reichweite, seien es Bälle, Plastikgefäße, Korken, Schiffchen oder Holztiere wird in das fröhliche Spiel einbezogen.
Bei unseren behinderten Schützlingen sollten wir jeden Ansatz zu solchen Aktivitäten erkennen, bestätigen und unterstützen, bis sie von selbst immer aktiver werden. Dann ist es unsere Aufgabe, nur noch Hilfestellung und Sicherheit im Wasser zu bieten, zum Beispiel durch Festhalten bzw. Unterstützen in verschiedenen Ausgangsstellungen (dabei lieber am Rumpf als am Kopf halten!) oder durch reflexhemmende Griffe bei Kindern, die leicht in spastische Bewegungsmuster geraten.
Aber auch die Situationen vor und nach dem Schwimmen, das An- und Ausziehen, Waschen und Duschen können wir so gestalten, daß für das Kind ein angenehmes und bereicherndes Erlebnis entsteht: Beim Duschen, Einseifen, Abtrocknen, Einreiben, Föhnen bieten wir dem Kind nicht nur eindrucksvolle Haut- und Bewegungserfahrungen, sondern vor allem ein intensives Erleben unserer Beziehung zu ihm – im Idealfall fühlt es sich optimal umsorgt, beschützt und angenommen, wie einst im Mutterleib.
Natürlich brauchen nicht alle unsere Schützlinge eine so intensive Betreuung, mit Einzelförderung in warmem Wasser. Die Größeren, die weniger körperlich Eingeschränkten können selbst aktiv im Wasser spielen, vielleicht sogar schwimmen lernen. Ihr Hauptproblem ist ein anderes, vor allem bei den ersten Schwimmbadbesuchen: die Angst.
Jeder Praktiker kennt die Ausdrucksformen dieser Angst: Weglaufen, Schreien, Steifwerden, nervöses „Ausflippen", Festklammern oder die Weigerung, auch nur einen Zeh ins Wasser zu tun. Manche Kinder scheinen zuerst keine Angst und keine Gefahr zu kennen, bringen sich aber gerade dadurch in gefährliche Situationen – das Ergebnis ist wiederum, daß das Wasser als bedrohlich empfunden und gemieden wird.

Exkurs über die Angst

Beim Neugeborenen finden wir nur eine angeborene Angst: wenn man es fallenläßt, zeigt es eine typische Schreckreaktion. Alle weiteren Angstauslöser werden durch Konditionierung erworben: Eine unangenehme Erfahrung, der das Kind einmal ausgesetzt war, wird im Gehirn gespeichert. Alle Elemente dieser Situa-

tion sowie zahlreiche Assoziationen dazu können, wenn sie in einer anderen Situation wiedererkannt werden, die Erinnerung an die erste unangenehme Erfahrung wachrufen und Angst auslösen. Diese Erinnerungen und Assoziationen sind stabil, aber nicht unauslöschlich, so daß, vereinfacht ausgedrückt, schlechte Erfahrungen durch andere, positive Erlebnisse ausgelöscht werden können. Das heißt konkret beim wasserängstlichen Kind: Wir müssen das auslösende Element (die Erinnerung an eine schlechte Erfahrung) herausfinden und in der Lernsituation entweder ausschalten oder mit neuen, angenehmen Erfahrungen verbinden. Gelingt uns dies nicht, so führt keine andere Methode zum Erfolg, hilft kein Druck und kein „Austricksen":
Solange in einem Menschen Angst und Streß gegenwärtig sind, ist positives Lernen ausgeschlossen, werden neue Erfahrungen abgewehrt, das Gehirn ist weitgehend blockiert. Bei gesunden Kindern mögen auch mit Druck und Drohung noch Lernerfolge zustande kommen (man bedenke manche Schwimmlernmethode von früher) – beim Behinderten ist die angstfreie Lernsituation absolute Voraussetzung für den Lernerfolg.

Schwimmstunde im Hallenbad

Untersuchen wir jetzt die Lernsituation „Schwimmstunde im Hallenbad" im Hinblick auf angstauslösende Momente, so finden wir: Alles! Ungewohnte Räumlichkeiten, veränderte Akustik, Barfußlaufen auf kalten oder glatten Böden, das Rauschen und Spritzen der Duschen, das Verhalten anderer Badegäste – soviel Befremdliches, und das Kind ist noch nicht einmal beim Becken angekommen! Jetzt geht es erst los: Plätschern und Rauschen, Lichtreflexe von der Wasseroberfläche, wie überhaupt reinkommen? Steile Leiter oder glitschige Treppe? Dann im Wasser (brrrr – wie kalt!): Verlust von Fußsohlenbelastung (= Standsicherheit) durch den Auftrieb, Turbulenzen und Spritzer durch andere Badende, und zu allem Überfluß greift jetzt ein wohlmeinender Betreuer das verschüchterte Kind, zieht es durchs Wasser oder legt es gar auf den Rücken, so daß auch noch die optische Orientierung einer künstlerisch gestalteten Schwimmhallen-Decke zum Opfer fällt. Hoffen wir nur, daß keiner auf die Idee kommt, dem Kind gleich ein paar Schwimmbewegungen „beizubringen".

Ich will nicht schwarzmalen: Jeder dieser Reize kann ein Angstauslösender sein, aber genausogut ein wertvoller Lern-Anstoß. Darüber entscheiden wir, indem wir das Kind genau beobachten und die Reize dosiert einwirken lassen: Zuwenig Reiz ist Langeweile, zuviel, Überforderung. Wie gut, daß auch im Behinderten die kindliche Neugierde lebt! Im günstigsten Fall brauchen wir als Betreuer nur wachsam anwesend zu sein, während das Kind sich in seiner Weise und seinem Tempo auf das Wasser-Erlebnis einläßt. War es vorher nie im Schwimmbad, wird es vielleicht in den ersten Stunden aus sicherem Abstand zuschauen wollen, ehe es mit dem fremden Element engeren Kontakt aufnimmt. Hier heißt es für uns: nicht drängen, nur locken, und dem Kind Zeit lassen!
Lehrer und Therapeuten beklagen bisweilen, daß beim geistig behinderten Kind

das Lernen so langsam und mühsam vor sich geht. Man kann das auch positiv sehen: Nur bei diesen Schülern läßt uns die Institution Schule mit ihrem Lehrplan fast unbegrenzt Zeit, ans Ziel zu kommen. Das ist eine große Chance, vorausgesetzt, wir zügeln unseren eigenen Ehrgeiz!
In den nächsten Abschnitten möchte ich auf die Probleme eingehen, die wir lösen müssen, damit jedes Kind, auch das wasserängstliche, in der Schwimmstunde Spaß hat und Lernerfahrungen macht.

Der Einstieg

Die einfachste, sozusagen natürliche Weise, sich dem Wasser zu nähern, bietet uns ein Schwimmbecken, das eine flache, strandähnliche Einstiegszone hat. Hier braucht das Kind oft gar keine Hilfe und kann sich die für ihn angenehme Wassertiefe aussuchen. Weniger günstig sind Treppen, da sie oft rutschig sind. Außerdem macht die optische Brechwirkung des Wasserspiegels das Abschätzen der Wassertiefe beim nächsten Schritt schwierig. Selbst gesunde Kinder eilen manchmal freudig eine solche Treppe hinab, um sich dann voller Schrecken im tiefen Wasser strampelnd wiederzufinden. Am günstigsten ist der Einstieg über den Rand aus der sitzenden Position. Der Betreuer steht vor dem Kind im Wasser und nimmt es in Empfang, mit Blickkontakt und einem ermutigenden Wort. Wenn die Kinder mutiger werden, verringern wir nach und nach unsere Hilfestellung, bis das Kind frei ins Wasser steigt, rutscht oder springt.

Der sichere Stand oder Halt. Die Auftriebshilfen

Ein Mensch, der im Wasser steht, verliert durch den Auftrieb an Gewicht und damit an Fußsohlenbelastung. Geht ihm das Wasser höher als zu den Brustwarzen, so ist es schon schwer, überhaupt unter den Fußsohlen Druck wahrzunehmen. Darum sollten wir nicht erstaunt oder verärgert sein, wenn ein Kind, das an Land frei stehen kann, sich im Wasser lieber an den Helfer klammert, als die Füße auf den Boden zu bringen. Flacheres Wasser aufsuchen und die nötigen Hilfen zum Festhalten bieten! Wie sehen die aus? Hauptregel: Nicht der Betreuer hält das Kind, sondern das Kind hält sich am Betreuer. Klingt einfach, wird aber häufig vergessen; das Kind soll lernen, sich die nötige Sicherheit selbst zu verschaffen, sonst fühlt es sich abhängig oder hilflos. Der benötigte Halt ist natürlich auch am Beckenrand zu finden, oder beim Gruppenspiel in Kreisformation bei den Nebenleuten. Entscheidend ist, daß wir gleich am Anfang eine Position für das Kind finden, die ihm angstfreies Spielen ermöglicht, denn nur im Spiel wird es sich das Wasser erarbeiten.
Die Entdeckungsreise in die Wasserwelt beginnt vielleicht mit dem Sitzen auf einer Treppenstufe oder auf dem flachen Rand, oder in der Geborgenheit einer Ecke des Beckens. Unsere Aufgabe ist jetzt, nach und nach die Hilfen zu verringern. Zum Beispiel mit dem Raumschiff-Spiel: Der Betreuer steht im Wasser und bildet mit seinen Armen an der Wasseroberfläche einen horizontalen Kreis, indem er seine eigenen Hände schließt. In diesem „Raumschiff" bewegt sich der „Astro-

naut", der vielleicht am Anfang noch am Hals des Betreuers gehangen ist, vorsichtig umher, indem er sich an den Armen des Helfers entlanghangelt, notfalls auch noch mit den Füßen auf den Knien des Betreuers abstützt. Auf Knopfdruck (Ohrläppchen ziehen!) öffnet sich die Luke (Betreuer öffnet Hände) und der tapfere Astronaut begibt sich auf einen Weltraumspaziergang, der bis zu einer Umkreisung des Raumschiffs ausgedehnt werden kann. Andere Knöpfe bringen das Raumschiff in Bewegung, so daß es durch die Weite des Alls gleitet, kreiselt, rast, spurtet, trudelt, anderen Raumschiffen begegnet, und so weiter . . .

Ist das Wasser flach genug für unser Kind zum sicheren Stehen und Gehen, so gibt es viele Spielmöglichkeiten in der Fortbewegung. Bei unsicheren Kindern können Schwimmbretter, im Wasser treibende Turnmatten oder andere auftreibende Spielgeräte eine Hilfe sein.

Nur ein Wort zu den Schwimmärmeln, -ringen, -westen und anderen Auftriebskörpern, die am Kind befestigt werden: Wir lassen sie weg! Solche „Hilfen" verhindern, daß das Kind sich mit den physikalischen Gegebenheiten des Wassers vertraut macht, und schaffen eine trügerische Sicherheit. Einzige Ausnahme: Epileptiker, bei denen schwere Anfälle zu befürchten sind (Flimmern der Wasseroberfläche!) und bei der Arbeit mit großen Gruppen oder wenig Betreuern, wenn die Wassertiefe nicht für alle Kinder gefahrlos ist. Ein Kind, das sich an Auftriebshilfen gewöhnt hat, kommt oft nur schwer davon weg. In der Entwicklung zur Wassersicherheit stellen Auftriebshilfen eine Sackgasse dar, vergleichbar den Stützrädern beim Erlernen des Radfahrens.

Spritzer-Angst

Wasserspritzer ins Gesicht, vor allem in die Augen, sind ein sehr starker Reiz, der von vielen Wasser-Anfängern gemieden wird. Geraten gar Mund und Nase unter Wasser, mit Verschlucken, Husten, Nasenbrennen, ist schnell der Spaß am Wasser verdorben. Selbst viele Erwachsene, die sich als Schwimmer bezeichnen, tauchen niemals das Gesicht ins Wasser. Darum zuerst die Frage an uns Helfer: Ist unsere eigene „Wassergewöhnung" so weit fortgeschritten, daß wir den Kindern ein Beispiel geben können? Wer sich bei jedem Spritzer die Augen reiben muß oder ständig besorgt ist, daß die Frisur nicht naß wird, ist gewiß kein gutes Vorbild. Auf jeden Fall werden wir die klassischen Wassergewöhnungs-Spiele zuerst selbst ausprobieren: Ins Wasser pusten, durch den Mund und auch durch die Nase, unter Wasser sprechen und die Augen offen halten, immer wieder und bei jedem Wasserkontakt des Gesichts ins Wasser blasen, beim Tauchen langsam und andauernd ausatmen durch Nase und Mund.

Bei manchen unserer Schützlinge ist schon das Mund-Schließen eine Leistung, die geübt werden muß; wir lassen sie vielleicht mit Pfeifen und Kindertrompeten über und unter der Wasseroberfläche herumpusten, oder machen Spiele mit Tischtennisbällen, die durch Blasen übers Wasser bewegt werden. Die beste Arbeitsform für diese Spiele ist der Kreis, in dem die Kinder sich durch ihre Begeisterung gegenseitig anstecken. Da toleriert auch mal ein Ängstlicher ein paar Spritzer, weil ihn das lustige Spiel mitreißt; niemals aber sollten wir ein Kind mit Absicht bespritzen, wenn es davor Angst hat!

Loslösung vom Helfer

Für Kinder, die im Wasser frei laufen können, gibt es ein großes Repertoire an Spielen, vergleichbar den Gruppenspielen in der Turnhalle. Wir sollten uns auch nicht scheuen, Materialien ins Wasser mitzunehmen, Matten, Bälle, Reifen, Seile, auch Gegenstände, die im Wasser versinken, wie Tauchringe und Kugelhanteln. Natürlich auch Luftballons bzw. Wasserballons, die nebenbei ein gutes Training der Mundmotorik und der Atemmuskulatur ermöglichen. Bei allen Spielen gewinnen die Kinder an Sicherheit und Bewegungsfreude, so daß manche im Wasser selbständiger werden als an Land.
Zum Beispiel ein Spastiker, der sich an Land mühsam mit Innenschuhen und Rollator fortbewegt, aber im brusttiefen Wasser genug Gleichgewicht hat, um frei zu laufen, zu springen und mit den anderen herumzutollen. Auch Athetotiker, die ihre plötzlich einschießenden Spasmen an Land kaum kontrollieren können, lernen manchmal verblüffend schnell, die bremsende Kraft des Wassers gegenüber allen schnellen Bewegungen für sich auszunutzen.
Wir Betreuer können jetzt loslassen, auf Abstand gehen und uns auf Anleitung und Aufsicht beschränken. Natürlich bleiben wir wachsam und bereit, schnell einzugreifen, wenn sich ein Kind überschätzt oder durch Aktionen anderer Kinder in gefährliche Situationen kommt.

Der Auftrieb und der „Tote Mann"

Die Spiele, die wir jetzt anbieten, sollten öfters die Erfahrung des Auftriebs vermitteln. Wenn das Kind zum Beispiel Dinge vom Beckenboden aufheben will, oder beim Versuch, sich mit dem Po auf den Boden zu setzen, entdeckt es, daß das Wasser seinen Körper leicht nach oben drückt. Also ist es ja gar nicht so, daß man im Wasser „unterblubbert", wenn man nicht schwimmen kann! Einige trauen sich jetzt, sich nach vorn fallen zu lassen und einen Moment gestreckt auf der Oberfläche zu treiben, natürlich mit offenen Augen! Für diese Kinder brauchen wir nicht mehr viel zu tun, sie sind schon fast Schwimmer! Wir zeigen ihnen Gleit-Spiele, mit und ohne Schwimmbrett, zum Rand hin, vom Rand weg, oder aus dem Sprung vom Rand.
„Schwimmbewegungen" brauchen wir nicht mit ihnen zu üben – es ist viel schöner, sie selbst zu entdecken.
Und wenn es uns noch so in den Fingern kribbelt – wir lassen diese Kinder in Ruhe, und erst recht die anderen, die sich noch nicht sicher fühlen! Wir nehmen uns fest vor, kein Kind in Bauchlage oder gar Rückenlage aufs Wasser zu legen – es ist ganz einfach ein Fehler!
Begründung: Ein ängstliches Kind, in Bauchlage auf der Wasseroberfläche vom Helfer gehalten, wird den Kopf in den Nacken legen, um das Gesicht aus dem Wasser zu halten. Entsprechend wird ein Kind, das unfreiwillig in Rückenlage auf dem

Wasser gehalten wird, in einer Abwehrreaktion Rumpf und Beine beugen (Angst = Beugemuster) und den Kopf heben, um sein horizontales Blickfeld wiederzugewinnen.

Beide Reaktionen, Streck- wie Beugemuster, machen sinnvolle Arm- und Beinbewegungen fast unmöglich, und was noch schlimmer ist, sie neutralisieren die Auftriebskraft des Wassers, so daß das Kind viel passive Unterstützung vom Helfer braucht, um nicht unterzugehen.

Versuchen wir es gleich mal selbst: Rückenlage gestreckt auf dem Wasser, die Füße auf einer hohen Treppenstufe oder auf dem Rand, damit die Beine nicht absinken. Jetzt schaut gerade noch das Gesicht aus dem Wasser. Sobald wir aber den Kopf, oder ein anderes Körperteil, aus dem Wasser heben, beginnen wir unterzugehen. Selbst ein kleiner Finger einer Hand, den wir aus dem Wasser strecken, bewirkt eine langsame aber unerbittliche Drehbewegung zu der Seite, wo wir das „Überwassergewicht" vermehrt haben. Daraus lernen wir: eine stabile Wasserlage auf dem Rücken ist nur möglich, wenn der Körper symmetrisch und gestreckt ist, und außer dem Gesicht alles unter Wasser! Wer bei diesem Experiment etwas Angst bekommt und mit Paddeln und Zappeln reagiert, geht vollends unter – die typische Situation des Ertrinkenden.

Unsere Kinder wissen dies alles nicht, aber sie spüren in der passiv gehaltenen Rückenlage die totale Abhängigkeit vom Helfer. Erst viel später, wenn ein Kind gelernt hat, aus der Rückenlage ohne jede Hilfe wieder zum Stand oder in eine andere Schwimmlage zu kommen, wird der „Tote Mann" zur interessanten Lernerfahrung.

Schwimmen

Aber wie sollen unsere Schützlinge zu Schwimmern werden?
Dazu ist folgendes zu sagen:
Ein gesundes Kind lernt – ohne Unterricht und ohne Auftriebshilfen – spätestens mit 7–8 Jahren schwimmen. Es braucht dafür nur genügend Gelegenheit, in Wasser von geeigneter Tiefe zu spielen.
Wird dieses Kind von ehrgeizigen Erwachsenen mit „Übungen" bedrängt, wird es wahrscheinlich trotzdem irgendwann zum Schwimmer – ein Beweis für die Anpassungsfähigkeit und Belastbarkeit gesunder Kinder.
Andererseits gibt es viele Erwachsene, die nicht oder nur schlecht schwimmen können. Entweder hat es an Gelegenheit zum Lernen gefehlt, oder sie hatten schlechte „Lehrer", die ihnen zu angstvollen Wasser-Erfahrungen verhalfen. Heute gibt es zum Glück einige „sanfte" Methoden des Schwimmunterrichts, mit denen auch Kinder im Vorschulalter zum Schwimmen geführt werden können. Aber Vorsicht! – Diese Frühschwimmer sind nicht 100% wassersicher; die gerade erworbene Fähigkeit hält Streß-Situationen noch nicht stand. Und damit sind wir wieder bei unseren behinderten Kindern: Nur wenige von ihnen werden im Wasser eine solche Sicherheit erwerben, daß man sie im Schwimmbecken aus den Augen lassen darf.

Darum sollte das Ziel unserer Arbeit nicht sein: „möglichst viele Kinder möglichst schnell zu Schwimmern machen", sondern: „die Kinder im Wasser Freude an Spiel und Bewegung erleben lassen und dabei das einzelne Kind ermutigen, immer neue Bewegungsmöglichkeiten zu entdecken und zu entwickeln". Dieser Weg kann, muß aber nicht, zum Schwimmen führen; das Tempo wird allein vom Kind bestimmt.

Halliwick

Eine bewährte Methode, Kinder und Erwachsene mit körperlichen Behinderungen zu sicheren Schwimmern auszubilden, wurde in England von James McMillan und seinen Mitarbeitern entwickelt: die Halliwick-Methode, benannt nach einer Schule in London, wo sie zuerst erprobt wurde. Da Halliwick eine gründliche theoretische und praktische Schulung der Helfer erfordert, will ich die Methode hier nur in Umrissen darstellen:
Der Schüler lernt, sich die physikalischen Eigenschaften und Wirkungen des Wassers (Dichte, Auftrieb, Widerstand, Turbulenz) zunutze zu machen. Durch einfache Bewegungen des Körpers und des Kopfes, die auch stärker Eingeschränkten möglich sind, kann die Lage des Körpers im Wasser sicher gesteuert werden.
Viele Körperbehinderungen verschaffen hier sogar einen Vorteil: Während beim gesunden, athletisch gebauten Menschen in Rückenlage die Beine absinken, liegen die meisten Querschnittgelähmten, Spastiker und Muskeldystrophiker glatt auf dem Wasser – die Beine haben mehr Auftrieb.
Voraussetzung für die Schwimmübungen ist eine gründliche Wassergewöhnung, die ein angstfreies Agieren auf und unter Wasser möglich macht. Der Unterricht erfolgt in Kleingruppen, bei denen jedem Schüler ein Helfer zugeordnet ist, welcher immer die geringste noch notwendige Unterstützung und Sicherung gewährt.
Der Aufbau des Lernprogramms, das vor allem kontrollierte Aufrichte- und Drehbewegungen im Wasser umfaßt, orientiert sich an der frühkindlichen Bewegungsentwicklung. McMillan betont, daß die Halliwick-Methode als Therapie für bewegungsgestörte Kinder wirksam ist: die im Wasser erreichten Bewegungsfortschritte wirken sich auch an Land aus.
Sicher ist, und jeder Praktiker kann es bestätigen, daß die Bewegung im Wasser, wenn sie vom Helfer aufmerksam und mit Einfühlung in die Probleme des einzelnen Behinderten angeleitet wird, für fast alle unsere Kinder positive Auswirkungen haben wird.

Literatur:

DUSTMANN – GEKELER, I. u. ROMMEL, D: Übungsprogramm zur Schwimmtherapie nach J. McMillan in: Z. Krankengymnastik 29/1977, Nr. 11, S. 603–611.

Schiefer, Georg
>Jahrgang 51, Ausbildung als Pädagoge und als Krankengymnast. Seit 1981 Arbeit mit mehrfachbehinderten Kindern und Erwachsenen am Körperbehindertenzentrum Oberschwaben in Weingarten/W. Interessenschwerpunkt: Die Symbiose von Bewegungstherapie und Alltagshandeln.

Erhard Dill

Erlebnisorientiertes Töpfern mit geistig schwer behinderten Kindern und Jugendlichen
Ein Angebot für leibhafte Lernerfahrung

Einleitung

Erlebnisorientiertes Töpfern ist als ein Lernangebot im Sinne einer Freizeitaktivität für den geistig schwerbehinderten Menschen zu verstehen. Vordergründig geht es dabei um eine Begegnung zwischen dem Erzieher oder der Erzieherin und dem behinderten Menschen, zunächst ohne erzieherische, fördernde oder therapeutische Absicht. Die Anfangssituation ist beim erlebnisorientierten Töpfern recht offen und nicht auf ein konkret formuliertes, operationalisiertes Lernziel ausgerichtet, das die Erzieherin bzw. der Erzieher für den behinderten Menschen ausgewählt und bestimmt hat. Das Ziel, zu dem man sich gemeinsam aufmachen will, ist nur grob angedeutet: Sich in der Begegnung auf gemeinsame Erlebnisse beim Umgang mit dem Material Ton einlassen zu wollen, um dabei Erfahrung über die Welt und sich selbst sammeln zu können. Mit „Welt" ist nicht allein die Um-Welt gemeint, in der um den behinderten Menschen sich her-um etwas ereignet, sondern die „Mit-Welt", in der dieser Mensch mitten drinsteht und mit-beteiligt ist und wird.
Begegnung ereignet sich dann, wenn die Person einen Augenblick aus ihrer Selbstbezogenheit heraustritt, den anderen Menschen wahrnimmt, so daß er für ihn nicht mehr gleichgültig ist und zur Nebensächlichkeit wird. Die Begegnung signalisiert dem anderen, daß er wahr-genommen wird. Er ist tatsächlich wahrhaftig für den anderen da! Es entsteht somit ein innerer Dialog, der beide Personen partnerschaftlich einbezieht. „Ich habe dich wahr-genommen. – Ich will mich dir gegenüber wahrgeben" im Sinne von wahrhaftig verhalten. Ein Prozeß des Nehmens und Gebens wird eingeleitet.
Die Art der Begegnung wird zum Erlebnis und soll die Beziehung zwischen der Erzieherin oder dem Erzieher während des erlebnisorientierten Töpferns durchwirken, denn Erlebnisse erfahren ist gleichbedeutend mit Lebendigsein. Erlebnisse lassen das Leben erst in seiner Vielfalt bewußt werden. Das erlebnisorientierte Töpfern soll ein Beitrag zu dieser Lebensvielfalt darstellen.

Welterfahrung durch die Haut

Die Begegnung zwischen Erzieherin oder dem Erzieher und dem geistig behinderten Menschen hat in den körperorientierten heilpädagogischen Methoden eine zentrale Bedeutung. Die wahrhaftige Begegnung wird für den schwer geistig behinderten Menschen, bei dem ein Teil seiner Sinne beeinträchtigt bzw. funktionsunfähig sind, oft nur über die Berührung seiner Haut für ihn konkret erfahrbar. Jede Berührungserfahrung durch eine andere Person löst nicht nur einen neuro-physiologischen, sondern auch einen emotionalen Reiz bei der berührten und berührenden Person aus. Diese Tatsache muß dem Erzieher bzw. der Erzieherin bei hautnahen Begegnungen immer gegenwärtig sein, denn Körperberührung und -nähe können positiv wie auch negativ erlebt werden. Hier ist ein hohes Maß an Sensibilität beim Erzieher bzw. der Erzieherin gefordert, damit nicht Berührungsängste den behinderten Menschen verschließen und verkrampfen.

Neben dem Haut-Organ sind es wiederum speziell die Hände, die für die Welterschließung eines Menschen eine zentrale Bedeutung haben. Der Säugling beginnt die Welt durch das Be-greifen zu erfahren. Erst der Kontakt, die direkte Berührung ermöglicht ihm ein Erahnen und Verstehen der Welt. Die Hände sind maßgeblich an diesem Vorgang beteiligt. Erst wenn über die Hände konkrete Tastreize über materielle Dinge in die geistige Dimension von abstrakten Begriffen transformiert werden können, hat das Kleinkind etwas „be-griffen", und zunehmend gelingt es ihm dann über Begriffe die Welt zu erfahren. Bei dem umgekehrten Vorgang, eine Idee, einen Gedanken, eine Vorstellung in für die Sinne wahrnehmbare, „begreifbare" Dimension zu transformieren, sind die Hände die sensiblen Werkzeuge, die dies durch kreatives und schöpferisches Gestalten ermöglichen. Auch bei der verbalen Kommunikation agieren sie ausdrucksvoll mit und unterstützen die Ausdruckskraft der Sprache.

Die zentrale Bedeutung und Funktion der Hände für die Welterfahrung des Menschen befindet sich entsprechend in seiner Großhirnrinde wieder.

Welterfahrung durch Symbole

Die Welt erschließt sich den Menschen nicht nur unmittelbar über die Berührung, das Begreifen, über die Sinneswahrnehmung und über Begriffe, sondern auch mittelbar über Symbole und Symbolsysteme. Symbole sind bewußt oder unbewußt im Leben eines Menschen immer gegenwärtig, auch im Schlaf durch Träume.

Psychologische Erkenntnisse haben bestätigt, daß seelische Reifungsprozesse eines Menschen durch inneren Symbolwandel und Symbolerlebnisse begleitet werden. Sie begleiten den Prozeß der menschlichen Entwicklung im Sinne einer Wandlung, Reifung und Integration in einen übergeordneten Sinnzusammenhang. Dem Wesen des Symbols nähert man sich über die Ebene des Erlebens und nicht durch intellektuelle Interpretationen. Sie gehen in "Fleisch und Blut" über und ihr tiefster Sinngehalt entzieht sich der verbalen Sprache und intellektuellen Erklärung. Im Symbolerlebnis sind schöpferische Kräfte, psychische Energien und Bildungskräfte verborgen. Weil Symbole tief im menschlichen Unterbewußtsein verankert sind und ein Merkmal des Menschseins ausmachen, müssen sie meiner Meinung nach auch für geistigbehinderte Menschen von Bedeutung sein.

Da Symbole unabhängig von sprachlichen Ausdrucksmöglichkeiten sind, ergreifen sie den Menschen von innen heraus in seiner Ganzheitlichkeit. Dieser Vorgang stellt eine wichtige Voraussetzung für die Übertragbarkeit auf geistig schwerbehinderte Menschen dar, die über das gesprochene und/oder geschriebene Wort nicht ansprechbar sind. Dadurch, daß ihre Informationsstufe des sprachlichen und schriftlichen Lernens geschädigt und beeinträchtigt ist, können sie ihre Welterfahrungen im wesentlichen nur auf der Informationsstufe, die wesentlich elementarer und existentieller ist, machen.

Zusammengefaßt sprechen folgende Gesichtspunkte dafür, Symbole in die heilpädagogische Erziehung und Förderung von geistig schwerbehinderten Menschen miteinzubeziehen:

– Symbole begleiten den Entwicklungsprozeß des Menschen und sind Bestandteile seines Lebens.
– Symbole werden ganzheitlich vom Menschen leibhaft erfahren und verinnerlicht.
– Symbolerlebnisse bedürfen nicht der Sprache und sind unabhängig von kognitiven bzw. intellektuellen Fähigkeiten.
– Symbole können schöpferische Kräfte und psychische Energien im Menschen freisetzen und beleben.

Die praktische Durchführung eines Lernangebotes
für erlebnisorientiertes Töpfern

– Rahmenbedingungen
Die Durchführung des erlebnisorientierten Töpferns geschieht in einem Raum, in dem man ungestört mit dem Kind bzw. Jugendlichen (der Einfachheit halber werde ich die Bezeichnung "Jugendlicher" verwenden) allein sein kann. Dieser Raum kann einmal innerhalb des Gruppenbereiches z. B. Bastelzimmer, das Zimmer des Jugendlichen oder auch ein Raum außerhalb der Gruppe sein, denn vorausgesetzt, es wird nicht mit Wasser gearbeitet, benötigt man außer den eigenen Händen noch einen Tisch, eine Sitzgelegenheit und wenige Kleinigkeiten. Da Tonerde kein Dreck ist, genügen die Vorkehrungen, die man sonst auch z. B. beim Malen mit Wasserfarbe oder beim Kleben mit Papier trifft. Wichtig ist es, daß der Raum nach Möglichkeit wenig innere und äußere Ablenkungsreize vermittelt. Atmosphärisch kann der Raum noch durch ein Kerzenlicht, Musik oder durch Duft eines ätherischen Öles aufgehellt werden.

Die Kerze, die auf dem Tisch steht, kann die Konzentration unterstützen helfen, denn ihre Flamme stellt im Raum eine Orientierungshilfe dar, und unterstützt eine zielgerichtete visuelle Aufmerksamkeit. Meist sind die Jugendlichen von ihrer Strahlenwirkung fasziniert, so daß ihr Blick nicht hilflos und verunsichert im Raum herumschweifen muß. Auch ist eine leise Musik zur Schaffung einer entspannten, motivierenden Stimmung denkbar in Verbindung mit dem Kerzenlicht. Hier ist darauf zu achten, daß die Musikauswahl so zu treffen ist, daß es nicht ein Musikstück ist, das für den Jugendlichen einen hohen Bekanntheitsgrad hat, vielleicht gerade noch sein "Lieblingshit" ist, weil dann alle Aufmerksamkeit und Begeisterung sich auf dieses Musikstück konzentrieren könnte. Auch darf es

keine Musik sein, die den Jugendlichen traurig oder gereizt stimmen kann. Beim hörgeschädigten Personenkreis sind die Möglichkeiten an dieser Stelle erheblich eingeschränkt.
Neben diesen Rahmenbedingungen sind auch die zeitlichen Bedingungen von Bedeutung, d. h., daß das Lernangebot regelmäßig zu einer bestimmten Tageszeit durchgeführt werden sollte. Diese Regelmäßigkeit wird in bezug zu anderen Tages- und Wochenereignissen gesetzt und in der Regel auch vom geistigschwerbehinderten Jugendlichen verinnerlicht. Dieses Ereignis wird zur Orientierungshilfe für ihn. Ein Ausbleiben bzw. Unregelmäßigkeiten können leicht zur Verunsicherung führen.

– *Einstimmung*
Meine Begrüßung des Jugendlichen begleite ich mit einer freundlichen Mimik und Gestik, da in der Regel eine Verständigung nur über die heiminterne Gebärdensprache möglich ist. Einen Tropfen eines ätherischen Öles tropfe ich mir vorher auf meine Hand und verreibe ihn zwischen den Handflächen. Der Duft meiner Hände vermittelt dem Jugendlichen unmißverständlich meine Absicht. Hauptsächlich verwende ich Zitronenöl. Es zählt zu den leichten und stimmungsaufhellenden Duftessenzen. Zum anderen hat es durch die Verwendung der Zitrone in der Küche auch bei dem einen oder anderen Jugendlichen einen gewissen Bekanntheitsgrad. Weiterhin läßt sich der Duft durch die konkrete Anschauung der Zitrone in die erlebbare Welt des Jugendlichen einfügen.
Bei dem Jugendlichen, bei denen die Verständigung nur über die Gebärdensprache möglich ist, verwende ich für das erlebnisorientierte Töpfern die Gebärde „spielen", also: „komm, wir gehen spielen!" Wesentliche Elemente der Begrüßung sind vor allen Dingen der Blickkontakt und die Körpernähe.

– *Durchführung*
Beim Eintritt in den Raum ist dieser bereits erfüllt mit dem Duft des ätherischen Öles. Die Einzelheiten des Beginns sind jeweils individuell und unterschiedlich, so daß ich sie hier nicht im einzelnen beschreiben kann. Zur Anfangsphase gehört noch dazu, daß ich dem Jugendlichen auch einen Tropfen desselben Öles in die Handfläche tropfe, den er zwischen seinen Handflächen verreibt. Hierdurch leite ich das Bewußtmachen seiner Hände ein. Der weitere Ablauf orientiert sich an den Ansätzen der gestalttherapeutischen Bewegungsförderung nach BESEMS und VAN VUGT.
Der Jugendliche sitzt auf einem Hocker vor dem Tisch. Damit der Körperkontakt zwischen mir und ihm ungehindert möglich ist, darf das Sitzmöbel keine Rücken- und Armlehnen haben. Ich stehe dicht hinter dem Jugendlichen und beginne mit meinen Körperberührungen eine entspannte, angstfreie und angenehme Beziehung zu schaffen. Ich klopfe mit den Fingerspitzen einzelner Finger auf verschiedene Stellen des Rückens des Jugendlichen und begleite dieses Klopfen mit einer Geschichte, z. B. vom Regen, der unterschiedlich stark auf den Rücken herunterprasselt oder ahme Tritte von unterschiedlichen Tieren nach. Auch wenn der

Jugendliche gehörlos ist, begleite ich meine Handbewegungen durch Erzählen oder Summen, in der Annahme, daß er stimmungsmäßig intuitiv davon etwas aufnimmt. Der punktartige Reiz, den der Jugendliche auf seinem Rücken spürt, wird später von ihm selbst aktiv durch das Eindrücken einzelner Finger in den Ton umgesetzt werden.

Es ist noch zu erwähnen, daß ich Blickkontakt mit dem Jugendlichen bereits schon bei der Begrüßung und beim Abholen aufgenommen habe, so daß meine Kontaktaufnahme über die Rückenberührung des Jugendlichen ohne Blickkontakt den nächsten Schritt in der Begegnung darstellt. BESEMS/VAN VUGT gehen bei ihrem Ansatz der gestalttherapeutischen Bewegungsförderung davonaus, daß der Körperkontakt ein viel elementareres Grundbedürfnis ist als der Blickkontakt, so daß eine Vielzahl ihrer Übungen ohne direkten Blickkontakt durchgeführt werden.

An das Streicheln und Klopfen des Rückens schließt sich das Ausstreichen der Arme und Hände an. Ich sitze dabei dicht hinter ihm, ebenfalls auf einem Hocker, so daß eine Berührung zwischen meinem Brustkorb und dem Rücken des Jugendlichen vorhanden ist. Ich achte darauf, daß seine Hände flach geöffnet auf der Tischplatte liegen, so daß ich über die Handoberfläche, aber auch über die einzelnen Finger des Jugendlichen streichen kann.

Das Bewußtmachen der Arme und besonders das der Hände setzt sich in der Form fort, daß wir uns dazu neben dem Tisch frontal gegenübersitzen und ein Körperkontakt über die Beine erhalten bleibt. Meist ergibt es sich, daß die Beine des Jugendlichen zwischen meinen gespreizten stehen. Wir führen dann Fingerspiele durch gegenseitiges Berühren, Drücken und Klatschen unserer Hände durch. Das Riechen der Handfläche wird zwischendurch immer wieder einmal eingeschoben. Auch das gegenseitige Berühren und Zeigen von Körperteilen läßt sich dabei spielerich einflechten.

Nach dieser Phase der Bewußtwerdung der Hände wird anschließend der Ton miteinbezogen. Ich führe die Hand des Jugendlichen zum Ton-Hubel (Fachausdruck für einen ca. 10 kg schweren aufbereiteten handelsüblichen Tonquader), der vor uns auf dem Tisch steht und lasse diesen mit der flachen Hand berühren. Ich warte dann ab, in welcher Form der Jugendliche diese erste Berührung mit dem Ton aufgreift und wie er weitere Informationen darüber erfahren möchte. Für das anschließende Vorgehen gibt der Jugendliche die Impulse vor, z. B. streicht ein Jugendlicher mit seinem Zeigefinger der rechten Hand über den Ton-Hubel und fährt anschließend damit auf der Tischplatte umher, wobei dann Tonspuren erkennbar werden. Ich greife diese Hin- und Herbewegung auf, indem ich sie mehrmals mit ihm gemeinsam durchführe und leite sie anschließend in eine Kreisbewegung über. Mit jedem einzelnen Finger streichen wir über den Ton-Hubel, abwechselnd mit der linken, dann mit der rechten Hand. Ich stehe dabei links bzw. rechts dicht neben dem Jugendlichen und halte mit ihm Körperkontakt. Danach greifen die Finger in den Ton, um ein Stück vom Hubel wegzunehmen. Dieser Vorgang erfordert einigen Kraftaufwand und die Muskeln der Hand, des Armes und der Schulter werden dabei aktiviert. Die andere Hand muß durch Gegendruck am Hubel diesen Vorgang unterstützen. Durch entsprechende Hilfestellung durch

Handführung unterstütze ich den Vorgang bzw. führe ihn, wenn erforderlich, mehr oder weniger selbst durch, wobei der Jugendliche seine Hand dann auf meine gelegt hat. Der so vom Ton-Hubel gelöste Tonklumpen wird näher betrachtet und dann mit den Händen gedrückt, geknetet und verformt. Dies geschieht mit der linken wie auch mit der rechten Hand.

Für den nächsten Teilabschnitt ist es günstig, wenn der Jugendliche sich vom Hokker erhebt, denn der Klumpen Ton wird mit den Handballen plattgedrückt, d. h., daß die Kraft sich auf den Handballen konzentriert, wobei der ganze Körper mitbeteiligt wird. Dies geschieht mit meiner Unterstützung durch das Auflegen und Drücken meiner Hand auf die des Jugendlichen. Die Konzentration und die Kraft werden auf eine kleine „kreisförmige" Fläche zentriert und durch die Beugebewegung des Körpers – besonders die des Oberkörpers – unterstützt.

Auf der so entstandenen Tonplatte drücken wir dann die einzelnen Finger mit meiner Handführung ein. Die entstandenen Abdrücke werden betrachtet. Die punktartigen Fingerabdrücke sollen die Konzentration des Jugendlichen unterstützen, damit er sein Handeln und dessen Auswirkungen bewußter erleben kann. Die auf einen Punkt konzentrierten Bewegungsabläufe unterstützen die Bewußtwerdung der Hände und der einzelnen Finger und dienen als Hinführung zur aktiven und zielgerichteten Handmotorik. Den Vorgang unterstütze ich mit der begleitenden Hin- und Herbewegung des Oberkörpers, d. h. der Druck des Fingers auf die Tonplatte wird mit dem Vorbeugen des Oberkörpers unterstützt. Dabei ist mein Brustkorb an den Rücken des Jugendlichen angedrückt. Auch spreche ich dabei: „Jetzt drücken wir ganz fest den Zeigefinger, den Daumen usw. in den Ton." Nach Abschluß dieser Phase werden die Tonplatten mit den Mustern der Fingerabdrücke an den Rand des Tisches gelegt.

Für den nächsten Schritt greifen wir wieder – wie vorher beschrieben – mit der Hand einen Klumpen Ton vom Hubel. Dieser Klumpen wird mit den Händen zu einem möglichst langen Wulst gedrückt. In manchen Fällen ist es auch möglich, einen Wulst mit den Handflächen auf der Tischplatte auszurollen. Dies erfordert aber einiges an Geschicklichkeit. Den fertigen Wulst, der durch gemeinsames Drücken zwischen den Händen entstanden ist, wird auf den Tisch gelegt und betrachtet. Er ist in seiner Gestalt und Struktur nicht glatt, wie es beim Ausrollen gelingt, sondern recht unregelmäßig. Ich ergreife die Hand des Jugendlichen, und wir tasten vorsichtig den Wulst ab, zuerst mit den Fingerkuppen insgesamt, dann mit den einzelnen Fingerspitzen. Wir sitzen dabei in bekannter Weise vor dem Tisch, und wir bewegen uns mit unseren Oberkörpern nach links und nach rechts, immer synchron mit der Bewegungsrichtung der Hand. Es folgt dann die Gestaltung des zweiten Wulstes, so daß dann die beiden Wulste zu einem Kreuz gelegt werden können.

Das Kreuz ermöglicht die zwei-dimensionale Bewegung des Oberkörpers, nämlich links – rechts und unten – oben. Ich gehe dabei so vor, wie bei der Linie, also die Hand bzw. die Finger berühren die Kreuzform und werden durch die Bewegung des Oberkörpers begleitet.

Das gerade, eckige Bewegungsmuster führe ich langsam in eine kreisende Bewegung über. Aus dem Wulst wird ein Kreis gelegt, der mit den Fingern erfahren und durch die kreisende Bewegung erlebt wird.

Aus dem Kreis läßt sich schließlich noch die Spirale aufrollen. Der Ablauf wiederholt sich dabei wie bei den anderen Symbolerfahrungen beschrieben. Bei den genannten Symbolformen kann ich noch das Element der grobmotorischen Bewegung mithineinnehmen, indem ich z. B. einen Kreis oder eine Spirale mit dem Jugendlichen im Raum laufe. Meine Erfahrung zeigt, daß dies selten möglich ist, weil es die Person meist verunsichert und die Konzentration abbricht. Um den grobmotorischen Aspekt der Symbolerfahrung umsetzen zu können, ist sicherlich der Bereich der Rhythmik und Psychomotorik gut dafür vorstellbar.

Schließlich ist noch die Gestaltung der Kugel möglich. Der Klumpen Ton wird zwischen den Handflächen zur Kugel geformt und gleichzeitig durch kreisende Bewegungen des Oberkörpers begleitet. Die Kugel bietet die Möglichkeit an, die Nähe durch den Körperkontakt zu lösen, ohne die persönliche Beziehung ganz abbrechen zu müssen. Durch die Kugel kann ich über Distanz hinweg in Beziehung zum Jugendlichen bleiben. Ich setze mich auf die andere Seite des Tisches, und wir rollen uns die Kugel gegenseitig zu. Der Jugendliche verfolgt dabei den Lauf der Kugel und schaut in den Raum bzw. in die Welt hinein. Er nimmt mich wahr und muß beim Zurückrollen der Kugel recht differenzierte Wahrnehmungs- und Bewegungskoordinationen vollbringen. Auch die Konzentration wird dabei angeregt und gefordert. Die Kugel ermöglicht es dem Jugendlichen, sich von sich selbst zu lösen und mir zuzuwenden. Die Laufbahn der Kugel bahnt zwischenmenschliche Beziehungen an.

Die Phase des Ausklingens leite ich dadurch ein, daß wir uns die Sachen die entstanden sind, nochmals in Ruhe anschauen. Ich stelle wieder Körperkontakt her, dadurch, daß ich mich hinter den Jugendlichen stelle bzw. setze und die Arme und Hände von oben nach unten ausstreiche. Wir sitzen noch eine Weile ruhig da. Das Ende wird dadurch signalisiert, daß ich dem Jugendlichen einen Tropfen des Duftöles in seine Hand tropfe, er daran riecht und ihn zwischen seinen Händen verreibt. Der Duft und die damit verbundenen Assoziationen bewirken, daß meine abrupte „körperliche" Verabschiedung durch „ätherische" Gegenwart verzögert werden kann. Das Angenehme und Schöne bleibt dem Jugendlichen über das Dufterlebnis auch in meiner Abwesenheit eine längere Zeit in Erinnerung. Die Gedanken an die positiv erlebte Begegnung bleiben über die Duftquelle an seinen Händen länger gegenwärtig und können sich auf die Gemütsstimmung des Jugendlichen erhellend auswirken.

Die schriftliche Darstellung der Vorgehensweise erlaubt nur ein verdichtetes Aneinanderreihen einzelner Erlebnisse, ohne die subtilen Vorgänge schildern zu können, die in ihrer Gesamtheit auch niemals vollständig erfaßt werden können. Meine Beschreibung ist daher lückenhaft und kann nur Grundsätzliches wiedergeben. Es ist auch selten möglich, die beschriebenen Symbolerfahrungen hintereinander bei einer Begegnung gemeinsam mit dem Jugendlichen durchzuführen.

Hier muß man sich an die Möglichkeiten und Gegebenheiten jedes einzelnen behutsam herantasten.

Zusammenfassend noch wesentliche methodisch-didaktische Grundsätze:
- Im Vordergrund steht das Erlebnis und nicht ein Ergebnis.
- Das Lernangebot zur Symbolerfahrung wird soweit wie möglich mit Handführung bzw. -kontakt zum Jugendlichen durchgeführt.
- Beide Hände werden wechselseitig im gleichen Ausmaß aktiviert.
- Der Handkontakt zum Jugendlichen wird durch einen möglichst engen Körperkontakt zwischen ihm und der Erzieherin bzw. dem Erzieher zusätzlich unterstützt.
- Das Lernangebot wird von Sprechen, Summen oder Singen begleitet, auch wenn die Person gehörlos ist. Die Schwingungen des Brustkorbes werden als sanfter Reiz auf die Haut des Jugendlichen übertragen.
- Vor der Berührung soll darauf geachtet werden, daß die eigenen Hände angenehm warm sind. Kalte Hände können abstoßend, erschreckend und unangenehm wirken.
- Viel Spielraum für die Eigenaktivität des Jugendlichen lassen. Seine Aktivitäten aufgreifen und in gezielte Bewegungsabläufe umleiten. Wichtig ist das dialogische Wechselspiel zwischen ihm und der Erzieherin bzw. dem Erzieher.
- Nicht gegen den Willen des Jugendlichen handeln. Bestimmte Widerstände sind sicherlich zu überwinden. Hier lassen sich im einzelnen die Möglichkeiten nur erspüren und erfühlen, dies bedeutet: sich immer wieder auf neue Erlebnisse einzulassen, die vorher nicht bis ins Detail planbar und vorhersehbar sind.

Literatur:

AFFOLTER, Félicee: Wahrnehmung, Wirklichkeit und Sprache. Villingen 1988
AYRES, A. Jean: Bausteine der kindlichen Entwicklung. Berlin/Heidelberg 1984
BAUER, Wolfgang (Hrsg.): Lexikon der Symbole. München 1987
BECKER, Gerold: Die Ursymbole in den Religionen. Graz 1987
BESEMS, Th./VUGT, G.v.: Störungen körperlicher und physischer Art als Folgen geistiger Behinderung, Tagungsbericht Int. Fachtagung HPC München 1986
- Gestalttherapie mit geistig Behinderten,
- Bewegungstherapie mit autoaggressiven, psychomotorisch gestörten Kindern – Eine gestalttherapeutische Methode, in Berufsverband Dt. Psychologen (Hrsg.)Psychologische Hilfen für Behinderte, Beiträge vom 11. BDP-Kongreß für angewandte Psychologie, 1981
BETZ, Otto: Elementare Symbole. Freiburg 1987
FRÖHLICH, Andreas D.: Der somatische Dialog. In Zeitschrift Behinderte 4/1982
HAEBERLIN, Urs: Allgemeine Heilpädagogik. Bern 1985
HAUPT, U.: Integrierte Bewegungsförderung: Bewegen-Erleben-Lernen. In Zeitschrift für Heilpädagogik, Beiheft 12/1985
HENGLEIN, Martin: Die heilende Kraft der Wohlgerüche und Essenzen. München 1985
HOFFMANN, Erika (Hrsg.): Friedrich Fröbel: Kleine Schriften und Briefe. Stuttgart 1984
- Friedrich Fröbel: Die Spielgaben. Stuttgart 1982
JUNG, C. G.: Der Mensch und seine Symbole. München 1987

KAGAN, Jerome: Die Natur des Kindes. München 1987
KOBI, Emil E.: Grundlagen der Heilpädagogik. Bern 1983
LAUF, D.-J.: Symbole. Frankfurt 1976
LEYBOYER, F.: Sanfte Hände. München 1979
MAIETTA, L./HATCH, F.: Die Anwendung integrativer Bewegung in der Sonderpädagogik. In Zeitschrift für Heilpädagogik, Beiheft 12/1985
MALL, W.: Basale Kommunikation – ein Weg zum anderen. In Geistige Behinderung 1/1984, Einhefter
MATTNER, Dieter: Zur Dialektik des gelebten Leibes. Dortmund 1984
MONTAGU, Ashley: Körperkontakt. Stuttgart 1987
PEFFER, W.: Leibhaftes Lernen bei geistig Behinderten. In Geistige Behinderung 2/1986
PFLUGER-JAKOB, M.: Elementare Wahrnehmung bei schwerstbehinderten Kindern. In Zeitschrift für Heilpädagogik, Beiheft 12/1985
RADIGK, Werner: Kognitive Entwicklung und zerebrale Dysfunktionen. Dortmund 1986
RIEDEL, Ingrid: Formen. Stuttgart 1986
RÖSSNER, Hans (Hrsg.): Der ganze Mensch. München 1986
SCHREY, Heinz-Horst: Dialogisches Denken. Darmstadt 1983
SIEGENTAHLER, Hermann: Anthropologische Grundlagen zur Erziehung Geistig-Schwerstbehinderter. Bern 1983
TISSERAND, Robert B.: Aroma-Therapie. Freiburg 1987
VERBAND DEUTSCHER SONDERSCHULEN(Hrsg.): Bewegen-Erleben-Lernen. 1985
WEINREB, Friedrich: Leiblichkeit. Weiler 1987

Dill, Erhard
Geb. 1943, Dipl. Sozialarbeiter und Heilpädagoge, Autodidakt-Töpfer, langjährige Tätigkeit in der Ausbildung von sozialpädagogischen Fachkräften, seit 10 Jahren im Leitungsteam eines Heimes für geistig behinderte, hör- und/oder sprachgeschädigte Menschen in Oberschwaben mit dem konzeptionellen heilpädagogischem Schwerpunkt, körperorientierte Arbeitsweisen in den Gruppenalltag zu integrieren. Diverse Kurse und Fortbildungsseminare zum Thema „Töpfern mit Leib und Seele" und „Meditatives Töpfern", elementares Töpfern mit geistig schwer behinderten Menschen.

Ursula Wachter
Kunsttherapeutische Förderung in der Arbeit mit geistig behinderten Menschen

Die Kunsttherapie stellt noch eine relativ junge Methode dar in der therapeutischen Arbeit mit geistig behinderten Menschen. In England und Amerika leistet sie einen wesentlichen Beitrag in der therapeutischen Zugangsweise zu ihnen. Innerhalb der letzten zehn Jahre erwies sich die künstlerisch-kreativ-therapeutische Arbeit auch in Deutschland als so wertvoll, daß einige, aber noch viel zu wenige Institutionen feste Kunsttherapeutenstellen einrichteten.

Definition der Kunsttherapie

Um die kunsttherapeutische Arbeit mit behinderten Personen einordnen zu können, gebe ich zuerst einen allgemeinen Definitionsrahmen.
Die Kunsttherapie ist eine therapeutische Arbeitsform, die Gelegenheit bietet, Gefühlen, Ängsten und Konflikten bildhaft-symbolischen Ausdruck zu verleihen, d. h. in einem gewährenden, vertrauensvollen Klima die Möglichkeit zu schaffen, unbewußten und bewußten Impulsen an die Oberfläche zu helfen.
Eine der Hauptvertreterinnen der Kunsttherapie, M. NAUMBURG (1958, S. 511 in DALLEY 1986, S. 11), beschreibt als eine Basis der Erkenntnis, „daß die grundlegendsten Gedanken und Gefühle der Menschen, die sich aus dem Unbewußten ableiten, besser in Bildern als in Worten zum Ausdruck gebracht werden können."
Da in unserer Gesellschaft die Sprache das höchst ausgebildete Kommunikationsmittel ist, ist es für Personen, die der Sprache nicht so mächtig sind, besonders problematisch, sich adäquat mitzuteilen. Gerade dort bietet die Kunsttherapie einen wertvollen Ersatz.
Der kreative Prozeß der gestalterischen Ausdrucksweise birgt außer dem kommunikativen Effekt auch eine heilende Wirkung in sich. Deshalb setzt die Kunsttherapie an zwei Punkten an. Einmal ist sie prozeßorientiert, zum anderen kommt dem Produkt eine wichtige Bedeutung zu. Das Produkt drückt das Ergebnis des Therapieprozesses aus, das nicht geleugnet, ausgelöscht oder vergessen werden kann. Am Resultat kann die Vergangenheit und die Gegenwart abgelesen und verglichen werden. Das handhabbare Produkt macht den Vorteil der Kunsttherapie gegenüber anderen Therapieformen evident.

Kunsttherapie und geistige Behinderung

Geistig behinderte Menschen lernen langsamer und auf intellektuell niedrigerem Niveau. Ihre geistige Beeinträchtigung impliziert oft auch Probleme in anderen Entwicklungsbereichen.
Ausgehend von dem Entwicklungspsychologen PIAGET bilden sich die Sprachfähigkeit, die motorischen Fertigkeiten und die Kausalität im Denken auf der

Grundlage der umfassenden Wahrnehmung aus. Gerade diese Fähigkeiten sind bei geistig behinderten Menschen reduziert. Da die verschiedenen Wahrnehmungsbereiche (z. B. Optik, Akustik, Kinästhetik, Sensorik) die Basis für die weitere Entwicklung darstellen, ist es notwendig, in der pädagogischen und therapeutischen Arbeit dort anzusetzen. Dazu kann die Kunsttherapie einen wesentlichen Beitrag leisten.
Es wird deutlich, daß der Schwerpunkt der Kunsttherapie mit geistig behinderten Menschen nicht wie oben beschrieben, in der Konfliktverarbeitung liegt, sondern sich mehr an der Entwicklungsförderung und Ausdrucksgestaltung orientiert.

Allgemeine Ziele in der kunsttherapeutischen Arbeit mit geistig behinderten Menschen

Im Folgenden gebe ich einen kurzen Abriß über die Ziele und Umsetzungsmöglichkeiten in der Kunsttherapie allgemein, ehe ich mich auf körperorientierte Arbeitsweisen beziehe.
Zur Bewußtwerdung der taktilen Sensibilität gehe ich beispielsweise so vor:
Ich stelle meinem Klienten unterschiedliche Materialien zur Verfügung mit gegensätzlichen Qualitätsmerkmalen, von hart bis weich, von glatt bis rauh, von eckig bis rund (z. B. Bürsten, Holzstück, Glas, Watte, Fell etc.). Diese lasse ich in einer extra dafür angefertigten Tastbox erfühlen. Der Klient fertigt dann anschließend mit diesen Materialien und Kleister ein Tastbild an.
Die Ausbildung der Wahrnehmung stellt vor allem bei dem Personenkreis der Schwerbehinderten einen kunsttherapeutischen Schwerpunkt dar. Von ihrer Entwicklung her gesehen, befinden sich diese auf der Stufe der Sensomotorik und die Symbolbildung bahnt sich erst an.
Die ersten Symbole entstehen in der Kritzelphase, „benanntes Kritzeln" (zweites/drittes Lebensjahr). Ist diese Entwicklungsphase erreicht, kann die Kunsttherapie eine weitere Förderung der gestalterischen Fähigkeiten anstreben. Den Ansatzpunkt hierfür bildet das vorhandene Darstellungsvermögen. Davon ausgehend arbeite ich unterstützend in bezug auf Figur-Hintergrund-Wahrnehmung, Formentwicklung, Erfahrbarkeit von Raum, Experimentierfreudigkeit, Konzepterweiterung und soziales Verhalten.
Neben diesen entwicklungspsychologischen Bereichen, in denen die Kunsttherapie eher als Fördermethode eingesetzt wird, hat sie zusätzlich die Aufgabe, Ich – unterstützend zu wirken.
Diese Wirkungsweise erachte ich als besonders wichtig, da geistig behinderte Menschen ständig mit ihrem negativen Selbstbild konfrontiert werden. Gemessen an den Leistungen, die von der Gesellschaft als wertvoll anerkannt werden, ist dieser Personenkreis immer im Nachteil. Erwachsenen geistig behinderten Personen wird das immer mehr bewußt.
Der gewährende, schützende, nicht leistungsorientierte Rahmen der therapeutischen Situation läßt es zu, daß der geistig behinderte Mensch Handlungen vornimmt, die ihm bis zu diesem Zeitpunkt nicht möglich waren. Er kann ausprobie-

ren, neue Erfahrungen sammeln, seine Erlebnisfähigkeit erweitern. Eine Änderung des Selbstbildes kann hiermit zusammenhängen.
Aufgrund der negativen gesellschaftlichen Beurteilung und der Schwierigkeit des Behinderten, diese zu erfassen, einzuordnen und mit ihr adäquat umzugehen, entwickeln die behinderten Menschen häufig zusätzliche Auffälligkeiten, wie starke Rückzugstendenzen, Aggressionen, regressives Verhalten. Gerade diese Probleme lassen sich im kunsttherapeutischen Rahmen bearbeiten. Bei einem impulsiv aggressiven, geistig behinderten Menschen ermöglicht die Kunsttherapie beispielsweise ein motorisches Ausagieren, womit die Entladung aggressiver Impulse einhergehen kann. Diese „Katharsis" während des Gestaltungsprozesses hat eine entlastende Wirkung, die meist natürlich nur vorübergehend ist (FRANZKE 1983).
In der Praxis erlebte ich oftmals, daß ein Jugendlicher aggressiv geladen in den Therapieraum kam. Um den Teufelskreis der Zerstörung und Selbstverletzung zu durchbrechen, war es notwendig, daß er sich zunächst an einem Widerstand bietenden Material abreagierte (Holz, Ytong, Wachsmalkreiden). Erst hiernach war er wieder in der Lage, konstruktiv und konzentriert zu arbeiten.

Gestalterische Ausdrucksfähigkeit geistig behinderter Menschen

Jede künstlerische Ausdrucksweise, jede Zeichnung gibt Anhaltspunkte, welche konzeptionelle Entwicklungsstufe der betreffende Mensch verinnerlicht hat. Geistig behinderten Personen mangelt es oft an Gelegenheiten, um ihr Lebenskonzept voll auszubauen und erfolgreich die Realitätsebene auf andere Weise zu antizipieren. Dieser Erfahrungsrückstand wirkt sich auch auf ihr Verhalten aus.
Der „Haus-Baum-Personen Test", bei geistig behinderten Personen angewandt, macht deutlich, daß dieser Personenkreis allgemein ein niedriges Formkonzept besitzt, auch bei motorisch guter Koordination (UHLIN 1979).
Inhalte und Formen, die geistig behinderte Menschen schon oft angewandt haben, kehren in derselben Darstellungsweise wieder. Veränderte zeichnerische Ausdrucksweisen desselben Inhalts wenden sie selten an.
Geistig behinderte Personen durchlaufen, wie jedes Kind, gestalterisch folgende Entwicklungsstufen:
(LOWENFELD, in Klammern steht das durchschnittliche Entwicklungsalter)

1. Das Kritzelstadium (1,5 – 4 Jahre)
    Ungeordnetes Kritzeln
    Longitudinalkritzeln
    Circulärkritzeln
    Sinnunterlegtes Kritzeln
2. Vorschematische Phase (4 – 7 Jahre)
3. Schematische Phase (7 – 9 Jahre)
4. Beginnender Realismus (9 – 12 Jahre)
5. Pseudo-Realismus (12 – 14 Jahre)
6. Entscheidungsphase (ab 14 Jahre)

Der Personenkreis, mit dem ich hauptsächlich arbeite, erreicht selten die „Schematische Phase". Die meisten meiner erwachsenen, geistig behinderten Klienten bewegen sich entwicklungsmäßig zwischen dem „Kritzelstadium" und der „Vorschematischen Phase". Personen, die als schwerbehindert bezeichnet werden, befinden sich auf der „Sensomotorischen-Präsymbolischen" Stufe.

Ein schwerbehinderter Mensch ist meist nicht nur geistig, sondern oft auch körperlich stark eingeschränkt. Für diese Personen, die aufgrund ihrer starken Spastik oder Lähmung und der damit verbundenen massiven Bewegungsreduktion im bildnerischen Ausdrucksbereich kaum gefördert werden können, muß auf andere therapeutische Methoden zurückgegriffen werden.

Körperorientierte Umsetzungsmöglichkeiten der Kunsttherapie bei schwerbehinderten Menschen

Andreas LICHTENBERG, ein Künstler und Kunsttherapeut, entwickelte für diesen Personenkreis eine eigene Therapieform mit den Medien Lichtprojektion und Musik in einem reizarmen abgedunkelten Raum.

Die Therapie beabsichtigt, möglichst viele sensitive Wahrnehmungsbereiche (Tiefensensibilität, Vestibulärsystem, Körperempfinden, taktiler Bereich) anzusprechen. Der ganze Mensch in seinem sinnlichen Erfahrungs-, Erlebens- und Vorstellungsvermögen soll aktiviert werden, indem eine entspannende, lösende Atmosphäre aufgebaut wird. Diese gibt der behinderten Person die Möglichkeit des Selbstentdeckens und Selbstentfaltens. Um mit sich selbst und seinem Körper in Kontakt treten zu können, muß der schwerbehinderte Mensch eine positive Befindlichkeit verspüren. Da er an einem ununterbrochenen Mangel an motorischen, emotionalen und kognitiven Fähigkeiten „leidet", befindet er sich in einer anhaltenden Streßsituation, auf die der Körper oft mit starken Verspannungen und Verkrampfungen reagiert. Die emotional positiv erlebte Umgebung bildet die Grundlage zur Entwicklung des Körperkonzepts, das die Basis des Selbstkonzepts darstellt.

Erst wenn der eigene Körper genügend erforscht ist, wendet sich der schwerbehinderte Mensch Gegenständen zu. Bei der Objektwahrnehmung stehen die „sinnlichen Qualitäten der Objekte" (PIAGET) im Vordergrund. Der Gegenstand als solcher wird meist nicht wahrgenommen, sondern eher dessen sinnliche, d. h. sensorisch bedeutungsvolle Erfahrbarkeit (vgl. BREITINGER/FISCHER 1984, S. 144).

Die therapeutische Arbeit im Optikraum beinhaltet folgendes Setting (nach LICHTENBERG):

An einer Wandseite steht ein unberuhigtes Wasserbett und ein Sitzsack oder eine Matte, worauf die behinderten Personen gelegt werden. Im Raum befindet sich noch eine Stereoanlage, zwei Diaprojektoren, eine von der Decke hängende Spiegelkugel und an den Wänden befestigte Spiegelfolien. Ferner können lichtdurchlässige Tücher starke Lichtquellen abtönen oder feinere Lichtstrukturen wiedergeben. Außerdem ist eine Laufschiene quer über dem Wasserbett befestigt, an der verschiedenes Spielzeug wie Glöckchen oder Ringe herunterhängen und vom Behinderten bewegt werden können.

Die Dias, die mit bestimmten Farben und Strukturen eingefärbt sind, werden über eine Spiegelplatte, die konvex oder konkav gebogen wird, über den ganzen Raum reflektiert. Die dreidimensionalen Reflexionen werden vom Therapeuten dem Rhythmus der Musik angepaßt und geben dem Raum eine phantastische Atmosphäre, die je nach Farbwahl der Dias eine warme Gebärmutterhöhle bis zu einer kalten Eishöhle wiederspiegelt.

Durch den unterschiedlichen Einsatz von Musik und Farbe ist es möglich, auch auf verschiedene Verhaltensweisen einzugehen, z. B. lassen sich Erethiker beruhigen, antriebsschwache Personen zu mehr Eigenaktivität anregen und Personen mit Fremd- und Autoaggressionen in Entspannung bringen.

Anhand eines Beispiels veranschauliche ich den Ablauf einer Kunsttherapiestunde mit audio-visuellen Medien:

Franz ist ein junger Mann von 26 Jahren. Er sitzt wegen einer starken Tetraspastik im Rollstuhl, den er nicht selbst fortbewegen kann. Da seine körperliche Behinderung so stark ausgebildet ist, ist es ihm schwer möglich, alleine zu essen und Umwelterfahrungen außerhalb seines Aktionsradius zu machen.

Ich hole Franz von der Wohngruppe ab, um die Situation, aus der er gerade kommt, mitaufzunehmen. Meist war er kurz vorher auf der Toilette. Im Optikraum angelangt, lege ich Franz auf das Wasserbett, auf dem sich die geringste Bewegung auf das Wasser überträgt. Dann schalte ich nacheinander Musik (Meditationsmusik) und Diaprojektoren ein, die über die Standspiegel eine anregende Atmosphäre schaffen. Ich setze mich zu Franz und beobachte ihn einige Minuten lang, um seine heutigen Bedürfnisse kennenzulernen. Meist ist er motiviert, sich mit den von der Decke herabhängenden Objekten zu beschäftigen. Dann lasse ich die Projektionen (rot-grün, gelb-lila) über Decke und Wände gleiten, die Franz oft mit den Augen verfolgt. Wenn das Licht auf seine Hände fällt, ist er davon ganz fasziniert und setzt diese verstärkt ein.

Dann folgt eine Phase der Ruhe und Entspannung. Daraufhin drehe ich Franz auf den Bauch, um seine motorischen Fähigkeiten auszuweiten und ihm eine andere Perspektive zu bieten. Mit unterlegtem Keil ist er in der Lage, die ihn umgebenden Dinge zu ergreifen wie Raschelstoff, Schwamm, Taststock, Ketten usw. Im Laufe der Therapie versucht Franz immer öfter mit beiden Händen zu hantieren, seine schwächere Hand als Haltehand einzusetzen.

Besonderes Vergnügen bereitet es ihm, mit leichtem, fliegendem Stoff zugedeckt zu werden, „Versteck" zu spielen. So entdeckt er immer andere Seiten seines „Ichs". Während der Stunde drehe ich Franz immer wieder um, was jedesmal eine verstärkte Ganzkörperwahrnehmung auslöst, die eine Lockerung der Muskulatur mit sich bringt.

Am Ende der Stunde fahre ich Franz im Rollstuhl rückwärts aus dem Raum bei angeschalteten Medien, um einen langsamen Übergang in die Realität zu gewährleisten.

Folgende Lernziele stehen bei dieser Therapie im Vordergrund:
- Mit Materialien sich taktil auseinandersetzen
- die Häufigkeit der Auge-Hand-Koordination erhöhen
- Körperwahrnehmung und -bewußtsein steigern
- die spastische Muskulatur entspannen
- den Einsatz von Halte- und Aktionshand erhöhen
- Lageveränderungen als entspannend empfinden.

Erweiterung des Körperkonzepts und dessen Umsetzungsmöglichkeit in der Kunsttherapie mit geistig behinderten Erwachsenen

Wenn geistig behinderte Personen körperlich nicht so eingeschränkt sind, wie oben beschrieben, und eine größere aktive Auseinandersetzung mit der Umwelt möglich ist, arbeite ich unter anderem eng an ihrem Körperkonzept, wodurch eine Ich-Identität aufgebaut bzw. verstärkt und erweitert wird.
Mir ist dabei wichtig, daß jeder Körperteil einzeln angesprochen, abgetastet und berührt wird und erst später die Verbindung zwischen den verschiedenen Teilen hergestellt wird.
Dabei gehe ich folgendermaßen vor:
Die Körperteile, die die meiste Berührung mit der Umwelt haben, wie Hände, Arme, Füße und Beine, werden zuerst passiv und aktiv eingesetzt, da ihre Berührung am wenigsten angstauslösend ist. Sehr viel später, wenn eine Vertrauensbasis hergestellt ist, wende ich mich dem Zentrum der Person zu, dem Bauch, der Brust und den Sexualorganen. Sehr oft liegen dazwischen Jahre.
Ich gebe einen kurzen Überblick über den Aufbau des Körperkonzepts, der je nach Person individuell variiert werden muß:
Am Anfang der Stunde steht immer ein sensorisches Tastangebot, das passiv oder aktiv ausgeführt wird. Z. B. streichle ich die Füße und Beine des Klienten mit weicher und harter Massagebürste, mit weichem Fell, mit warmem und kaltem Wasser oder ich reibe sie mit Rasierschaum, Massageöl oder Handcreme ein. Um die behinderte Person zu mehr Eigenaktivität anzuregen, fülle ich verschiedene Bekken mit unterschiedlichem Material wie Kieselsteine, Watte, Sägespäne und lasse sie darübergehen mit offenen und geschlossenen Augen. Um den Behinderten nicht zu überfordern, wähle ich bewußt aus.
In meinem Kunsttherapieraum ist eine Wand mit Spiegelfolie verkleidet, so daß der Klient sich betrachten, seine Körperteile am Spiegel betasten und den Spiegel anmalen kann. Zur Unterstützung dient ein fahrbarer und kippbarer Spiegel, der das Gesamtkörperbild von der Seitenansicht her beleuchtet.
Als nächste Stufe wird die Funktion der einzelnen Körperteile erprobt z. B. mit den Beinen hüpfen, steigen, gehen, tanzen oder mit der Brust atmen, was durch Handauflegen zu fühlen ist. Nach diesen Funktionsübungen fällt es den behinderten Personen leichter, diesen Körperteil beim Malen bewußt darzustellen. Um noch eine vertiefte Wirkung zu erzielen, lasse ich den Klienten einen Körperabdruck der gerade behandelten Teile machen, entweder plastisch in Gips, Ton,

Sand oder Schnee oder mit Fingerfarbe. Es folgt dann ein Ganzkörperbild, ausgehend von der Umrißzeichnung auf Packpapier.

Anhand der Betrachtung des eigenen und des fremden Körpers (der Therapeutin) ist der behinderte Mensch in der Lage, die Körperpartien in ihrer Funktionalität und ihrer Raumlage zueinander eindeutiger zu erkennen und zuzuordnen. Um die körperlichen Größenverhältnisse verständlicher wahrnehmen zu können, setze ich eine bewegliche Holzgliederpuppe ein, wie sie Künstler zum Zeichnen verwenden.

Als Abschluß der gesamten Einheit fertigt der Gestaltende sich selbst als plastische Figur an. Als Materialien stehen Ton, Ytong-Stein, Holz und Pappmachée zur Verfügung. Je nachdem, welche körperlichen, geistigen und sozialen Einschränkungen die betreffende Person aufweist, gebe ich ihr eher unterstützenden Halt durch ein strukturiertes Material wie Stein und Holz, oder ich lasse sie die Gefühle ausdrückend, aufdeckend mit unstrukturiertem Material, Ton oder Pappmachée arbeiten.

So gelang es, Monika, 27 Jahre, leicht geistig behindert, im Rollstuhl sitzend, in Ton ihr „zweites Ich" (Originalton Monika) zu formen. Dabei verlieh sie erstmals nach drei Jahren Therapie ihrer sexuellen Körperlichkeit Ausdruck. Sie stattete ihre Figur mit überdimensionalen Brüsten und einer großen Vagina aus. Dieses Projekt zum Aufbau und zur Erweiterung des Körperkonzepts ermöglicht den behinderten Personen, ihren Körper bewußter wahrzunehmen und eine Entwicklung zu forcieren, die sich auf gestalterischer Ebene folgendermaßen niederschlagen kann:

Peters Selbstdarstellung

vor der kunsttherap. Arbeit   nach einem Jahr Kunsttherapie

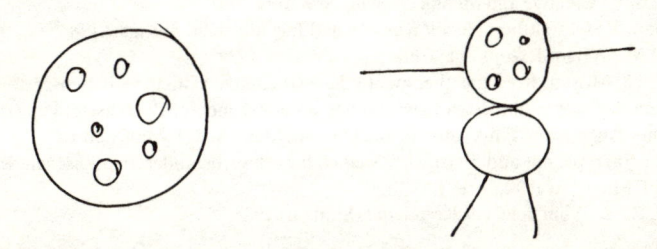

Zur Erweiterung des Körperkonzepts die folgenden kunsttherapeutischen Lernziele zur Orientierung:
- Die sensorische Wahrnehmung erweitern
- Die einzelnen Körperteile kennenlernen
- Die Funktionen der Körperteile kennenlernen
- Die Größenverhältnisse der Körperteile unterscheiden

- Die Raum-Lage-Beziehungen der Körperteile kennen
- In der Selbstdarstellung das Körperkonzept erweitern (zweidimensional)
- In der Selbstdarstellung ein erweitertes Körperkonzept integrieren (dreidimensional).

Abschließende Bemerkung

Wie oben ausgeführt, bietet die Kunsttherapie geistig behinderten Personen viele Möglichkeiten, sich kreativ auszudrücken und dabei ihr Selbstwertgefühl zu steigern. Die Arbeit mit diesem Personenkreis impliziert eine andere Herangehensweise als bei einer Klientel, bei der durch intellektuelle Reflexion aufdeckend gearbeitet werden kann.

Hier ist der Kunsttherapeut mehr gefordert zu reduzieren, neue Variationen der Ausdrucksfähigkeit zu finden, immer wieder zu motivieren und für den geistig behinderten Menschen zu verbalisieren.

Am effektivsten läßt sich die therapeutische Arbeit allein oder in Zweiergruppen durchführen, um von der Therapeutenseite her adäquat auf die einzelnen Behinderungen eingehen zu können, und um von der Klientenseite her neue Handlungsspielräume auszuprobieren, ehe sie allzu starken Sanktionen unterliegen.

Literatur

AISSEN-CREWETT, M.: Ästhetische Erziehung für Behinderte. Dortmund 1987
DALLEY, T.: Kunst als Therapie. Rheda-Wiedenbrück 1986
FISCHER, D., BREITINGER, M.: Intensivbehinderte lernen leben. Würzburg 1981
FRANZKE, E.: Der Mensch und sein Gestaltungserleben. Bern 1983[2]
GINSBURG, H., OPPER, S.: Piagets Theorie der geistigen Entwicklung. Stuttgart 1989[5]
LICHTENBERG, A.: Aus der Arbeit eines Kunsttherapeuten. In ZfH 1979, S. 30
Ders.: Kunsttherapeutische Arbeit mit schwerst- und mehrfachbehinderten Heimbewohnern. In: Forum News 9, München 1990, S. 2
LOWENFELD, V.: Creative and Mental Growth. New York 1987[8]
OAKLANDER, V.: Gestalttherapie mit Kindern und Jugendlichen. Stuttgart 1988[4]
UHLIN, D. M.: Art for Exceptional Children. New York 1979[2]
WACHTER, U., MOSER, K.: Kunsttherapeutisches Arbeiten mit einem verhaltensgestörten Kind und einem geistigbehinderten Erwachsenen unter besonderer Berücksichtigung des Symptoms der Aggression. Unveröffentlichte Diplomarbeit, A.K.T. München 1989
Dies.: Kunsttherapie mit audio-visuellen Medien bei schwerbehinderten Menschen. In: Forum News 9, München 1990, S. 13
WINICOTT, D. W.: Vom Spiel zur Kreativität. Stuttgart 1983

Wachter, Ursula
Geb. 1956, Sonderschulstudium, Magister in Sonderpädagogik, Psychologie und Kinder- und Jugendpsychiatrie. Zwei Jahre als Sonderschullehrerin an einer Schule für Geistigbehinderte. Ausbildung in Kunstpsychotherapie am A.K.T. München (Analytische und klinische Kunsttherapie), 1986 bis 1990 Mitarbeiter im Heilpäd. Centrum Augustinum in München (therapeutischer Fachdienst für Wohngruppen für geistig behinderte Personen), freiberuflich tätig im Bereich der Kunsttherapie für verhaltensauffällige Kinder und Jugendliche, ab 1991 Fortsetzung der kunsttherapeutischen Tätigkeit in Arezzo/Perugia in Italien.

Martin Henglein
Aromatherapie in der Arbeit mit Behinderten

Aromatherapie

Aromatherapie bedeutet im weitesten Sinne das Heilen mit Duftstoffen. Der Begriff Aromatherapie wurde zuerst 1928 in Frankreich, der Heimat der Duftstoffe und ihrer therapeutischen Anwendung, geprägt.(1)
Seitdem hat die Aromatherapie weltweit Verbreitung gefunden. Vor allem in England, in Amerika aber auch in Italien, Japan und im deutschsprachigen Raum gewinnt sie zusehends an Bedeutung im Umgang mit Behinderten.(2)
Obwohl es mehrere Aromatherapeuten-Verbände gibt und jeden Monat ein neues Buch über die Anwendung der Duftstoffe erscheint, ist doch in der Öffentlichkeit noch wenig über die vielfältigen Verwendungsmöglichkeiten der Öle bekannt.
In Deutschland hat es in den letzten Jahren einen Duft-Boom gegeben, der jedoch den Eindruck aufkommen ließ, es handle sich lediglich um eine harmlose „alternative" Mode. Nicht zuletzt durch Patrick Süskinds Roman „Das Parfum" ist das Interesse am Phänomen „Duft" deutlich stärker geworden.
Die Geruchswahrnehmung war lange ein unbekanntes, tabuisiertes Gebiet, für das die heutige Zeit nur wenig Verständnis und Forschungsgelder aufbrachte. So verwundert es auch nicht, daß unser Geruchswortschatz allmählich mehr und mehr verarmte. Seit dem Mittelalter verringerte er sich von 62 auf 15 Wörter!(3)
Es ist, als ob der Siegeszug der Fernsinne Auge und Ohr, der sogenannten höheren Sinne die Geruchswahrnehmung und ihren verbalen Ausdruck verkümmern ließe. Der Sinn, der uns am unmittelbarsten die ursprüngliche Vernetzung aller Lebewesen spüren läßt, der uns auf die existentielle Nähe zum Kreatürlichen verweist, war wohl im Wege, als es darum ging, ein nüchtern-rationales Weltbild aufzubauen. Vielleicht zwingt uns nun die drohende Umweltkatastrophe, mehr auf die intime Sprache der Natur, die chemische Ökologie zu achten.
Die pädagogische und therapeutische Arbeit mit Duftstoffen ist deshalb ein Beitrag zur Bewußtwerdung dieses elementaren Erlebnisbereichs. Von daher ist es kein allzugroßer Schritt, die mögliche Bedeutung der Aromatherapie für die Heilpädagogik zu ermessen.
Bisher findet sich in den Lehrbüchern der Heil- und Sonderpädagogik kaum je ein Hinweis auf den Geruchssinn. Es bleibt zu hoffen, daß die ermutigenden Ansätze der letzten Jahre weitergehen können.(4)

– *Grundlagen*

In der Aromatherapie werden hauptsächlich ätherische Öle eingesetzt. Ätherische Öle sind sekundäre Stoffwechselprodukte von Pflanzen, die durch Destillation und Kaltpressung gewonnen werden. Sie finden sich in Blüten, Blättern, Wurzeln, Samen, Rinde und Holz. Ihre chemische Zusammensetzung ist komplex: Terpene, Phenole, Alkohole, Ester, Aldehyde etc. Je nach Ernte, Herkunftsland und Verarbeitung, sind sie Veränderungen unterworfen.

Nicht selten kommen Verfälschungen der teuren Öle vor. Saubere ätherische Öle sind daher unbedingt erforderlich. Mit Hilfe der ätherischen Duftstoffe schützt sich die Pflanze vor Aggressionen und kommuniziert mit ihrer Umwelt. Nach außen wirken sie als Pheromone, d.h. als Botenstoffe für die Fortpflanzung und anderer lebenswichtigen Vorgängen. Im Inneren der Pflanze wirken sie wie Stoffwechselstimulanten, also gleich den Hormonen.
Vergleicht man die biologischen Aufgaben der aromatischen Substanzen mit ihrer Heilwirkung auf den Menschen, so wird deutlich, wo die Schwerpunkte liegen: Bekämpfung von Mikroorganismen – Mikroben, Pilzen, Viren. Die desinfizierende Wirkung im Atmungs-, Verdauungs- und Uro-genitalsystem und auf der Haut ist besonders auffällig.

DIE WICHTIGSTEN DÜFTE

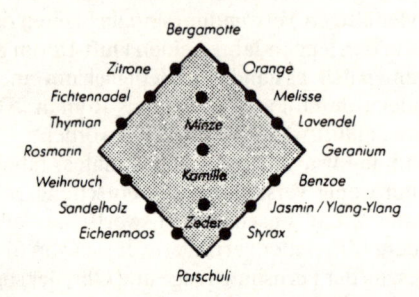

Bergamotte
Zitrone · Orange
Fichtennadel · · Melisse
Thymian · Minze · Lavendel
Rosmarin · · Geranium
Weihrauch · Kamille · Benzoe
Sandelholz · · Jasmin / Ylang-Ylang
Eichenmoos · Zeder · Styrax
Patschuli

Überall wo die Außenwelt mit der Innenwelt in Kontakt tritt, wird das Gleichgewicht wiederhergestellt. Hervorzuheben sind außerdem die Hormonwirkung und damit der Einfluß auf den Gefühlsbereich und die Steigerung der Abwehrkräfte. Auch der Mensch reagiert auf Pheromone und erzeugt sie sogar, Moschusähnliche Duftstoffe finden sich unter anderen im Schweiß und können erotisch stimulieren sowie Stimmungen verändern.
Das Riechhirn ist Teil des sogenannten Limbischen Systems, welches für die Entstehung von Gefühlen zuständig ist und über Merkfähigkeit, Motivation und Sympathie entscheidet. Jemanden „nicht riechen können" beruht also auf soliden biologischen Grundlagen.
Im Nasenraum befinden sich außerdem Reflexzonen, die eine enge Beziehung zum vegetativen Nervensystem und den inneren Organen herstellen. Störungen im Organismus spiegeln sich im Nasenraum wider, wozu ebenfalls die Nebenhöhlen gehören. Anschwellungen, Entzündungen der Schleimhäute führen dann zu chronischem Schnupfen, Sinusitis und anderen Beschwerden, die uns darauf hinweisen, daß wir „die Nase voll haben".
Die therapeutische Anwendung der ätherischen Öle ist durch eine große Anzahl wissenschaftlicher Untersuchungen abgesichert.(5)
Zum großen Teil decken sich die Ergebnisse mit dem empirischen Wissen der frühen Kräuterärzte. Auf babylonischen Tontafeln und medizinischen Papyri sind

Salböle, Räucherwerk und aromatische Kräutergetränke beschrieben, die gleichzeitig profanen und sakralen Zwecken dienten.

– *Anwendungsbereiche*
Die Duftstoffe können auf vielfältige Weise verwendet werden.

Massage-Öle
Sie dringen während des Massierens in die Haut ein und werden dabei gut aufgenommen. Entlang der chinesischen Meridiane und an den Füßen entfalten sie ihre stärkste Wirkung. Hautfreundliche Öle sind beispielsweise Kamille, Lavendel, Rose (Geranium), Rosmarin, Rosenholz, Sandelholz, Ylang-Ylang oder Zeder.
Als neutrale Ölgrundlage eignen sich als Massageöle praktisch alle Küchenöle. Allerdings werden sie schnell ranzig, so daß am besten die Mischung im Verhältnis bis zu 5 % ätherisches Öl auf fettes Öl immer frisch miscbt. Sehr gut ist das Jojoba-Öl, ein flüssiges Pflanzenwachs, das die Indianer seit langem zur Hautpflege benützen. Es hat den Vorteil, daß es nicht ranzig wird.

Badezusätze
Anregend wirken unter anderem Rosmarin, Thymian und Wacholder. Entspannend sind Geranium, Lavendel, Majoran, Melisse und Ylang-Ylang. Für eine gleichmäßige Verteilung der Öle im Wasser braucht man Emulgatoren. Natürliche Emulgatoren sind Essig (2 Tassen Essig für ein Vollbad), Milch, Sahne, Honig und Eigelb. Jeweils 10-12 Tropfen ätherisches Öl wird in den Emulgator hineingerührt und dann dem Badewasser beigegeben. Wer eine trockene Haut hat, kann die ätherischen Öle mit Mandel-Weizenkeim- oder Jojoba-Öl mischen, etwa 3 EL.
Im Badezimmer wirken die ätherischen Öle nicht nur über die Haut, sondern auch bei Einatmung der Dämpfe. Danach sollte man sich unbedingt eine halbe Stunde Ruhe gönnen.

Gesichtsdampfbäder
Bei Erkältung und Grippe empfiehlt es sich, einige Tropfen ätherisches Öl (Cajeput, Niaouli, Eukalyptus, Latschenkiefer, Zimt) in kochendheißes Wasser zu geben und den Dampf unter einem Handtuch einzuatmen.
Vorbeugend haben sich Rosenholz, Thuja und Weihrauchöl bewährt, bei Lungen und Bronchienreizung und Verschleimung Benzoe und Guajakholz.

Kompressen
Bei Verstauchungen, Schwellungen, Entzündungen und Streß; ein kleines Handtuch, das in eine Mischung aus heißem Wasser und einigen Tropfen ätherisches Öl getaucht wurde, auf die betroffenen Stellen auflegen. Gut geeignet sind hierfür Ylang-Ylang, Geranium, Muskatellersalbei.
Auch wohlriechende Sachets, Potpouris und Duftlampen für die Reinigung der Atmosphäre ausprobieren.

Zum Einstieg noch einige praktische Hinweise
1. Immer darauf achten, naturreine ätherische Öle zu verwenden. Nicht alles, was auf dem Markt ist, ist einwandfrei.
2. Zuerst sollte die individuelle Verträglichkeit durch Auftragen eines Tropfens verdünnten Öls getestet werden. Bei Rötung oder Quaddelbildung dieses Öl nicht verwenden.
3. Für die innere Einnahme gilt, möglichst nur in akuten Fällen und unter Aufsicht einer medizinisch geschulten Person. Manche Öle, über lange Zeiträume oder in hoher Dosierung verabreicht, können Krämpfe, Übelkeit usw. auslösen.
  Vorsicht bei Thujon-haltigen Ölen wie Salbei, Ysop, Wermut und manchen Rosmarinarten. Schwangere sollten besonders vorsichtig sein.
4. Bei äußerlicher Anwendung ist zu beachten, daß manche Öle Haut- und Schleimhautreizungen auslösen können.
5. Ätherische Öle sollten vor Licht in dunklen Glasflaschen geschützt aufbewahrt werden (vor Licht, Wärme, Staub und starken Gerüchen). Ihre Lebensdauer ist dementsprechend begrenzt.

Und natürlich! Außerhalb der Reichweite von Kindern aufbewahren, die die Düfte mögen und schon einmal zu trinken versuchen.

Der archetypische Duftkreis

Über die beschriebenen, einfachen Wirkungen hinaus, besitzt jede Duftpflanze ihre typische Natur, wie es Paracelsus nannte. In ihrem Duft verrät sie ihre Persönlichkeit: stechend scharf, stimulierend oder hypnotisierend süß, in sich ruhend oder unruhig, aufrüttelnd, besitzergreifend oder befreiend. Ebenso weist ihre äußere Gestalt, in den Formen und Farben der Blätter, Blüten und Früchte, in der Betonung der Horizontale oder der Vertikale auf ihre geistige Essenz hin. In dieser höchsten Verdichtung verkörpert sie ein bestimmtes seelisches Verhalten, eine typische Eigenschaft. So finden wir in der Kamille das Thema „Annehmen des

ARCHETYPISCHER DUFTKREIS

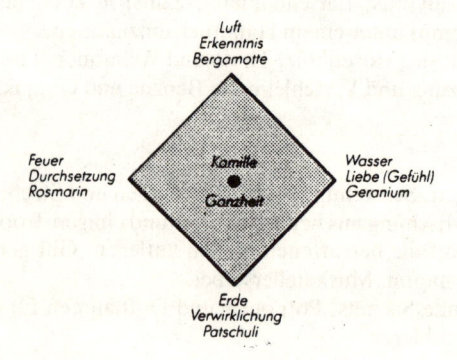

Luft
Erkenntnis
Bergamotte

Feuer　　　　　Kamille　　　　Wasser
Durchsetzung　　　●　　　　　Liebe (Gefühl)
Rosmarin　　　　Ganzheit　　　Geranium

Erde
Verwirklichung
Patschuli

eigenen Schicksals", für den Lavendel „Klärung eines Problems, eine Entscheidung treffen und innere Reinigung". Die Rose und Geranium „Lieben und sich öffnen können, einen seelischen Schmerz loslassen". Je größer nun die Verwandtschaft zwischen der Persönlichkeit des Anwenders und der Signatur der Pflanze ist, desto tiefer wird dessen Wandlung sein.

Aus meiner praktischen Arbeit in diesem Bereich habe ich ein Ordnungsschema entwickelt, das die Zuordnung von Düften zu Eigenschaften und Problemfeldern erleichtert. Es ist ein archetypischer Duftkreis mit den vier Himmelsrichtungen als Achsenkreuz. Die Himmelsrichtungen entsprechen den vier Elementen und damit vier elementaren Verhaltensweisen:

Feuer/Osten: Selbstbehauptung, Dynamik, Aggression, nach außen gehen.

Luft/Süden: Geistige Beweglichkeit, Aufnahme von Wissen, Bewußtheit, Helligkeit.

Wasser/Westen: Gefühl- annehmen und loslassen können, Liebe.

Erde/Norden: Was uns trägt und stützt, aber auch hemmen und belasten kann, die Verwirklichung.

Von den Düften entspricht Rosmarin dem Osten/Feuer. Rosmarin stärkt die Ich-Kräfte, den Willen, die Durchsetzungsfähigkeit. Er macht aktiver, bessert die Durchblutung, stärkt den Kreislauf.

Bergamotte, eine Zitrusfrucht, hellt innerlich auf, hilft bei Ängsten und Depressionen. Bergamotte ist der Luft, dem Süden zugeordnet.

Geranium gehört zum Westen, zum seelischen Element Wasser.

Patchouli, der stärkste Geruch im Pflanzenreich trägt die vitalen Erdkräfte in sich, lädt die feinstofflichen Energiezentren wieder auf.

Zwischen diesen Duftrichtungen findet sich das gesamte Spektrum der Düfte in feinen Abstufungen, die alle spezifischen Themen zum Ausdruck bringen.

Der Duftkreis ist außerdem ein Abbild des Mikrokosmos, des menschlichen Organismus. Die aktiven, männlichen Gerüche entsprechen der rechten Körperseite, die linke Seite mit den süßen, entspannenden Gerüchen entspricht der linken Körperhälfte, der Herzseite.

Außerdem ist das Ordnungsschema ein Abbild der Tages- und Jahreszeiten. Selbst die chinesische Organuhr mit ihren biologisch-kosmischen Rhythmen findet hier ihre Einordnung. Jeder Duft hat dementsprechend seine maximale Wirkungszeit. Die Behandlung sollte deshalb den Zeitfaktor miteinbeziehen.

Da wir mit diesem Vorgehen die feinstofflich-seelische Seite ansprechen, müssen wir darauf gefaßt sein, einen anhaltenden Wandlungsprozess auszulösen, der eine kompetente, einfühlsame Begleitung braucht. Hier werden oft seelische Transformationen in Gang gebracht, mit intensiven Träumen, schmerzhaften Erkenntnissen und dem Auftreten archetypischer Gestalten aus den Tiefen des Unbewußten.

Die Aromatherapie in der Behindertenarbeit

Nachdem 1985 mein Buch „Die heilende Kraft der Wohlgerüche und Essenzen" erschien, kamen bald aus den verschiedensten Bereichen der Therapie und Heilpädagogik Menschen auf mich zu, die z.T. schon eigene Erfahrungen mit Geruchsessenzen gemacht hatten, oder durch meine Vorträge und Seminare davon erfuhren.

Von guten Erfolgen wurde u.a. bei hyperkinetischen Kindern, den sogenannten „Zappelphilipps", berichtet. Bei Fortbildungen an einer Lehrschwestern-Schule

DUFTKREIS IM MIKROKOSMOS MENSCH

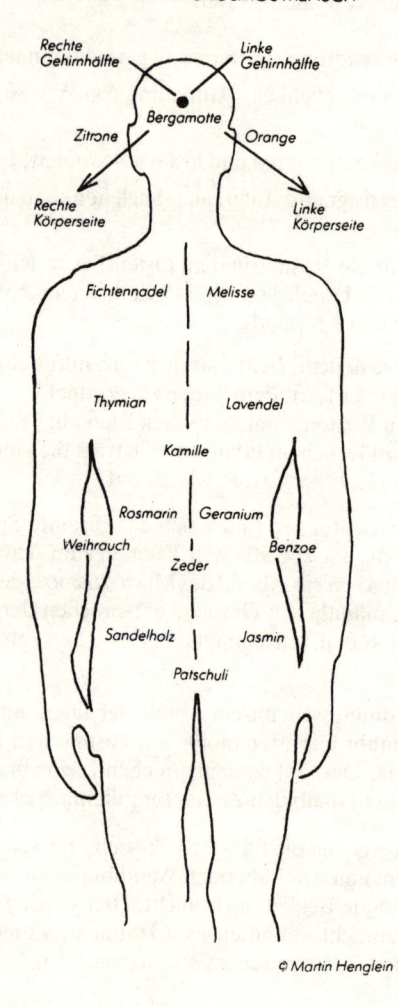

Körperbereich	Duft
Rechte Gehirnhälfte / Linke Gehirnhälfte	Bergamotte
(Hals rechts)	Zitrone
(Hals links)	Orange
Rechte Körperseite	
Linke Körperseite	
(Schulter rechts)	Fichtennadel
(Schulter links)	Melisse
(Oberarm rechts)	Thymian
(Oberarm links)	Lavendel
(Brustmitte)	Kamille
(Unterarm rechts)	Rosmarin
(Unterarm links)	Geranium
(Hand rechts)	Weihrauch
(Hand links)	Benzoe
(Bauchmitte)	Zeder
(Hüfte rechts)	Sandelholz
(Hüfte links)	Jasmin
(Unterleib)	Patschuli

© Martin Henglein

wurde allgemein angeregt, das Thema in den Lehrplan zu übernehmen, da die Verbesserung der typischen Krankenhausluft von den Schwestern als sehr wichtig angesehen wurde.

Wie wichtig der pädagogische Aspekt für die Geruchswahrnehmung ist, wurde mir durch die umfassenden Ideen des Anregers Hugo Kükelhaus bewußt. Seine „Erfahrungsfelder zur Entfaltung der Sinne" wurden mir durch seinen Schüler, den Architekten Otto Schärli nahegebracht. Zusammen mit Prof. Dr. Fölsch, Zürich, veranstalteten wir auf Tagungen der Hochschule Zürich (ETH) Workshops zum aktiven Erleben der Sinne.

Die holländische „Snoezelen"-Bewegung hat ähnliche Riech- und Schmeckpavillons hervorgebracht.(6)

1986 fand durch eine Initiative von Gerhard Schaer (Fortbildungsdozentur Süd der Diakonischen Werke) und Norbert Selleneit (Dipl. Psychologe, Heilpädagogisches Centrum Augustinum, München) die erste Kontaktaufnahme mit der Behindertenarbeit statt.

Ab Herbst 1987 wurde dann die Aromatherapie in den Ausbildungsplan für körperorientierte Therapienansätze integriert. Das Interesse bei den zahlreichen Vorträgen und Tagesseminaren war groß, und bald war die Aromatherapie in vielen Einrichtungen bekannt.

Am Sonnenhof und im Heim Schöneck (Schwäbisch-Hall) wurde eine Initiative gestartet, bei der ausgewählten Bewohnern regelmäßig Massagen, Bäder und Duftlampen für die Raumluft angewendet wurden.

Veränderungen registrierten die Pflegeteams auf Befindlichkeitsbögen mit Bewertungsskalen. Wenn auch manchmal die Veränderungen nicht leicht zu beobachten waren und durch Fluktuation der Mitarbeiter die Fortsetzung der Beobachtung erschwert war, ergab sich doch insgesamt ein ermutigendes Bild.

Nicht zuletzt für die Betreuer war der Duft eine wohltuende Hilfe, und damit verbesserte sich auch das Klima insgesamt.

Schema: Aufzeichnungen zur „Aroma-Therapie"

Bevor ich abschließend die Arbeit mit dem Duftkreis im Rahmen der Behindertenarbeit vorstelle, möchte ich noch einige Öle empfehlen, die sich in Heimen, Kliniken, Praxen und Gruppensituationen bewährt haben:
1. Belebend, stimmungsaufhellend, für Kommunikationssituation:
   Limette, Grapefruit, Zitrone, Verbene, Lemongras, Litsea
2. Ausgleichend, bei übersteigerten Affekten oder Energiemangel:
   Palmarosa, Citronellgras, Melisse, römische Kamille, Bergamotte, Geranium
3. Besänftigend, Spannung abbauend:
   Orange, Blutorange, Mandarine (sehr entkrampfend)
4. Beruhigend:
   Lavendel, Majoran, Petit grain, Orangenblüte

5. Anregend, stimulierend, für Antriebsmangel und Bewegungsarmut:
   Rosmarin, Fichtennadel, Ho-Blätter, Tannenzapfen
6. Raumluft reinigend, Erkältungskrankheiten vorbeugend:
   Eukalyptus, Myrte, Wacholder, Ravensara, Cajeput, Niaouli
7. Schmerzen:
   Nelke, Cajeput
8. Hautverletzungen:
   Schafgarbe, Geranium, Kamille blau
9. Menstruationsbeschwerden, Klimakterium:
   Geranium, Muskatellersalbei
10. Verdauungsfördernd:
    Basilikum, Estragon
11. Übermäßige Schweißbildung, Fußschweiß:
    Zypresse, Salbei
12. Pilzerkrankungen:
    Teatree, Thymian, Patchouli
13. Herpes, Viren:
    Echte Melisse, Cajeput

Behindertenarbeit und der archetypische Duftkreis

Mit den Duftstoffen können wir auf eine sensible Weise in den Dialog treten. Letztlich wird über Erfolg und Mißerfolg das persönliche Verhältnis, wie ich mich mit Hilfe der Duftstoffsignale einbringe, entscheiden. Eine Ausweitung der Wahrnehmungsfähigkeit bei den pflegenden, pädagogischen und therapeutischen Bezugspersonen ist deshalb gefordert. Ein Beispiel kann das verdeutlichen: Blickkontakte werden von geistig Behinderten und von autistischen Kindern häufig gemieden.(7)
Sie riechen dagegen gerne an den Händen und der Kleidung der Bezugspersonen. Der Geruch vermittelt Vertrautheit, emotionale Wärme und Sicherheit. Der Blick dagegen bedeutet oft Kontrolle aus einer fremden, angsterzeugenden Welt.
Man könnte unser Eindringen in die Welt der geistig Behinderten und der psychisch Kranken mit dem Vorgehen des Ethnologen vergleichen, der den Hochmut der weißen Wissenschaft ablegt, und sich in eine andere, magisch-emotionale Welt begibt.
Das reduzierte Sensorium des Alltagsbewußtseins lernt nun Stimmungen und Atmosphären zu erfassen. Die Atmosphäre eines Ortes wird wesentlich von drei Ebenen geprägt:

1. Die geistigen Voraussetzungen: innere Einstellung, Ethik, Intentionen.
2. Die seelischen Faktoren: Sympathie und Antipathie, Erregung und ihre Geruchsspur (Angst, Depression und Aggressivität hinterlassen Gerüche, die die Umwelt beeinflussen).
3. Die materielle Basis: Baustoffe, Bodenbeläge etc., Lacke, Putzmittel, Küchengerüche und Stoffwechselausdünstungen.

All diese Faktoren durchdringen sich und bilden die unverwechselbare Atmosphäre von Räumen, Gebäuden, Städten.(8)
Der pädagogisch-therapeutische Umgang mit Duftstoffen hat wie jede Pädagogik das Ziel, zur inneren Freiheit zu führen. Die Arbeit mit dem archetypischen Duftkreis ist ein Weg, der zur ganzheitlichen Mitte führen möchte. Über die Integration der Polaritäten, das Annehmen der schwierigen und dunklen Seiten entsteht ein dynamisches Gleichgewicht, welches der Heilpädagoge Paul Moor als „inneren Halt" bezeichnet hat.(9)
Seine Vorgehensweise und sein heilpädagogisches Schema lassen sich sehr gut mit der Arbeit am archetypischen Duftkreis kombinieren.
Für Paul Moor ist die „Haltschwäche" entweder eine Schwäche des Willens (Ich-Seite, Feuer-Rosmarin) oder eine Schwäche des Gefühls (Du-Seite, Wasser-Geranium). „Der innere Halt ist gerade gekennzeichnet durch die Verbindung eines tiefen Gefühlslebens mit einem festen Willen".(10)
Natürlich kann es nicht darum gehen, irgendwelchem normativen Denken Genüge zu tun, sondern immer nur um die bestmögliche Erfüllung des individuellen Potentials. Am Problembereich der behinderten Ein- und Ausatmung läßt sich die horizontale Polarität, für Moor „aktives und empfangendes Leben" gut nachvollziehen.
„Bei den Kindern mit behinderter Einatmung sehen wir, daß sie nicht genügend in sich leben und einem dumpfen Miterleben der Welt hingegeben sind. Bei behinderter Ausatmung sind die Kinder wie in sich gefangen und können nicht genügend zum Miterleben der Außenwelt durchstoßen". Und: „Es gibt da einerseits die Kinder, die zu stark mit der Umwelt mitschwingen, sich in diese gleichsam verströmen" (adenoide Vegetationen -vgl. Wasserthematik-). Ihnen stehen die anderen gegenüber, die wie in sich gefangen bleiben und es schwer haben, sich in die Umwelt einzugliedern.(11)
Es sind Kinder mit behinderter Ausatmung, asthmatische Kinder (vgl. Feuer-Seite, Ich-Thematik). „Vollends ins Extrem getrieben wird dieses polare Verhalten zur Umwelt bei den epileptischen und den hysterischen Kindern. Im Sich-Verströmen des einen Kindertyps, bei dem das Bettnässen (Wasser!, mit Einschub) häufig, wenn auch nicht obligat ist, sind hysterische Reaktionsweisen schon vorgebildet. In der Gefangenschaftssituation des Asthmatikers, der auch zu Anfällen neigt, wird bereits etwas sichtbar, was dann beim Epileptiker ganz ausgesprochen vorliegt." W. HOLTZAPFEL (12)
Ich habe das Thema der behinderten Atmung ausführlicher angesprochen, da es eine häufige Begleit-Symptomatik geistig Behinderter ist und zum seelischen Ausdrucksbereich Nase-Nebenhöhlen gehört.
Oft findet sich ein Pendelrhythmus zwischen laufender Nase und Perioden trockener, verstopfter Nase und dafür aber eine stärkere Tendenz zum Krampfen und zur Auto-Aggressivität. Aus der Hals-Nasen-Ohren-Heilkunde ist außerdem bekannt, daß regelmäßiges Mund-Atmen Störungen der geistigen Entwicklung hervorruft (adenoider Habitus). Besonders das logisch-rationale Denken ist beeinträchtigt, verlangsamt (siehe behinderte Einatmung). Für die Homöopathie

handelt es sich i.A. um den „Calcium Carbonicum Typus". Als Folge ergeben sich oft Kieferfehlstellungen, die wiederum die Gehirnentwicklung ungünstig beeinflussen.

Die Nase als seelisches Organ, die Duftstoffe und Gerüche als Teil des atmosphärischen Umfelds verdienen sicherlich mehr Beachtung. Denn hier sind die Nichtbehinderten nicht selten stärker behindert, als die Behinderten.

Anmerkungen

(1) GATTEFOSSE, R. M.: Aromatherapie, Paris 1928
  VALNET, J.: Aromatherapie, Paris 1964 ff., 11. Auflage
(2) TISSERAND, R.: The Art of Aromatherapie, New York 1977 ff.
(3) KUTZELNIGG, A.: Die Verarmung des Geruchswortschatzes seit dem Mittelalter, Die Muttersprache, Jg. 94 3–4, 1984
(4) HENGLEIN, M.: Aromatherapie in der Behindertenarbeit, Zur Orientierung 3, 1989
(5) KOEDAM, A.: Antimikrobielle Wirksamkeit ätherischer Öle, in: Ätherische Öle, Analytik, Physiologie, Zusammensetzung hrsg. V. K. H. Kubeczka, Stuttgart-New York 1982
  MÜLLER, A.: Die Physiologischen und Pharmakologischen Wirkungen der ätherischen Öle, Heidelberg 1958
  BELAICHE, P.: Traité de Phytotherapie et d'Aromatherapie 3 Bde; Paris 1979
  BUCHBAUER G. HAFNER, M.: Aromatherapie Pharmazie in unserer Zeit, 14 Jg. 1985 Nr. 1
(6) RICK, O.: Snoezelen nach Herzenslust seine fünf Sinne gebrauchen, Zusammen 6, 1987
(7) KÖNIG K. S.: Der Frühkindliche Autismus als Entwicklungsstörung. Holtzapfel, Klemm, König, Lutz u.a., Dornach 1988
(8) Geruch- und Ganzheit. Auf dem Weg zu einer Anthropologie der Sinne Loseblattfolge Nr. 35 des Vereins Organismus und Technik, Luzern 1987
(9) MOOR, P.: Heilpädagogik Bd. 1, 85 Bd. 2, 58 Bern 1960
  MOOR, P.: Heilpädagogische Psychologie, Bern 1960
(10) HAEBERLIN, U.: Allgemeine Heilpädagogik S. 70, Bern 1985
(11) HOLTZAPFEL, W., Seelenpflege – Bedürftige Kinder
(12) STEINERS, R., Zur Heilpädagogik Bd. 1, S. 52 – Dornach 1982
  Ebenda

Literatur

VALNET, J.: Aromatherapie, Heyne Verlag
HENGLEIN, M.: Die heilende Kraft der Wohlgerüche und Essenzen, Oesch Verlag
PRICE, S.: Praktische Aromatherapie (Hauptsächlich Massagen), Windpferd Verlag
FISCHER-RIZZI, S.: Himmlische Düfte, Hugendubel Verlag, München
BERG, K. H., HERZ, S.: Verbesserung von Gedächtnisleistungen lernschwacher Schüler mit Hilfe von Dufteinflüssen in Lernen Konkret 4/1988 und 1/1989

Henglein, Martin
  1953 geboren, studierte vergleichende Literaturwissenschaften. Er lebte mehrere Jahre in London, erlernte den Beruf des Physiotherapeuten, studierte in der Liu-Klinik bei Liu Shiu Ch'i traditionelle chinesische Medizin und wurde von Prof. Arnould-Taylor zum Aroma-Therapeuten ausgebildet. Henglein leitete danach in Südfrankreich mitverantwortlich ein Zentrum für Naturheilmethoden und absolvierte zuletzt in München eine 2 ½ jährige Heilpraktiker-Ausbildung. Seither intensive Vortrags- und Seminartätigkeit, u.a. für die Bereiche Therapie, Heilpädagogik und Psychologie.

R. Sriram
Yoga mit geistig behinderten Menschen

Die Grundlagen der Arbeit

Yoga ist eine der bedeutendsten herkömmlichen Weltanschauungen, die es in Indien gibt. Diese Weltanschauung beschreibt Yoga, als den Zustand der inneren Ruhe und Versunkenheit, verbunden mit äußerer Glückseligkeit und Konzentration.

Yoga ist auch die Lebenshaltung oder der Lebenspfad, der uns zu diesem Zustand führen kann. Diese Thesen der „Weltanschauung Yoga" sowie die Praktiken, die zu dieser Lebenshaltung gehören, werden von der 2500 Jahre alten Quellenschrift „Yogasutra" beschrieben. Sie wurde von Patanjali in der Sanskrit-Sprache verfaßt. Daraus ergaben sich viele Yogatraditionen, die sich durch neue Impulse in unterschiedlicher Weise entwickelt haben. Ein solcher Impuls kam auch unter anderem von Yogi Nathamuni aus dem Süden Indiens, dessen Werk besonders für die therapeutische Anwendung des Yoga von großer Bedeutung ist.

Zu dieser Tradition gehörte Yogacharya Krishnamacharya, ein legendärer Meister des Yoga, der im Jahre 1989 starb. Wegen seiner großen Kenntnisse über Ayurveda – der indischen Medizin – und seiner Erfahrung im Umgang mit Yoga, von der er mit Leib und Seele durchdrungen war, galt er als ein großer Heiler. Während seines 101jährigen Lebens konnte er vielen Menschen durch die heilende Wirkung von Yoga helfen. Seine zahlreichen Veröffentlichungen, Demonstrationen und Vorträge sowie die große Zahl seiner Schüler trugen in hohem Maße zur Verbreitung des Yoga bei.

Krishnamacharya verstand es sehr gut, seine Arbeit so fundiert darzulegen, daß jeder, der mit ihr in Berührung kam, die Heilwirkungen von Yoga und seiner praktischen Anwendungen als Therapie erfassen konnte. Unter der geistigen Führung von Krishnamacharya konnte die systematische Entwicklung von Yoga, als Therapie für geistig behinderte Menschen, verwirklicht werden.

Sri T.K.V. Desikachar, Sohn und Schüler von Krishnamacharya, ist die einzige Autorität, die heute diese Tradition fortführt und sie als Therapieform weit über die Grenzen Indiens hinaus bekannt gemacht hat. Das Yogazentrum „Krishnamacharya Yoga Mandiram" in Madras bietet unter seiner Leitung Therapien für kranke Menschen und Ausbildungen für Yoga-Interessenten an. Unter anderem veröffentlicht er Bücher und initiiert Forschungsprojekte auf dem Gebiet des Yoga.

Sri Desikachar hat unter anderem das Projekt „Yoga als Therapie bei geistig behinderten Menschen" konzipiert und durchgeführt. Durch seine Lebenshaltung, die vom Weltbild des Yogasutra geprägt ist, versteht er, daß wir nur in einem Zustand der inneren Ruhe die Realität wertfrei nachempfinden können. Er sieht in der intellektuellen Einschränkung eines Menschen keineswegs eine geistige Behinderung. Auch ist diese „geistige Behinderung" keine Behinderung, die unfähig macht, innere Ruhe und Glückseligkeit zu erleben.

Professor P. Jeyachandran, Leiter eines Behindertenzentrums, „Vijay Human Services", sowie der staatlichen Hochschule für Heilerziehung in Madras, gab die Anregung für diese Arbeit und war die treibende Kraft für die Verwirklichung dieses Projektes. Es ist seine feste Meinung, daß die heutige Behindertenpflege in Indien, die nach westlichem Modell aufgebaut ist, durch indische Methoden ergänzt werden muß, wenn sie fruchtbar werden soll. Auch war er überzeugt, daß die Yogatradition auf der pädagogischen sowie auf der therapeutischen Ebene viel geben kann, was Behinderten zugute kommt.

Heute ist Yoga Studienfach im Rahmen der Heilpädagogikausbildung in Indien. Das Folgende baut auf dieser Arbeit in Madras auf.

Die Methode der Arbeit

„Asanam und Pranayama" sind zwei Bestandteile in der Anwendung von Yoga. Auf diese zwei Aspekte will ich mich in dieser Abhandlung beschränken, da sie für die Arbeit mit Behinderten besonders wichtig sind.

Asanam bedeutet in der Sanskritsprache Körperhaltung. In der Anwendung von Yoga versteht man darunter eine ganz besondere Körperhaltung. Im Alltag spannt man seinen Körper an, um konzentriert zu arbeiten, man verspannt sich also, nur um aufmerksam zu sein.

So verkrampft sich z.B. der Nacken beim Zuhören oder beim Lesen, die Finger werden beim genauen Schreiben steif und unser Rücken verspannt sich schon beim bloßen Gedanken, einen schweren Koffer zu tragen. Wenn wir uns aber entspannen wollen, weil wir gerade nicht aufmerksam sein müssen, nehmen wir eine lockere oder träge Körperhaltung ein, die dann so aussehen kann:

Die Füße kommen auf den Tisch, der Körper krümmt sich im Sessel, die Hände stützen den Kopf.

Diese Haltung bringt zwar Entspannung und Gelassenheit, aber aufmerksam und konzentriert sein können wir so nicht.

Anders im Yoga: „Sthirasukham-Asanam" ist eine Haltung, in welcher man gleichzeitig aufmerksam und gelassen, konzentriert und ruhig, kraftvoll und entspannt sowie stabil und weich ist.

Die Techniken, mit deren Hilfe man zu diesem Körperbewußtsein kommt, nennt man auch „Asanam". Die Tradition überliefert uns eine große Zahl von Asanams, die im Stehen, Liegen, Sitzen, Knien, auf dem Kopf, auf den Schultern oder auf den Händen einzunehmen sind. Darunter sind einfache Asanams, die man ohne Mühe durchführen kann sowie schwierige, die man nur mit viel Übung und Überwindung beherrschen kann.

Die Einstellung zur Arbeit

Es kommt nicht auf eine große Zahl von Asanams an, die man beherrscht, sondern auf die Art und Weise, wie man sie ausführt. Ist der Körper ruhig und geschmeidig, wenn man sich zu einer bestimmten Position hin bewegt, fließt der Atem langsam, ohne zu stocken.

Hat man eine stabile, konzentrierte Haltung eingenommen, ist die Atmung entspannt und ungehindert. Geht man allerdings mit lascher Einstellung vor oder muß man sich gar mit Schmerzen in die Asanams begeben, kann die Wirkung der Yogahaltung nicht erzielt werden.

Asanams sind keinesfalls Techniken, um den Körper zu überwinden oder zu meistern. Unser Körper ist schließlich ein „Anga", ein Glied unseres Selbst. Im Yoga gehen wir mit unserem Körper um, mit dem Ziel, uns unserer Fehlhaltungen bewußt zu werden, unser Körperbewußtsein zu entfalten sowie unserer ganzheitlichen Entwicklung den Weg zu bereiten. Oft lernt man verschiedene Asanams von einem Lehrer oder aus einem Buch, wobei man sich dann ein Bild macht und versucht, mit seinem Körper diesem Bild zu entsprechen. Allerdings rückt hierbei die Technik in den Mittelpunkt und der Körper wird der Technik angepaßt.

Beim Yoga gibt es keine festgelegte Technik. Es fügt sich die Technik dem Menschen. So kann der Übende begreifen, daß das Erreichen einer angestrebten „perfekten Pose" nicht der Zweck des Yogaübens sein kann, sondern das Erreichen einer ausgeglichenen Einstellung zum Körper das eigentliche Ziel ist.

Asanams werden stets den körperlichen Eigenschaften, die durch Verfassung, Alter, Behinderung usw. bedingt sind; und natürlich den eigenen Bedürfnissen, die wiederum von Krankheitsbildern und Interessen abhängig sind, angepaßt.

In diesem Sinne praktiziert man Asanams auch mit Behinderten. Das Vermitteln einer Vielzahl von Übungen ist nicht das Ziel, vielmehr soll ein Körpergefühl, das einer inneren Harmonie entspricht, entstehen.

Die Einzelheiten der Arbeit

Nun will ich die Ausführungen einer kleinen Auswahl von Asanams beschreiben:

„Uttanasanam" heißt Streckhaltung
Bei dieser Übung steht man mit beiden Armen über den Kopf gestreckt da und atmet ein. Während des langsamen Ausatmens senkt man den Oberkörper, bis der Kopf die Beine berührt und die Hände neben den Füßen auf den Boden gelegt werden können. Man macht die Bewegung langsam und im Einklang mit dem Atem. Zusammen mit dem Einatmen streckt man dann Oberkörper und Arme wieder und kommt so allmählich wieder in die Ausgangshaltung. Anfang und Ende von Bewegung und Atmung sollen zeitlich übereinstimmen. Dies ist sehr wichtig, da dadurch eine Überforderung des Körpers ausgeschlossen wird. Eine

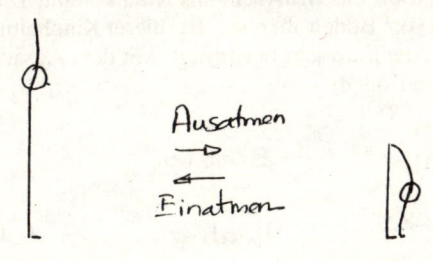

solche Überforderung erkennt man an stockendem Atem. Auch sorgt bewußte Atmung für eine gleichbleibende Konzentration. Außerdem wird die Atmung trainiert und den Nachteilen falscher Atmung entgegengewirkt.

Asanams werden anfangs in dieser Weise dynamisch geübt. So kann man sich an die einzelnen Haltungen gewöhnen. Wenn einem durch Übung die einzelne Haltung leicht fällt, verharrt man in ihr. Anfangs einen Atemzug lang, dann zwei und mehr. Diese Länge hängt davon ab, wie lang man in einer Stellung stabil und bequem verharren kann, und wie lange der Atem langsam und ruhig fließen kann. Wenn ein Asanam in dieser Weise statisch ausgeübt wird, erhöht sich die Wirkung des Asanams, gleichzeitig natürlich auch die Belastung des Körpers.

„Trikonasanam" oder Dreieckhaltung
Bei dieser Übung steht man mit seinen Füßen auf dem Boden, etwa eine Beinlänge auseinander, die Arme sind in Schulterhöhe seitlich gestreckt und die Füße nach vorn gerichtet. Während des Ausatmens beugt man sich erst etwas nach vorne, dann dreht man sich so zu einer Seite, daß eine Hand neben den Fuß der entgegengesetzten Seite auf den Boden gelegt werden kann.
Der Arm ist gestreckt, der Oberkörper nach hinten gerichtet und der obere Arm gerade in die Luft gestreckt. Der Kopf wird so gedreht, daß das Kinn zur Schulter zeigt und der Blick auf die obere Hand gerichtet ist. Die ganze Bewegung wird während des fließenden Ausatmens durchgeführt. Während des Einatmens bringt man sich wieder in die anfängliche Stellung. Das Asanam wird nun zur anderen Seite hin wiederholt.

„Dvipadapitham" oder Podesthaltung
Diese Übung hat die Rückenlage mit aufgestellten Füßen als Ausgangsposition. Die Hände greifen mit einem Flaschengriff die Fußgelenke oder sie liegen neben dem Körper auf dem Boden. Während des Einatmens hebt man das Becken allmählich hoch, soweit bis das Brustbein ans Kinn kommt. Die Schulter oder die Fersen dürfen nicht vom Boden abheben. Bei dieser Kinnhaltung erfolgt ein Kehlverschluß, der den Atemfluß sehr begünstigt. Mit dem Ausatmen senkt man das Becken langsam zum Boden.

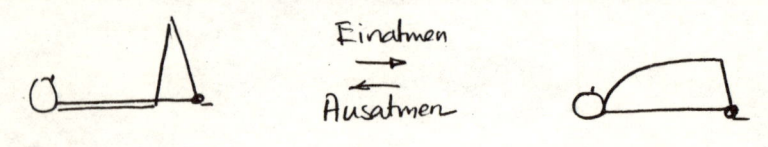

„Bhujangasanam" oder Kobrahaltung
Ausgangsposition in Bauchlage. Die Hände werden neben dem Brustkorb so aufgestützt, daß die Ellbogen hochstehen. Während des Einatmens hebt man den Kopf und den Rücken, aber nur soweit, daß die Hüftgelenke auf dem Boden liegenbleiben. Beim Ausatmen senkt man den Rücken und den Kopf so, daß man den Ausgangspunkt erreicht.

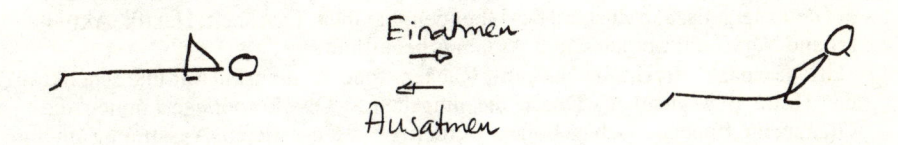

„Virabhadrasanam" oder Heldenhaltung
Ausgangsposition ist der Stand mit weit auseinandergespreizten Beinen. Während des Einatmens winkelt man das vordere Bein an und hebt gleichzeitig die Arme nach vorne hoch. Der Kopf und der Körper bleiben dabei gerade, das hintere Bein gestreckt. Beim Ausatmen streckt man das vordere Knie und senkt die Arme zur Ausgangsposition zurück.

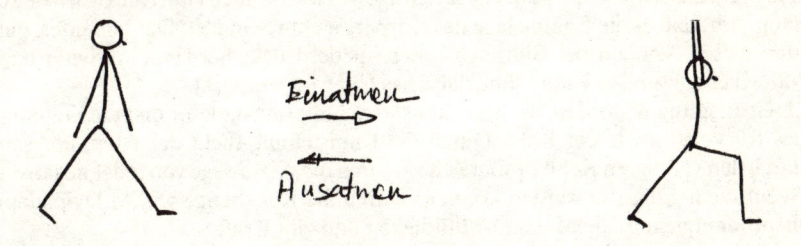

„Vajrasanam" oder Diamantenhaltung
Man sitzt auf den Fersen, die Arme sind hochgestreckt. Langsam, während des Ausatmens beugt man sich nach vorne und bewegt die Arme seitlich zum Rücken. Während der Kopf zum Boden kommt, werden die Hände sanft auf den Rücken gelegt, der Oberkörper ruht auf den Schenkeln.

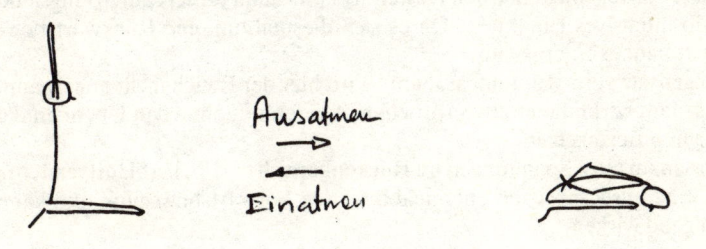

Die Wirkungen von Asanams

Asanams wirken auf verschiedenen Ebenen. Durch die gliederspezifischen Übungen werden ganz gezielt Gelenke und Muskeln beansprucht, d.h. gekräftigt bzw. gelockert. Das ist eine offensichtliche Wirkung der Asanams.
Durch die Art der Haltung können spezifische Funktionen im Körper angeregt und positiv beeinflußt werden, z.B. in der „Dvipadapitham". Hier entsteht ein beruhigtes, langsames Atmen durch die Kehlposition. Asanams wirken aber auch auf den energetischen Zustand des Übenden. Faulheit, Laschheit, Hektik, Aktivität und Nervosität werden durch Asanams beeinflußt.
„Uttanasanam" streckt die Nacken-, Rücken-, und Beinmuskulatur und schenkt der Hüfte Beweglichkeit. Durch die umgekehrte Oberkörperlage können die Organe im Bauchbereich gehoben werden, was einer tiefen Ausatmung und gleichzeitig einer gründlichen Leerung der Lunge dient. Dadurch vermitteln diese Übungen ein Gefühl der Leichtigkeit. „Uttanasanam" ist eine Vorwärtsbewegung, was bedeutet, daß nach dem Körperverständnis von Yoga, Energie abgebaut werden kann. Die Folge: Man wird „energieärmer". Die Haltung kann entspannend wirken, d.h. die nervöse Energie, die z.B. das Schlafen verhindert, wird abgebaut.
„Trikonasanam" führt zu einer beweglicheren Hüfte und lockert die Nackenmuskulatur. Es fördert die Verdauung und führt zu einer besseren Körperkoordination. „Trikonasanam" ist weder eine richtige Vorwärts- noch eine Rückwärtsbewegung, d.h. daß es die Energielage des Körpers nicht verändert. Das bedeutet, daß man dieses Asanam bei Bluthoch- oder -niederdruck, bei Hyperaktivität bzw. Müdigkeit anwenden kann, ohne daß es sich negativ auswirkt.
„Dvipadapitham" fördert die Stärkung der Schultermuskulatur und die Stabilität des Rückens; sowie der Knie. Durch die Kinnstellung fließt der Atem langsam durch den verengten Kehlkopfbereich wodurch die Atemwege von jeder negativen Beeinträchtigung frei werden können. Durch die Rückbeuge wirkt „Dvipadapitham" energieaufbauend. Es löst Müdigkeit und gibt Kraft.
„Bhujangasanam" kann die Muskulatur des Rückens, des Nackens sowie der Bauchmuskulatur stärken. Man atmet tiefer ein und eine Verstopfung im Nasenbereich verschwindet. Als ein ausgeprägt energieaufbauendes Asanam wirkt es ermunternd, aktivierend und den Blutdruck erhöhend.
„Virabhadrasanam" macht den Rücken biegsam, kräftigt ihn zugleich und macht Knie und Beine belastbarer. Es ist wirksam bei Beinmuskulaturschwächen und reguliert Ungleichheiten in den Hüften. Das Asanam fördert durch langsames und deshalb intensives Einatmen. Da es sich diesmal um eine Rückwärtsbewegung handelt, baut es Energie auf.
Im Gegensatz zum „Bhujangasanam" wird hier der Bauch nicht angespannt, dieses Asanam wirkt daher ausgesprochen aktivierend, ohne den Übenden dabei in Aufregung zu versetzen.
„Vajrasanam" löst Spannungen im Rückenbereich und lockert Hüftversteifungen. Es ist eine ausgesprochen energieabbauende Vorwärtsbewegung und kann sehr beruhigend wirken.

Das Anpassen des Asanams

Asanams können nur wirken, wenn wir bei ihrer Durchführung unsere Beschwerden und Behinderungen berücksichtigen, sonst können negative Auswirkungen auftreten. Wir nehmen als Beispiel „Uttanasanam": Wenn die Beine steif sind, wäre es gut, das Asanam in folgender Weise umzuwandeln: Man steht in Schrittstellung mit dem hinteren Fuß etwas nach außen gedreht und beugt sich aus dieser Ausgangsposition heraus. Ist der Rücken steif, kann man die Knie beugen und sogar die Arme auf den Rücken nehmen so daß der Rücken weniger belastet wird. Wenn wir Schwindelgefühle, Kopfschmerzen oder Schnupfen haben, senken wir den Oberkörper bis zu einem Stuhl. Wenn wir Gleichgewichtsstörungen haben oder schwache Beine, dann machen wir die Übung auf einem Stuhl sitzend.
„Trikonasanam" kann man z.B. so variieren, daß der Fuß, neben dem die Hand auf dem Boden aufgelegt ist, nach außen gedreht wird. Das erleichtert die Haltung auch bei einem steifen Rücken und enger Hüfte. Wenn man einen Arm auf dem Rücken hält und ihn so dreht, daß die andere Hand zum Boden kommt, dann ist „Trikonasanam" selbst bei Schwierigkeiten mit dem Gleichgewicht, leicht.
Die Wirkungen von „Dvipadapitham" kann man bei verspanntem Nacken am besten ausnutzen, wenn man die Arme über dem Kopf nach hinten bewegt, während man das Becken hebt. Ist der Rücken steif, so kann man die Füße etwas auseinander und weg von der Hüfte stellen. Bei unstabiler Rückenlage kann man die Füße auf einen Stuhl hochlegen; aus dieser Position heraus hebt man das Becken hoch.

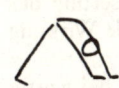

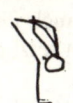

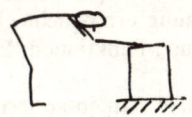

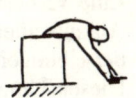

Bei „Bhujangasanam" kann man den ganzen Vorderarm vom Ellbogen bis zur Fingerspitze aufstützen und das Asanam ausführen, wenn der Rücken sehr schwach ist. Wenn die Schultern steif sind, liegen die Arme neben dem Körper auf dem Boden. Während des Rückbeugens bewegt man die Arme nach vorne und weg vom Boden. Auch kann man die Arme wechselweise einzeln bewegen, wenn der Rücken oder die Schultern ungleich steif sind.

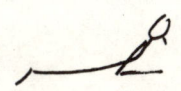

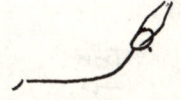

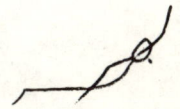

Bei „Virabhadrasanam" oder Heldenhaltung kann man den hinteren Fuß gegen die Ecke der Wand drücken, wenn der Stand nicht stabil ist. Fällt einem das Koordinieren der Arm- und Kniebewegung schwer, so hebt man nur einen Arm auf einmal. Wenn man einen Stift in der Hand hält und die Spitze dieses Stiftes mit den Augen verfolgt, kann man die Konzentration fördern und auch die Nackenmuskulatur lockern.

Die Rolle des Atmens

„Prana" ist die Energiegrundlage für alle Veränderungen und Bewegungen, die in uns ablaufen: Bewegen, Essen, Verdauen, Atmen, Herzklopfen, Fortbewegung, Denken – alle Abläufe sind durch „Prana" geregelt.
Das Atmen ist ein Ablauf, der auf der feinen Schwelle zwischen diesen teils groben, teils subtilen Funktionen steht. Das Pflegen und Trainieren des Atmens ist eine wesentliche Praxis für die Aufrechterhaltung von „Prana".
Die Praxis der Atemtechniken nennt sich „Pranayama" und beginnt gleichzeitig mit der Asanamübung. Es gibt aber auch eine Vielzahl von „Pranayamatechniken", die man getrennt vom Asanam üben kann.
Das bewußte Atmen hängt unweigerlich mit den Asanams zusammen. Man atmet aus, wenn man sich nach vorne beugt, oder die Beine zum Oberkörper hin bewegt. Man atmet ein, wenn man sich z.B. nach hinten beugt, oder die Arme streckt, den Körper sozusagen „öffnet".
Man atmet sehr langsam aus – nicht verkrampft, sondern indem man versucht, den Atemweg unterhalb der Kehlgegend etwas zu verengen, so daß die Luft langsam hinausfließen kann. Diese Regel gilt ebenso für das Einatmen. Die Atmung läßt sich keiner groben körperlichen Willkür unterordnen. Zwingen wir unseren Körper zu sehr, wird dies an einer veränderten Atmung (stockend und verkürzt) erkennbar. Andererseits verliert das Atmen seine Intimität, wenn wir eine Bewegung oder Haltung zu lasch ausführen. Die bewußte Verbindung von Atmung und Asanam bewirkt eine höhere Konzentration und eine bessere Körperhaltung. Eine verbesserte Atmung ermöglicht gleichzeitig auch eine Verbesserung des Ablaufs aller organischen Funktionen. Erst dadurch setzt die heilende Wirkung der Übungen ein.
Diesen Umgang mit dem Atmen zu lernen, gestaltet sich besonders bei geistig behinderten Menschen äußerst schwierig. Fehlende feinmotorische Kontrollfähigkeiten, mangelnde Konzentration und allgemeine Atembeschwerden stellen große Hindernisse für die Betroffenen dar.
Der Versuch, richtiges Atmen über Körperbewegungen und Haltungen zu vermitteln, kann aber gerade deswegen nützlich sein.
Der Behinderte lernt zuerst einfache Vorwärtsbewegungen ohne Zusammenhang mit der Atmung; später werden diese Bewegungen dann mit Lauten verbunden.

Oder man zählt bis zehn, während man sich beugt oder die Arme senkt. Es ist gut ein geregeltes Ausatmen zu erreichen, bevor man sich auf das Einatmen konzentriert.
Wenn man eine schwere Rückbeuge macht, atmet man von alleine Luft ein, um sich nicht so anstrengen zu müssen. Wenn der Behinderte angeleitet wird, wäh-

rend einer solchen Rückbeuge langsam Luft zu holen, kann er die Unterweisung gut nachvollziehen.
In vorwärtsgebeugten Asanams, in denen man verharrt, lernt man durch Laute oder durch zügiges Zählen, das Ausatmen zu vertiefen. Durch das vertiefte Ausatmen und durch Rückwärtsbeugungen, in denen man ebenfalls verharrt, kann sich das Einatmen ausweiten.

Die Pädagogik der Arbeit

Im Yoga geht es nicht um das Erlernen von Techniken, sondern um das Erleben einer inneren Stille. Das Erlernen ist ein Prozeß, der erst über den Intellekt unser Bewußtsein durchdringt. Das Erleben hingegen ist ein Prozeß, der unmittelbar unser Bewußtsein berührt. Deswegen erübrigt sich die Frage, ob ein „geistig Behinderter" Yoga machen kann.
Der Lehrer versucht Erfahrungen zu vermitteln, während er Übungen anleitet. Eingestellt auf diese pädagogische Grundlage, versucht er, den Behinderten bei den Praktiken zu motivieren. Wenn wir einen Menschen zu etwas motivieren wollen, so ist unsere Motivation ebenfalls äußerst wichtig.
Diese Motivation können wir nur haben, wenn wir selbst die Sache erfahren haben. Die eigene Erfahrung und die daraus entstehende Überzeugung können ganz konkret auf behinderte Menschen motivierend wirken.
Es ist gut, die Asanams mitzuüben. Man kann durch Berührungen den Anstoß zur Bewegung geben. Man kann die Hände des Behinderten halten, während man sich mitbewegt. Bei „Uttansanam" z.B. fängt man so an: Man beugt sich gemeinsam und beugt sich nach vorne. Auch könnte man vor dem Behinderten stehen, seine beiden Hände halten und die Bewegung durchführen, so daß er angeregt werden kann, sie alleine zu wiederholen.

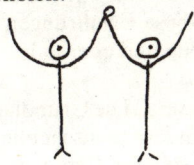

Bilder, Farben, Licht, Kerzen und Schall kann man immer wieder anwenden, um ein behindertes Kind zum Mitmachen anzuregen. Man könnte im Takt mitzählen, um dem Behinderten verständlich zu machen, daß er sich langsam bewegen soll oder in einer bestimmten Haltung verharren soll.
Es wäre pädagogisch nicht ratsam, mit dem Behinderten etwas zu üben, das für ihn zu schwierig wäre. Deswegen muß der Lehrer die Techniken spontan wechseln und auswählen, um die Motivation aufrecht zu erhalten.
Bei Asanams ist das „Selbst Üben" sehr wichtig. Man könnte anfangs den Körper führen. Sobald der Behinderte erreicht hat, selbst etwas zu üben, sollen wir es ihm überlassen, auch wenn das nur für kurze Zeit der Fall ist. Weil gerade dieses Selbstüben ihm eine positive Erfahrung seiner eigenen Kräfte und Potentiale schenken kann. So kann sich das Selbstbewußtsein entfalten.

Die Erfahrungen aus dieser Arbeit

Yoga wird hauptsächlich Kindern und Jugendlichen im Alter zwischen 5 und 20 Jahren vermittelt. Aber auch Erwachsene nehmen an der Yogabehandlung teil.
In der Regel erfolgt diese Behandlung nur in Einzelstunden. Anwesend ist die Mutter oder die Erzieherin, die oft durch ihre eigene Erfahrung das Kind zu regelmäßigen Übungen motivieren kann.
Das Asanamprogramm kann 10–30 Minuten lang sein, das hängt von der Ausdauer und der Konzentration des Kindes ab. Jede Woche lernt das Kind neue Asanams dazu, oder es werden alte Asanams ersetzt bzw. erweitert, so daß eine neue „Asanamreihe" entsteht.
Kinder ohne Verhaltensauffälligkeiten oder mehrfache Behinderungen werden nach einigen Einzelbehandlungen zu kleinen Gruppen zusammengefaßt. Die Kinder, die schnell lernen, werden dazu angeregt, den anderen zu helfen.
Sehr viele junge behinderte Menschen haben in den Jahren seit Beginn dieser Arbeit Yoga gelernt. Die Wirkungen des Yoga treten nur ein, wenn die Übungen regelmäßig stattfinden. Durch meine Erfahrung kann ich sagen, daß sich die Behandlung sehr positiv auf die Gesundheit auswirkt.
Dies geht soweit, daß auch äußere Funktionen, wie Sehen, Hören usw. klarer werden können. Durch die Anregung der Körperkoordination wird die Haltung und der Gang frei von Scheu und Ungewißheit. Oft verbessert sich die Atmung, was beruhigend und entspannend wirkt.
Vor allem aber beeinflußt Yoga das Sozialverhalten des Behinderten. Seine Kontaktfähigkeit wird größer, weil auch sein Selbstbild besser wird.
Seit etwa drei Jahren lebe ich in der Bundesrepublik und praktiziere Yoga mit behinderten Menschen. Kinder in Begleitung ihrer Eltern oder Erwachsene aus Wohnheimen leite ich zum Üben an. Die Fälle, bei denen es zu einer positiven Veränderung kam, beweisen, daß diese Erfahrungen auch außerhalb Indiens große Anwendungsmöglichkeiten haben und ebenso in Europa eingeführt werden können.
Warum soll es denn auch anders sein? Die Grundlagen und Erkenntnisse des „Verfahrens" sind ja nicht kultur-, sondern menschenbezogen. Eine Hilfe zur Entwicklung – in diesem Fall, im Bereich der Behindertentherapie – kann hier in die andere Richtung stattfinden.

Zusammenfassung

Yoga ist eine uralte Heilmethode, die in den letzten Jahren in Indien erfolgreich bei körperlich und geistigen Behinderungen angewandt wird.
Es ist eine komplexe Behandlungstechnik zur Förderung von spezifischen unterentwickelten bzw. beschwerlichen Funktionen und allgemeiner körperlicher sowie geistiger Harmonie.
Durch seine gliedspezifische Körperübung versucht Yoga muskulöser Schwäche und Steifheit entgegenzuwirken. Durch die Komplexität seiner Bewegungen und

Haltungen fördert es die feinmotorischen Fähigkeiten und regt das koordinierte Funktionieren der Glieder an, so daß körperliche Ruhe entstehen kann.

Das Üben der Atmung trägt dazu bei, daß sich die Atmung allgemein verbessert und dadurch auch die Funktion der Organe, was für eine verbesserte Gesundheit sorgt.

Die verschiedenen Techniken, die die Beweglichkeit der Zunge üben, bieten eine Möglichkeit, die Sprachfähigkeit zu entwickeln. Das Üben von Yoga fordert den Übenden zur Konzentration auf und fördert somit die Konzentration.

Das „mit sich selbst beschäftigen" ohne äußere Gegenstände ist eine Art Selbstentdeckung. Die Praxis zeigt, daß Behinderte durch Yoga eine verbesserte Beziehung und Kontaktfähigkeit zu Menschen um sich und zur Umwelt entwickeln.

So versucht Yoga die Funktionen von Krankengymnastik, Beschäftigungstherapie, Sprachtherapie und Verhaltenstherapie zu verbinden und bietet sich als eine holistische Methode in der Therapie für Behinderte an.

Literatur

PATANJALI'S YOGASUTRAS, Translated by T.K.V. Desikachar:
    Affiliated East-West Press, New-Delhi 1986
YOGI NATHAMUNI, Yogarahasya unveröffentlichtes Manuskript 9. Jahrhundert
TEACHING YOGASANA TO THE MENTALLY RETARDED, Krishnamacharya Yoga Mandiram and
    Vijay Human Services, Madras 1983

Sriram, R.
    Geb. 1954 in Mayuram in Südindien, Schüler von Sri T.K.V. Desikacher, in dessen Yogazentrum in Madras „Krishnamacharya Yoga Mandiram" viele Jahre als Lehrer tätig: Unterrichten von Asanam und Pranayama für kranke Menschen und für behinderte Kinder und Jugendliche, Unterrichten der Yogaphilosophie für Yogainteressierte.
    1987 Umzug nach Deutschland, eigene Praxis in Stuttgart. Vorträge und Mitarbeiterfortbildung in verschiedenen Behinderteneinrichtungen und Universitäten.

Bernhard Merzenich
Eurythmie in der Arbeit mit Mehrfachbehinderten

Eurythmie als Bewegungskunst

Die Anfänge der Eurythmie liegen zu Beginn des 20. Jahrhunderts. Sie stellte sich als neuartige Bewegungskunst neben die traditionelle Tanzkunst des Balletts und des avantgardistischen Ausdruckstanzes.
Eurythmie sucht in der Bewegung des menschlichen Körpers nach dem Ausdruck derjenigen Vorgänge, die in der Sprache und in der Musik enthalten sind. Sie zeigt sichtbar auf der Bühne, was im Innern des Menschen sich regt, wenn er mit Sprache oder Musik umgeht. Ob wir Zuhörer sind, oder selbst sprechen und musizieren, immer findet Bewegung statt, die ihr Zentrum in der menschlichen Seele hat. Die inneren, seelischen Vorgänge von Sprache und Musik finden in der eurythmischen Bewegung ihre Entsprechung. Das Werkzeug, mit welchem die Eurythmie arbeitet, ist der menschliche Körper. Diesen mit Bewußtsein zu ergreifen, um damit seelisch-geistige Inhalte der Sprache und der Musik sichtbar und erlebbar werden zu lassen, ist das Motiv des Eurythmisten als Künstler. Die Gesetze, die der Sprache oder der Musik zugrunde liegen, werden in der Eurythmie zur sichtbaren Erfahrung durch die Bewegung. Jeder Laut der menschlichen Sprache, Töne, Intervalle, Rhythmen, jede Stimmung hat ihre eigene Aussage und damit ihre eigene Bewegung. Aus den Lautgebärden und Stimmungen eines Wortes, einer Dichtung entsteht Eurythmie als sichtbare Sprache. Aus den Ton- und Intervallgebärden der Musik entsteht Eurythmie als sichtbarer Gesang.
Von Anfang an hat sich in der Ausübung der neuen Bewegungskunst ihr bedeutender pädagogischer und therapeutischer Charakter gezeigt. Daher fand sie schnell Eingang in die Pädagogik – vornehmlich in den Freien Waldorfschulen, wo Eurythmie-Unterricht obligatorisch für alle Altersstufen erteilt wird – und in die Therapie, wo Heileurythmie in Sanatorien, Kliniken, heilpädagogischen Schulen und Arztpraxen Anwendung findet.
Aus dem bisher Beschriebenen geht hervor, daß Eurythmie eine Kunst ist, der ein Menschenbild zugrunde liegen muß, welches ein materialistisches Weltbild zu überwinden sucht. Ein Weg, zu einem erneuerten, ganzheitlichen Menschenbild zu gelangen, ist die Anthroposophie geworden. Ihr Urheber, Rudolf Steiner (1861–1915), hat die grundlegenden Impulse gegeben, die auch zur Entwicklung der Eurythmie führten.
Der entwicklungsgestörte und seelenpflegebedürftige Mensch erlebt in der Eurythmie auf der Bühne, wie sich in Farben, Formen und Bewegungen der ganze Mensch im Sprechen und Tönen offenbart. Menschen mit Behinderungen machen diese Wahrnehmungen oftmals deutlicher und besser, als Zuschauer ohne Behinderung, denen der ausgeprägte Intellekt den Zugang zum künstlerischen Erlebnis erschwert.
Es gehört daher zur heilpädagogisch-sozialtherapeutischen Konzeption anthroposophisch geführter Einrichtungen, Eurythmie-Aufführungen durch Bühnen-

Ensembles zu geben. Es ist dabei nicht zu übersehen, welch therapeutische und harmonisierende Wirkung von der eurythmischen Kunst auf die Zuschauer ausgehen kann.

Daß jedes echte Kunstwerk eine heilende Kraft besitzt, ist schon in ferner Vergangenheit gewußt und erprobt worden. Heute kann diese Tatsache von neuem erkannt und angewandt werden, wie es u.a. in der Praxis der künstlerischen Therapie mit deutlichen Erfolgen versucht wird.

Die Bedeutung des Künstlerischen in der heilpädagogischen und sozial-therapeutischen Arbeit

Der lebendige Umgang mit den Künsten fördert die Kreativität und sensibilisiert den Menschen für seine Umwelt. Heilende und ausgleichende Kräfte werden durch sie wirksam, wodurch Gegensätzlichkeiten und Einseitigkeiten der seelisch-leiblichen Organisation des Menschen in ein Verhältnis zueinander gesetzt werden.
Wie sich die seelisch-leibliche Organisation des Menschen darstellt, kann in folgendem Bild anschaulich werden:
Der Mensch tritt uns entgegen als ein denkendes Wesen. Durch seine Nerven-Sinnesorganisation ist er befähigt, mit wachem Bewußtsein Vorstellungen zu bilden von allem, was er wahrnimmt und darüber hinaus gedanklich tätig zu werden.
Der Mensch tritt uns als ein wollendes Wesen gegenüber in seiner Gliedmaßen-Stoffwechselorganisation. Durch sie vermag er sich mit der Welt, in der er lebt, zu verbinden, in seinem Tun die Welt und sich selbst zu verwandeln. Dies geschieht zunächst unabhängig von seinem Bewußtseinsstand.
Zwischen dem denkenden und dem wollenden Menschen lebt der fühlende, empfindende Mensch, der in Sympathie und Antipathie seine Beziehung der Welt erlebt.
Der Bewußtseinspol im ruhenden Kopf erzeugt eine deutliche Abgrenzung gegenüber der Umwelt. Wachheit und Bewußtsein können nur dort entstehen, wo in Ruhe und Distanz der Mensch ganz bei sich selbst ist. Der Willensbereich liegt vornehmlich in den Gliedern, mit welchen der Mensch sich bewegt, handelt und sich so existentiell mit der Welt verbindet.
Die Zone des Fühlens und der Empfindung bildet die Mitte zwischen Kopf- und Gliedmaßenorganisation, dort wo Atem und Puls den lebendigen Austausch von Innen und Außen ermöglichen, im rhythmischen System von Herz und Lunge.
Denken, Fühlen und Wollen stellen eine Gesamtheit dar, wobei das Denken im Nerven-Sinnesbereich und der Wille im Stoffwechsel-Gliedmaßenbereich eine Polarität bilden, die durch die Mitte, Gefühl und Empfindung, im rhythmischen Bereich zusammengehalten und in Korrespondenz gebracht wird.
Gleichgewicht und Harmonie in diese Gliederung zu bringen ist ein Grundmotiv jeglicher Erziehung. Daß bei jedem Menschen diesbezügliche „Gleichgewichtsstörungen" zu beobachten sind, ist nichts Ungewöhnliches. Problemstellungen, die sich aus diesen ergeben, wie der abstrakte Intellektualismus des Nerven-Sinnes-Typen oder der blinde Aktionismus des Stoffwechsel-Willens-Typen sind nicht übersehbar. Den fühlenden Menschen in uns zu stärken und lebendiger zu machen ist ein ursprüngliches therapeutisches Motiv, wodurch die Mitte geschaffen ist, wel-

che Verbindung und Gleichgewicht zwischen den Polaritäten möglich macht. Insofern bei Menschen mit Behinderungen in besonderer Art und Weise Einseitigkeiten auftreten, welche zum pathologischen Ungleichgewicht im seelischen und körperlichen Befinden führen, ist die Pflege und die therapeutische Bemühung um den „mittleren Menschen" ein fundamentales Anliegen. Folglich kann in jedem therapeutischen Ansatz die Bedeutung der Mitte nicht ausgeklammert werden.
Die Anwendung künstlerischer Elemente im Leben und Arbeiten mit behinderten Kindern und Erwachsenen gehört zum Alltag heilpädagogischer und sozial-therapeutischer Lebensgestaltung. Sie setzt genau dort an, wo der empfindende, fühlende Mensch die Mitte findet. Die Durchdringung einer therapeutischen Gemeinschaft in Heim, Schule oder Werkstatt mit künstlerischen Elementen (unabhängig von spezifischer Kunsttherapie), ist zentrales Anliegen anthroposophischer u.a. Einrichtungen.
Die künstlerische Verwendung von Farbe und Form – von der Ausgestaltung der Wohn- und Arbeitsräume, Mobiliar und Spielzeug bis zur Anleitung plastischer und farblicher Übungen in Unterricht und Freizeit – wie der Umgang mit der Musik und dem künstlerischen Sprechen (Singen, Instrumentalmusik, Konzerte, Schauspiel, Poesie, Sprachgestaltung) ermöglichen es, einem ganzheitlichen, therapeutischen Auftrag gerecht zu werden.
Hierbei stellt die Eurythmie einen wesentlichen Faktor dar. Sie vereinigt sprachliche und musikalische Erlebnisse nicht nur im Hören, sondern im Engagement des ganzen Menschen, der seine Gestalt in Gebärde und tänzerischer Bewegung im Raum diesen Erlebnissen unmittelbar anschließt.
Mit seinem Nerven-Sinnes-Organismus nimmt er Qualität und Inhalt von Musik und Sprache auf. Als Empfindender werden diese verinnerlicht und äußern sich dann im Willensbereich in eigener Bewegung. Eurythmie für Menschen mit Behinderungen geht in diesem Sinne nicht auf deren spezifische Defizite, Schädigungen und Schwächen ein. Vielmehr stellt sich uns der in seiner körperlichen und geistigen Fähigkeit beeinträchtigte Mensch durch Eurythmie in seiner Gesamtheit dar.

Aus der Praxis der eurythmischen Arbeit in einer Dorfgemeinschaft für seelenpflegebedürftige Erwachsene

Die Dorfgemeinschaft für seelenpflegebedürftige Erwachsene ist eine Einrichtung, in welcher Menschen mit unterschiedlichen Fähigkeiten und Behinderungen miteinander leben und arbeiten. In familienähnlichen Wohngemeinschaften und handwerklichen Werkstätten bilden die Bewohner ein soziales Gefüge, in welchem sie gemäß ihren Veranlagungen und Möglichkeiten ihren Lebensraum und Arbeitsplatz finden.
Die Dorfbewohner nehmen wöchentlich an den Eurythmiestunden teil, die während der Arbeitszeit dem Alltagsgeschehen in den Werkstätten und Haushalten einen besonderen Akzent verleihen und die zur sozial-therapeutischen Konzeption der Dorfgemeinschaften gehören.
Jede Gruppe, die zur Eurythmie in den Eurythmiesaal kommt, bringt ihre eigene Prägung mit, die durch die Konstellation der Betreuten und Mitarbeiter gegeben

ist. Die Eurythmiestunde einer Backwerkstatt in der Dorfgemeinschaft Lehenhof soll hier als anschauliches Beispiel für die eurythmische Arbeit dienen.
12 Bäcker und Bäckerinnen unterbrechen für eine Stunde ihre Arbeit in der Werkstatt und erscheinen im Eurythmiesaal. Wir bilden einen Kreis und beginnen die Stunde mit einer gemeinsamen Übung: Ballen und Spreizen.
Alle Teilnehmer versuchen sich aus der körperlichen Schwere, die durch die tägliche Arbeit nicht selten zu Verfestigungen und Einseitigkeiten führt, zu befreien. Aus der Weite des Umkreises verdichtet sich der Kreis, immer enger werdend in Richtung auf den Mittelpunkt zu. Die Gebärde der Arme und Hände begleitet diesen Bewegungsvorgang improvisativ mit, wobei der Eurythmist seine Gestik den Teilnehmern nur durch die Bewegung mitteilt. Sind wir im Innern des Kreises angelangt, empfindet jeder die Enge, Festigkeit und Konzentration, die sich langsam wieder löst, wenn sich der Kreis weitet, indem die Teilnehmer rückwärts in die Peripherie des Raumes gehen.
Der Vorgang dieses Ballens und Spreizens wird nun in verschiedenen Variationen wiederholt und geübt. Geschwinde oder langsam, in geraden oder gebogenen Formen suchen wir uns den Weg zum Zentrum und von dort wieder in den Umkreis. Dieser Vorgang spiegelt sich in allen Bereichen der Welt, wo Lebensprozesse sich abspielen, wieder. Bewegen wir uns in diesem Rhythmus von Zusammenziehung und Ausdehnung, treten wir in ein lebendiges und aktives Verhältnis zu den Lebensvorgängen, welches gerade bei Menschen mit Behinderungen zumeist im Ungleichgewicht ist.
Die Übung wird begleitet durch musikalische Improvisation am Klavier, die in ihrer Melodik und Rhythmik den Prozeß der Verdichtung nach innen und der Auflösung nach außen noch stärker zum Erlebnis bringt.
Die Empfindung wird angeregt und als Bewegungsgestus durch den ganzen Körper zum Ausdruck gebracht. Es folgt nun dieselbe Übung, diesmal begleitet von Gebärden, die sich ergeben aus der Stimmung und dem Inhalt folgenden Gedichtes:

> Im Atemholen sind zweierlei Gnaden:
> Die Luft einziehen, sich ihrer entladen,
> Jenes bedrängt, dieses erfrischt;
> so wunderbar ist das Leben gemischt.
> Du danke Gott, wenn er dich preßt,
> und dank ihm, wenn er dich wieder entläßt.

Wir setzen die Eurythmie fort, indem jeder Teilnehmer einen Kupferstab in die Hand bekommt. Damit werden verschiedene Übungen durchgeführt, die ein bewußtes Ergreifen des Leibes in seinem Verhältnis zum Raum ermöglichen.
Ein Beispiel: Der Stab wird waagrecht mit ausgestreckten Armen von unten nach oben geführt, über den Kopf nach hinten auf die Schultern gelegt und losgelassen. Mit einer raschen Bewegung beider Arme wird der Stab hinten aufgefangen und wieder nach vorn geführt. Auch diese Übung wird begleitet von musikalischer und sprachlicher Rhythmik. Geschicklichkeit, Festhalten und Loslassen, unten und oben, vorne und hinten sind die Erfahrungen, die mit Hilfe des Stabes zu den Klängen von Musik und Sprache geübt werden.

Viele lassen den Stab auf den Boden fallen, andere trauen sich kaum ihn loszulassen. Begeisterung, wenn es gelingt.
Die Stäbe werden wieder eingesammelt und wir beginnen im ¾ Takt eines Menuetts von Mozart zu klatschen und zu gehen. Vorwärts und rückwärts, kleine Schritte, wenn es leise wird, große Schritte bei den lauten Tönen. Danach versuchen wir zu hören, ob die Melodie aufsteigend oder absteigend verläuft und folgen dieser Bewegung mit der Bewegung von Armen und Händen.
Konzentration ist erforderlich, das Gehörte in die eigene Gestik umzusetzen.
Gleiches geschieht bei der Arbeit an einem kleinen Vers von Goethe:

> Feiger Gedanken
> bängliches Schwanken
> weibisches Zagen,
> ängstliches Klagen
> wendet kein Elend,
> macht dich nicht frei.
>
> Allen Gewalten
> zum Trutz sich erhalten,
> nimmer sich beugen,
> kräftig sich zeigen –
> rufet die Arme
> der Götter herbei.

Diese Sprache hat einen Rhythmus, hat Reime und ein Zeilenmaß, nach welchem wir in einfachen Bewegungsvorgängen in der Gruppe uns einordnen. Das Wichtigste dabei ist, die Stimmung, die dem Vers zugrunde liegt, in den Gebärden der Laute zum Ausdruck zu bringen. Die Teilnehmer tauchen dabei durch die geforderte Konzentration und die schwungvolle Bewegung gänzlich in das sprachliche und musikalische Geschehen ein. Nach einer letzten Übung, die alle zur Ruhe kommen läßt, schließen wir die Stunde ab und gehen erfrischt wieder an die Arbeit in der Bäckerei.
Der Verlauf und der Inhalt einer Eurythmiestunde mit erwachsenen Behinderten richtet sich immer nach den Mitgliedern der Gruppe und ist in seiner Vielfalt hier nicht erschöpfend darzustellen.
Gruppen, in welchen Körperbehinderte, Rollstuhlfahrer und mehrfach bewegungsgestörte Teilnehmer beteiligt sind, werden in besonderer Weise durch die Eurythmie angesprochen und gefördert.

Kommunikationshilfe

Die Eurythmie in der Gruppe fördert die Kommunikationsfähigkeiten und das soziale Verhalten der Teilnehmer. Menschen mit Behinderungen leiden häufiger und offensichtlicher als andere an sozialem und kommunikativem Fehlverhalten. Ihre Wahrnehmungsfähigkeit für den anderen ist in der Regel eingeschränkt oder einseitig orientiert. Die Bewegungsvorgänge in der Eurythmiegruppe regen die

Teilnehmer an, sich gegenseitig wahrzunehmen, den anderen in die eigene Bewegung mit einzubeziehen.
Vergleichbar dem Tanzen wie bei Volkstänzen, Reigen oder Gesellschaftstänzen, wo sich die individuelle Bewegung der gemeinsamen Bewegung anschließt und unterordnet, wird in der Eurythmie ein gemeinsamer Bewegungsfluß geübt. Dies kann selbst da entstehen, wo Menschen mit unterschiedlichen Bewegungsfähigkeiten bzw. Einschränkungen der Motorik beisammen sind. Hierbei wird besonders der integrative Effekt deutlich. So können beispielsweise Teilnehmer der Eurythmiegruppe mit Down-Syndrom, die sich in der Regel sehr beweglich und anpassungsfähig zeigen, andere Gruppenmitglieder mit autistischem Verhalten in den gemeinsamen Bewegungsvorgang einbeziehen. Selbst gehunfähige Teilnehmer können in die eurythmischen Übungen integriert werden indem sie die Bewegung, die die Gruppe im Raum durchführt, mit Gebärden der Arme begleiten (rhythmisches Klatschen, eurythmische Laut- oder Tongebärden).
Die Anregung und Förderung sozialen Verhaltens in der Eurythmie kann hier an einem einfachen Beispiel erläutert werden: Die Gruppe steht in einem gut geordneten Kreis, mit dem Gesicht zur Mitte gewandt. Jeder hält mit beiden Händen einen Kupferstab senkrecht vor sich fest. In einer gemeinsamen Bewegung reichen alle mit der rechten Hand ihren Stab zum rechten Nachbarn weiter und empfangen zur gleichen Zeit einen neuen Stab mit der linken Hand vom linken Nachbarn. Einen kleinen Moment halten alle rechts und links die Stäbe, ganz und gar orientiert nach außen an die Mitmenschen. Im nächsten Moment wird der rechte Stab losgelassen und der linke zu sich genommen und mit beiden Händen festgehalten. Auf diese Weise wandern die Stäbe in gleichmäßigem Rhythmus von Hand zu Hand, so daß die Teilnehmer einerseits im Nehmen und Geben ganz hingegeben sind dem Nächsten, andererseits im Festhalten ganz bei sich selber sind.
Unterstützend wird diese Übung begleitet von sprachlicher oder musikalischer Rhythmik. Dies kann auch für Menschen mit spastischen oder halbseitigen Lähmungserscheinungen wertvolle Hilfen geben durch die Inanspruchnahme des rhythmischen Wechsels von Strecken und Beugen sowie von Halten (bei sich) und Lösen (zum anderen).
In vielfältigen Variationen dieser und anderer Übungen entwickeln die Teilnehmer in der Eurythmie ein breites Feld sozialer Interaktion, auf welchem spezifische Behinderungen zugleich berücksichtigt und überwunden werden.

Körper und Raum

Defizite in der Entwicklung der Raumorientierung sowie in der Wahrnehmung der Eigenbewegung treten bei seelenpflegebedürftigen Menschen häufiger und gravierender auf, als dies gemeinhin zu erkennen ist. Sie bestimmen jedoch wesentlich das Lebensgefühl und das Verhältnis zum eigenen Körper.
Die Dimensionen des Raumes sind Qualitäten in Gegensätzen: oben – unten, rechts – links, hinten – vorne. Diese begreifen zu lernen mit der eigenen Körperlichkeit und Bewegungsfähigkeit ist wesentlicher Bestandteil der frühkindlichen

Entwicklung. Ist diese gestört, können sich die Leibessinne wie Gleichgewichtssinn und Eigenbewegungssinn (R. STEINER) nicht vollständig entfalten.
In der Eurythmie werden in der Bewegung Erfahrungen gemacht, wodurch die Teilnehmer ein bewußtes Verhältnis zum Raum erüben können. Dabei zeigt es sich, welch großer Anstrengung es bedarf, einen geraden Weg rückwärts oder vorwärts zu schreiten, ebenso eine waagrechte Bewegung nach rechts oder links im Raum zu machen. Geometrische Figuren wie Dreiecke, Vierecke oder Pentagramme abzuschreiten, erfordert ein Höchstmaß an Konzentration und schult das Raumgefühl. Desgleichen werden die Formqualitäten von 'gerade' und 'gebogen' in Erfahrung gebracht. In der gebogenen und runden Form sind gleichzeitig die Qualitäten von 'innen' und 'außen' enthalten. So wird in der Eurythmie der Teilnehmer im künstlerischen Üben an Qualitäten geführt, die seine Körperorientierung im Raum weiterentwickeln kann.

Heileurythmie

Aus der eurythmischen Kunst hat sich schon sehr früh die Heileurythmie als spezifische Therapieform entwickelt. Sie findet ihre Anwendung am einzelnen Patienten und richtet sich gezielt nach dessen individueller Situation.
In Zusammenarbeit mit dem Arzt werden vom Therapeuten heileurythmische Übungen für ein breites Spektrum pathologischer Phänomene angewandt. Dieses reicht von Übungen für psychische Störungen bis hin zur Augenheileurythmie, wo für das einzelne Organ heilende Korrekturen erzielt werden.
Selbst bettlägerige Patienten können heileurythmisch behandelt werden.
Heileurythmie unterscheidet sich in ihrer praktischen Anwendung grundlegend von der künstlerischen Eurythmie, da sie nicht dargestellt und erlebt werden möchte, sondern es werden die Qualitäten von Sprache oder Musik und der ihr innewohnenden Kräfte als wirksame Heilfaktoren eingesetzt.
Heileurythmische Übungen sind in der Praxis so differenziert, daß sie an dieser Stelle nicht dargestellt werden können, ohne in grobe Verallgemeinerung zu verfallen.

Literatur
STEINER, Rudolf: Eurythmie. Die neue Bewegungskunst der Gegenwart, Taschenbuch im Rudolf Steiner Verlag.
VEIT, Wolfgang: Eurythmie. Verlag Urachhaus.

Merzenich, Bernhard
    Geb. 1950 in Stuttgart. Nach der Ausbildung zum Heilerzieher in der Camphill-Schulgemeinschaft Föhrenbühl (Heiligenberg) vierjährige Grundausbildung in Eurythmie an der Schule für eurythmische Art und Kunst in Berlin. Anschließend sechsjährige Tätigkeit als Eurythmielehrer an einer norddeutschen Freien Waldorfschule. Seit 1985 in der Camphill Dorfgemeinschaft Lehenhof, 7774 Deggenhausertal als Hausvater im Wohnbereich, Eurythmist und Dozent am Camphill-Seminar für Heilpädagogik und Sozialtherapie.

Uta Klawitter

Die Feldenkrais-Methode in der Arbeit mit Menschen, die Schwierigkeiten im Zugang zu ihren Fähigkeiten haben

In der Feldenkrais-Methode geht es nicht darum, primär ein therapeutisches Ziel zu erreichen, ein Symptom zu kurieren oder einen Fehler zu korrigieren – vielmehr geht es darum, den betroffenen Menschen in seiner Ganzheit und Vollständigkeit zu sehen. Diese Ganzheit bleibt auch dann bestehen, wenn der Mensch bestimmte Probleme, Einschränkungen oder Schwierigkeiten hat, sei es im Umgang mit sich selbst, mit anderen Menschen oder mit Situationen und Umständen.
In der Feldenkrais-Methode arbeite ich nicht mit „Patienten", schon gar nicht mit Diagnosen oder Krankheitsbildern, z.B. „geistig Behinderten" – vielmehr immer und ausschließlich mit Menschen, die an einer Schwierigkeit oder Beeinträchtigung leiden, wie z.B. im Zugang zu ihren geistigen Fähigkeiten.
Nach meiner Erfahrung – ich arbeite seit 1969 mit Babies und Kindern – habe ich nie eine „geistige Behinderung" als isolierte Schwierigkeit eines Menschen angetroffen, vielmehr ist sie mir immer begegnet entweder als Hindernis in der Fähigkeit, wahrzunehmen oder als Schwierigkeit in der Fähigkeit, sich auszudrücken.
Die Wahrnehmungsstörung kann auf einer Nicht- oder Fehlfunktion einer sinnlichen Rezeptionsmöglichkeit basieren, z.B. Blindheit, Taubheit, Fehlen der Oberflächen- oder Tiefensensibilität, oder sie kann auf der motorischen Unfähigkeit beruhen, ein Sinnesorgan zu gebrauchen, z.B. Koordination der Augenmuskeln, Hand-, Mund-, Hand-Augen-Koordination.
Weiter kann sie das Ergebnis selektiver Wahr-Nehmung sein, d.h. der Mensch hat gelernt, bewegt von Angst oder dem Wunsch nach Vermeidung, bestimmte Situationen, Gefühle, Erlebnisse auszublenden, zu ignorieren. Da Wahr-Nehmen eine aktive Tätigkeit ausmacht, ist es von großer Bedeutung, ob die Schwierigkeit eines Menschen stärker mit der Art seiner Wahrnehmung oder mit seiner Möglichkeit, sich auszudrücken verknüpft ist. Viele therapeutische Methoden beschäftigen sich ausschließlich mit der Verbesserung bestimmter Ausdrucksformen, ohne zu berücksichtigen, daß der Mensch nur zum Ausdruck bringen kann, was er in sich erfahren und erlebt, was er im wahrsten Sinn aufgenommen hat.
Das Hindernis kann auch darin liegen, daß der Mensch nicht in der Lage ist, seine Idee in Handeln umzusetzen, d.h. er hat einen Impuls, zu handeln und sich zum Ausdruck zu bringen, ist jedoch gestört in seiner Fähigkeit dazu.
Dieses Hindernis kann in der Störung liegen, seine motorische Funktion zu einer zielgerichteten Bewegung zu koordinieren, z.B. die Hand zum Mund zu führen oder seine Atmung derart mit seiner Bewegung von Mund und Zunge zu organisieren, daß es ihm gelingt, verständliche Laute zu Worten zu formen.
Diese Hindernisse in Wahr-Nehmung und Ausdrucksmöglichkeit können kombiniert sein, sie können sich störend auf die Fähigkeit zu sprechen oder hinderlich

auf die Möglichkeiten der Bewegung auswirken, sie können sich zeigen in einer Unfähigkeit, sich in Gestik und Mimik auszudrücken, in der Schwierigkeit, sich aufrecht zu halten oder sich fortzubewegen.
Gleichzeitig lassen diese Schwierigkeiten den Betroffenen seine Umwelt oft wieder Angst-machend, Spannung-erzeugend und isolierend erleben, so daß er leicht in Gewohnheiten und Stereotypien ausweicht, die er als gewohnte, vertraute Struktur benutzt, in deren Enge er sich „auskennt".
Mir scheint es wichtig, die Mauern, die die Diagnose „geistige Behinderung" bedeuten, zu erspüren, um dadurch überhaupt die Voraussetzung zu schaffen, den Betroffenen zu treffen. Seine Hilflosigkeit und Unsicherheit läßt ihn den Zwang und die Einengung seiner Mechanismen als Schutz vor unberechenbaren und damit beängstigenden Situationen erträglich erscheinen – und damit auf die Freiheit verzichten, seine Möglichkeit zu benützen, über seine Handlungsart selbst zu entscheiden.
Wenn wir von der Idee ausgehen, daß jede „Krankheit", jede Behinderung, jede Störung als allgemein-menschliches Potential in uns angelegt ist, gelingt es uns leichter, den von der Diagnose „geistig behindert" Betroffenen mit dem Maß an Mitgefühl zu begegnen, das Verständnis und damit Verständigung ermöglicht. Das heißt, ich gehe davon aus, mit einem vollständigen Menschen zu arbeiten, der - momentan – an der Begrenzung seiner Möglichkeiten leidet – das heißt weiter, daß ich in meiner Arbeit davon ausgehe, daß es keine geistig Behinderten gibt, sondern Menschen, die Schwierigkeiten haben im Umgang mit oder im Zugang zu ihren Fähigkeiten. Dieser Ansatz macht für mich einen essentiellen Unterschied in der Therapie d.h. Begleitung des betroffenen Menschen, da er mir erlaubt, ihm als Mit-Mensch zu begegnen, um ihm, verbunden durch mein Mit-Fühlen Möglichkeiten zugänglich zu machen, die ihn mit seiner Lernfähigkeit in Kontakt bringen.
Als Feldenkrais-Pädagogin gehe ich aus von einem tief empfundenen Mitgefühl als Mit-Mensch, nicht als besser wissende Therapeutin oder überlegene Behandlerin. Dieses Mitgefühl ruht auf der Basis, zu wissen, daß wir beide, mein Klient und ich, als fehlbare Menschen leben, d.h. daß die Anlage jedes Symptoms, jeder Störung, als Anfälligkeit, als Möglichkeit in jedem Menschen vorhanden ist. Die Klarheit dieser Ausgangsposition erlaubt uns, als zwei Menschen auf einer gemeinsamen Ebene miteinander umzugehen, anstatt uns in der Rangordnung von Patient – Therapeutin zu begegnen. Zudem gibt sie mir die Möglichkeit, aus der Bewußtheit meiner eigenen Einschränkungen, Behinderungen und Begrenzungen in eine menschliche Nähe mit meinem Klienten zu kommen, die seine Bereitschaft erhöht, sich mit seinen Schwächen zu zeigen, ohne sich bevormundet oder unterlegen zu fühlen. So kann ich mich mit ihm verbünden, um ihm ungenutzte Möglichkeiten und Fähigkeiten wahrnehmbar zu machen.
Mein Anliegen ist es,
– ihm den Zugang zu sich selbst zu erleichtern, anstatt ihn mit der Korrektur von Mangel und Unfähigkeit zu entmutigen,
– ihn in den Fertigkeiten und Fähigkeiten, die er entwickelt hat, zu bestärken und zu stabilisieren

- ihm spürbar zu machen, wie er in sich selbst Sicherheit und Geborgenheit finden kann
- aus diesem In-Sich-daheim-Sein wahrnehmbar zu machen, wo er sich Wahlmöglichkeiten in seinen Bewegungen und Tätigkeiten schaffen kann, um damit seine Grenzen nach außen zu verschieben und seine Mauern durchlässig zu machen. Die Be-Handlung findet statt als Dialog zwischen meinen Händen und seinem Körper, genauer – seinem Zentralnerven-System.

Immer lasse ich mich davon leiten, daß mein Klient auf sich selbst, auf das Entdecken und Entwickeln seiner Möglichkeiten und Fähigkeiten neugierig bleibt. Seine Neugier auf sich selbst, sein Interesse an sich selbst ist der Faden, der unser Vorgehen und Fortschreiten bestimmt im Tempo, im Maß und in der Richtung. Jede Sitzung kreiert eine neue Kommunikation, die aus einem sehr direkten, offenen – meist nonverbalen – Dialog besteht, der nie von vornherein festgelegt ist. Er kann es gar nicht sein, denn der Klient benützt und gebraucht im Intervall zwischen den Sitzungen die Impulse, die er in der Behandlung erfahren hat, in seinen Gebrauchsbewegungen und Alltagshandlungen. Das Procedere in der nächsten Sitzung richtet sich genau danach, in welchem Maß und in welcher Art der Klient die Anregungen in seine Alltagstätigkeiten integriert hat. Im Praktizieren seiner neuerworbenen Fähigkeiten stabilisiert er sich nicht nur im Umgang damit, sondern wagt es oft selbst, seine Grenzen noch ein Stückchen nach außen zu erweitern. An der Stelle nehmen wir in der nächsten Sitzung den gemeinsamen Faden wieder auf, achtsam und aufmerksam darauf, wo der nächste Impuls leicht und spielend angenommen und geradezu erwartet wird. Diese Haltung von Neugier, Aufmerksamkeit und Freude ist es, die meinen Klienten erlaubt und erleichtert zu lernen, um sich auf neue, unbekannte Situationen einzulassen.

Wenn ich von „Lernen" spreche, meine ich damit die Art des Lernens, das uns zur Verfügung stand, als wir kleine Kinder waren: das spielende Lernen, das uns befähigt hat, unseren aufrechten Gang zu entwickeln, indem wir uns aus dem Liegen von Stufe zu Stufe sicher gemacht haben, lernend, uns im Raum zu orientieren mit allen unseren Sinnen – diese Art von unverzagtem Lernen, die uns fallen und wieder aufstehen und immer wieder fallen und wieder aufstehen ließ. Immer wieder haben wir neu probiert, experimentiert und aus jedem Sturz gelernt. Es ist diese unendliche Fähigkeit, unbeirrt und aufmerksam zu lernen, zu erfahren, zu erleben, auf die die Feldenkrais-Arbeit baut. So kann der Betroffene Zugang finden zu neuen Informationen aus jedem Erfahren und Erleben, um fortzuschreiten und sich weiter zu entwickeln, anstatt zu verbittern und zu resignieren. Es ist diese Art des Lernens, die auch und gerade Menschen zu Verfügung steht, die Schwierigkeiten haben, sich ihre geistigen Fähigkeiten zugänglich zu machen.

Jede Behinderung, jede Begrenzung beruht auf einer tiefen Resignation, die entstanden ist aus dem Eindruck des Betroffenen, daß es sinnlos sei, sich um diese Fertigkeit weiter zu bemühen. Jeder Versuch endete mit einer erneuten Bestätigung von Vergeblichkeit und Versagen und bereitete so den Boden für Resignation und Aufgeben. Die Idee, Neugier, Wachheit und Achtsamkeit auf sich selbst zu wecken, um Lust am Lernen aufkommen zu lassen, ermöglicht die Umkehr des

Teufelskreises von Bemühen-Versagen-Resignation. Der Klient beginnt, sich zu trauen, und sich überhaupt wieder wahrzunehmen, anstatt sich in der Erwartung von Vergeblichkeit von seinem Erleben und Empfinden abzutrennen und auszublenden.
Ich möchte das am Beispiel von Christians (10) Lernen darstellen:
Christian kann krabbeln, indem er beide Knie miteinander vorwärtszieht und sich mit viel Anstrengung mit den Unterarmen vorwärtshangelt. Er trägt eine korrigierende Brille. Er ist sehr verspannt, schreckhaft und unsicher. Verschiedene Therapieformen waren „ohne Fortschritte in den letzten drei Jahren". Er und seine Eltern sind therapiemüde und resigniert geworden. Die Eltern haben gleichzeitig Gewissensbisse, weil sie sich mit täglichem Üben überfordert fühlten, zumal erfolglos.
Bei der ersten Sitzung war Christian skeptisch und ängstlich, was ihn wohl erwarten würde. Bald überließ er sich jedoch der Berührung meiner Hände und wurde zusehends lockerer und fing an, sich für die Lage seiner Arme und Beine zu interessieren, sein Atem wurde ruhiger und seine Sprache deutlicher, als er sich entspannte.
Christian kann sich verständlich ausdrücken, d.h. er kann seine Aufmerksamkeit verbal äußern.
Beim zweiten Mal erzählte die Mutter, Christian, den sie mir als ausgesprochen faules, bequemes Kind vorgestellt hatte, wäre in der ganzen Wohnung herumgekrabbelt und hätte die einzelnen Räume erstmals eigenständig erkundet und erobert. Als ich ihr beim ersten Besuch erklärt hatte, Christians eigene Bewegung würde ihre täglichen „therapeutischen Hausaufgaben" unnötig machen, war sie sehr zweifelnd und ungläubig, daß das bei diesem trägen Jungen erfolgreich sein sollte! Nun war sie überrascht, wie neugierig und mutig er geworden war, so sehr, daß er sogar alleine über die Treppe in die oberen Zimmer gekrabbelt war.
In der zweiten Sitzung spielten wir nun damit, das Gewicht von einer Seite zur anderen zu verlagern, in der Rückenlage zuerst. Als er dort sicher und stabil wurde, rollte er in die Bauchlage und am Ende der Sitzung war er in Krabbelstellung. Christian war sehr müde geworden, und die Mutter erzählte beim nächsten Mal, er sei sofort im Auto eingeschlafen – eine Reaktion, die häufig eintritt, wenn das Zentralnervensystem viele neue Impulse bekommen und angenommen hat.
Am Tag darauf begann Christian, sich beim Krabbeln auf seine Hände, anstatt auf die Unterarme zu stützen und seine Knie alternierend vorwärts zu setzen und zu belasten.
Hier möchte ich kurz innehalten, um zu betrachten, was geschehen ist:
Christian krabbelt noch immer, er hat (noch) nicht gelernt zu gehen – aber wie entscheidend hat sich sein Krabbeln verändert: Er ist stabil geworden – er traut sich, seinen Schwerpunkt weiter vom Boden zu entfernen, indem er sich auf die Hände stützt, anstatt auf die Unterarme.
Er kann koordiniert krabbeln, d.h. er ist in der Lage, sein Gewicht so zu verlagern, daß jeweils drei Punkte ihn tragen, so daß der vierte zur Fortbewegung frei wird. Er tut das in der Art, von Seite zu Seite verlagernd, daß jede seiner Krabbelbewe-

gungen als Vorbereitung und Stabilisierung zum Aufrichten und Gehen dient –
anstatt ihn, wie bisher, immer wieder neu zu verkrampfen und zu verunsichern.
Dazu kam, daß er anfing, seine Hände in einer neuen Art zu benutzen. Er fing an,
Gegenstände nicht mehr einfach festzuhalten und die Finger darumzukrampfen,
sondern bemühte sich, sie loszulassen, fallen zu lassen. Das fiel ihm sehr schwer,
aber da sein Interesse geweckt war, spielte er intensiv mit dieser Neu-Entdeckung.
Er warf, verfolgte den Gegenstand mit seinem Blick und holte ihn krabbelnd wieder. So lotete er Raum für Raum aus, und begann, sich dreidimensional im Raum
zu orientieren. Dabei lachte er und experimentierte mit seiner Lautbildung, lebhaft und interessiert.
Die Abstände zwischen den Sitzungen betragen 10 – 14 Tage, damit Christian Zeit
hat, die Impulse zu verarbeiten und zu integrieren. Als er zur dritten Sitzung kam,
machte er mich intensiv auf seine Hände aufmerksam. Er spielte mit ihnen, versuchte, sie zusammenzubringen und verkrampfte sie immer wieder heftig in seinen Anstrengungen und in seinem Bemühen. Ich fing an, mit seiner rechten Hand
zu spielen. Sie war lockerer als die linke, und er hatte mühelos Blickkontakt mit
ihr. Ich berührte seinen Daumen, der anfangs sehr verspannt in den Handteller
gedrückt war, und verstärkte behutsam den Druck in diese Lage.
Allmählich konnte er ihn freier bewegen und wir fingen an, mit den übrigen Fingern zu spielen, sie zu bewegen, auf die Unterlage zu legen, die Intensität des
Druckes zu variieren, die Hand zur Faust zu schließen und zu öffnen, sie zu drehen und in verschiedenen Lagen zu betrachten, zu bewegen, wahrzunehmn. In
dem Maß, in dem die Hand und der Arm lockerer wurden, verdeutlichte sich Christians Sprache und dieses Hantieren wurde immer mehr zum Spiel. Nur beim Drehen der Hand verkrampfte er seinen ganzen Körper und wurde unsicher und verwirrt. Allmählich „begriff" ich, daß es für ihn nicht nachvollziehbar war, daß sich
die Lage der Finger völlig veränderte, je nachdem ob die Handfläche oder der
Handrücken der Unterlage zugekehrt war. – Er „begriff" nicht, daß einmal sein
Daumen näher beim Gesicht lag, einmal sein Kleinfinger. Wir spielten mit dieser
Bewegung des Handumdrehens im Zusammenhang mit seinem Arm, mit seinem
Gesicht und mit seinem Blick. Ganz allmählich wich seine Verwirrung wachsender Aufmerksamkeit, und plötzlich verstand er die Lageveränderung, die mit diesem Handumdrehen verbunden war. Das bewirkte, daß seine Finger, auch der
Daumen, völlig locker wurden. Sehr langsam und fließend konnte er selbst seine
Hand drehen, sie aufmerksam mit seinem Blick begleitend. Wir spielten noch ein
bißchen in verschiedenen Lagen mit dieser rechten Hand, um Christian vollends
sicher zu machen – dann begannen wir, uns mit der anfangs verkrampften linken
Hand zu beschäftigen. Sie hatte schon im Lernen der rechten Hand mitgelernt und
übernahm sehr leicht und spielend das lockere, fließende Handumdrehen.
Zum Abschluß dieser Sitzung spielten wir noch kurz mit dem Handumdrehen beider Hände, gleichzeitig und gegenläufig und Christian war ganz klar und sicher mit
links und rechts, mit außen und innen.
Die Ergebnisse dieser drei Sitzungen mögen zunächst gering erscheinen. Werden
wir uns jedoch bewußt, wie intensiv und ausschließlich sich der Mensch an sich

selbst, an seinem Körper orientiert und ausrichtet, mag sichtbar werden, welchen Unterschied es macht, ob ich mit mir, in mir klar und selbst-bewußt bin, oder ob ich jedesmal verwirrt und verunsichert bin, durch die Unberechenbarkeit, mit der ich meine Bewegung erlebe. Wenn es mir jedes Mal überraschend und zufällig erscheint, an welcher Seite der Hand mein Daumen zu finden ist, wird es mir schwerfallen, Zutrauen in meine Hand und in ihre Funktionen und damit in meine Handlungen zu entwickeln. Jede meiner Bewegungen und Tätigkeiten wird mich in neue Verwirrung und Verunsicherung stürzen und irgendwann wird es mir geboten scheinen, mich davor zu schützen, indem ich meine Handlungen möglichst wenig beachte und wahrnehme, daß ich sie ausblende oder sie überhaupt vermeide.

Die Umkehr dieses circulus vitiosus ist daraus möglich, daß ich mit jeder bewußten und vorhersehbaren Bewegung meiner Hände sicherer werde und lerne, mir zu vertrauen, meinen Händen und meinen Handlungen. Aus diesem Selbst-Vertrauen kann ich den Mut finden, mich näher und intensiver mit den Möglichkeiten meiner Hände zu beschäftigen, um sie weiter zu differenzieren, um so Schritt für Schritt die Fähigkeiten meiner Hände zu entwickeln.

Genau auf diese Weise haben wir als Babies und Kinder uns mit unseren Möglichkeiten, Fähigkeiten, Begabungen sicher und vertraut gemacht, indem wir nämlich mit jeder neuerworbenen Fertigkeit gespielt, experimentiert und variiert haben. Wir haben immer neu probiert, uns sicher gemacht und immer eine Fertigkeit auf die andere aufgebaut.

Ich habe als Beispiel diese ersten drei Sitzungen mit Christian gewählt, weil in der Arbeit mit Kindern die Fortschritte derartig frappierend sichtbar werden, daß es manchmal scheint, die kleinste Anregung genügte, um Wachstum und Entwicklung zu ermöglichen. Der gleiche Weg, die gleiche Art des Lernens, des Erlebens, findet statt in der Arbeit mit erwachsenen Klienten. Hier dauert es manchmal etwas länger, bis die Fortschritte so deutlich werden: Die Resignation kann so tief sein, daß es mehr Zeit braucht, bis Neugier und Mut groß genug sind, daß sich diese Menschen auf Lernen, Entdecken und Erkunden einlassen. Die Bereitschaft, wieder auf Rückzug und Zurückhaltung zu gehen, kann sehr ausgeprägt sein.

Sobald der Durchbruch gelungen ist, daß Menschen anfangen, auf sich aufmerksam und neugierig zu werden, steht ihnen ihr unerschöpfliches Potential an Lernfähigkeit zur Verfügung. Es liegt an meiner Geschicklichkeit und an meinem Einfühlungsvermögen zu sehen, wie einfach und mühelos Lernschritte zu Fortschritten werden können.

Das sehe ich als meine Aufgabe: meinen Klienten als Außen-Stehende zu reflektieren und wahrnehmbar zu machen, wo er sich mit seiner Begrenzung sein Leben mühselig und schwierig einrichtet und wo er aus der Beschränkung und Beengung von Automatismen in den Reichtum seiner Möglichkeiten gelangen kann, wo er die Möglichkeit hat, aus der Fülle von verschiedenen Variationen zu wählen, anstatt blindlings Mechanismen und Gewohnheiten sich abspulen zu lassen.

Abschließend möchte ich noch einmal betonen, daß jeder Mensch lernfähig ist, wie groß die Schwierigkeit anfangs auch sein mag, mit seinen geistigen, körperlichen oder ganzheitlichen Fähigkeiten in Kontakt zu kommen.

Jeder Mensch kann auf der Stufe, wo er sich gerade befindet, sicherer, klarer und differenzierter werden. Das befähigt ihn, zu wachsen, sich zu entwickeln und fortzuschreiten, sich selbst deutlicher zum Ausdruck zu bringen.

Ich gehe davon aus, daß jede „Krankheit" oder Störung als allgemeinmenschliches Potential in jedem Menschen angelegt ist, auch wenn die Unterschiede der Begrenzung und Zurückhaltung graduell sehr eindrucksvoll sein können. Wurzel dieser Beschränkungen sind Resignation und tiefgreifende Entmutigung, die Menschen behindern, wirklich mit ihren Möglichkeiten, Fähigkeiten und Begabungen in Kontakt zu kommen. Anstatt sich das Lernen zu erlauben, das Einlassen auf Unsicherheit und Neuland, bewegen sie sich, bewegen wir uns, in den scheinbar sicheren Gleisen von Gewohnheit, Einseitigkeit und unbewußten Mechanismen.

Diese Resignation basiert auf einem Armut-Bewußtsein, d.h. auf dem Starren darauf, was (noch) nicht zur Verfügung steht, was (noch) nicht entwickelt und zugänglich ist – anstatt von der Vollständigkeit auszugehen und zu schauen, welche Schritte dorthin führen und sie näherbringen. Viele therapeutische Methoden verstärken den Blick auf die „Mängel und Fehler" und geben dem Betroffenen immer neu das Gefühl, „nicht in Ordnung", „nicht normal" zu sein – und vertiefen damit seine Bereitschaft zu Mutlosigkeit und Resignation.

In meiner Arbeit versuche ich, zu erleichtern und zu ermutigen, jeden einzelnen Schritt, und scheint er momentan noch so klein, als Bewegung zur eigenen Vollständigkeit sichtbar zu machen und anzuerkennen.

Es ist diese Fähigkeit des Lernens, die als spezifisch menschliches Potential, Entwicklung und Entfaltung im Lauf des Lebens erlaubt, anstatt in Begrenzung und Einengung zu verharren.

In unserer Gesellschaft haben wir uns auf ein „normales" Maß von Behinderung geeinigt, das wir tolerieren. Wird dieses Maß an einer Stelle diagnostizierbar überschritten, beginnt der Bereich der Sonder-Einrichtungen, -Schulen, -Behandlungen usw.

Der Ansatz meiner Arbeit will auch dazu beitragen zu sehen, daß wir im Umgang mit Menschen immer wieder auf dem gemeinsamen Boden bleiben, von Mensch zu Mensch agierend, mit nur graduell verschiedenem Maß an Ausfällen, Begrenzungen, Behinderungen, Fehlbarkeiten, Unzulänglichkeiten. Ich empfinde dieses Wahrnehmen meiner Grenzen als unerläßliches Handwerkszeug, um meine Klienten zu verstehen und von ihnen zu lernen; nämlich immer wieder von dem auszugehen, was im Moment ist – damit umzugehen, was der Moment bringt und zu sehen, was mich jeder Augen-Blick lehrt – anstatt in Konzepten zu sitzen, die mir den Blick trüben mit dem, was ich erwarte, was sein sollte, was „normal", „gut" oder „richtig" wäre.

Grundidee der Arbeit von Dr. Moshe Feldenkrais

M. Feldenkrais war Physiker und ist durch Sportverletzungen, die er sich beim Judo und Fußballspielen zugezogen hat, dazu gekommen, sich mit menschlicher Bewegung und der Grundausstattung, dem Bewegungsapparat, zu beschäftigen. Dabei hat er entdeckt, daß dieser absolut und vollkommen dafür geeignet ist, sich im Schwerkraftfeld der Erde im aufrechten Gang zu bewegen.

Diese Entdeckung steht im krassen Gegensatz zur lange von der Schulmedizin vertretenen Meinung, alle orthopädischen und gynäkologischen Leiden der Menschheit seien daraus entstanden, daß der Mensch anfing, auf zwei Beinen, im aufrechten Gang zu gehen.

D.h. die schulmedizinische Ansicht geht davon aus, daß der Mensch als aufrecht Gehender eine Fehlkonstruktion sei.

Der Ansatz der Feldenkrais-Arbeit im Bewußtwerden der eigenen Bewegung geht davon aus, daß unser menschliches Design genau dem Um-Gehen auf dieser Erde mit ihren Gegebenheiten von Gravitation und Orientierungsmöglichkeiten entspricht – wenn wir uns nur erlauben, uns unserer Vielfalt und Kreativität, unserer Variationsmöglichkeiten und Unbegrenztheit entsprechend zu bewegen.

So zielt auch der Umgang mit Bewegung, d.h. Bewußtheit durch Bewegung, nicht auf das Trainieren von Muskeln oder Mobilisieren von Gelenken – sondern vielmehr auf die Aufmerksamkeit und das Bewußtmachen von einengenden Mechanismen und eingleisigen Gewohnheiten.

Literatur

FELDENKRAIS, M.: Bewußtheit durch Bewegung. Frankfurt 1978
ders.: Abenteuer im Dschungel des Gehirns. Frankfurt 1981
ders.: Die Entdeckung des Selbstverständlichen. Frankfurt 1985
ders.: Das starke Selbst. Frankfurt 1989
ders.: Die Feldenkrais-Methode in Aktion. Paderborn 1990
KLAWITTER, U.: Bewegungsspiele fürs Baby. Freiburg 1982
dies.: Die Weisheit des Körpers befragen. Verlag Walter V., Freiburg, 1992
Cassettenprogramm (erhältlich bei der Autorin)

Klawitter, Uta
Geb. 1944. Ausbildung zur Krankengymnastin. Seit 1969 Arbeit in der Bewegungsentwicklung kleiner Kinder. – 1976 Begegnung mit M.Feldenkrais. Wichtige persönliche Erfahrung mit der Methode von Feldenkrais „Bewußtheit durch Bewegung", Integration dieser Erfahrungen in die Arbeit mit Kindern und Erwachsenen. Persönliche Kontakte mit Feldenkrais in Tel Aviv, Feldenkrais-Ausbildung in München. Seminare und Einzelsitzungen in Feldenkrais' Funktionaler Integration, eigenes Ausbildungsprogramm.

Helmut Köckenberger
„Spaß ist die beste Motivation"
Psychomotorische Entwicklungsförderung

Die Geschichte der Psychomotorik in Deutschland ist noch nicht alt. 1955 begann Ernst J. Kiphard, Artist, Clown und Sportpädagoge, in der Jugendpsychiatrie in Hamm mit ersten Versuchen, den Sport weniger leistungsorientiert, sondern mehr als Körper- und Bewegungserfahrung zu unterrichten. Im Mittelpunkt stand die Anregung der Selbsttätigkeit des Kindes ohne Leistungsdruck, Drill und von außen diktierter Disziplin. Einfache und unkomplizierte Übungen ohne aufwendige und teure Hilfsmittel wurden zusammengestellt. Diese wurden psychomotorisch genannt, weil sie über den körperlichen Bereich einen besonders guten und kindgemäßen Zugang zum sozial-emotionalen Bereich und zu den Verhaltensproblemen der Kinder und Jugendlichen ermöglichen.

In den Jahren danach wurde die Idee der Psychomotorik immer mehr verbreitet. Verschiedene Möglichkeiten wurden ausprobiert. Anregungen aus anderen therapeutischen Ansätzen wie z.B. der heilpädagogischen Rhythmik bis hin zur körperorientierten Kinderpsychotherapie bereicherten das Spektrum. Das Übungsangebot wurde auf die verschiedensten Zielgruppen übertragen: Seniorensport, Jugend- und Erwachsenenpsychiatrie, Arbeit mit Geistig- und Lernbehinderten, verhaltensauffälligen und teilleistungsgestörten Kindern bis hin zum Schulsonderturnen bzw. Sportförderunterricht. Bezeichnend für die Psychomotorik ist, daß sie sich zunächst praxisorientiert und ohne jeden Anspruch auf Wissenschaftlichkeit entwickelte. Erst Ende der 60er Jahre entstand ein stärkeres Bedürfnis, die Zusammenhänge von Bewegung, Wahrnehmung, Emotion, Kognition und Verhalten in der Entwicklung des Kindes wissenschaftlich zu erforschen. Grundlage hierfür war die Forschung von J. Piaget und seine exakte Beschreibung der sensumotorischen Entwicklung bis hin zur logisch-abstrakten Operation.

Psychomotorik ist ein ganzheitlicher Ansatz, der versucht, der engen Verbindung und dem gegenseitigen Bedingt-sein von Motorik, Wahrnehmung und Sozial-Emotionalität gerecht zu werden.

Motivation

Das Kleinkind setzt sich von sich aus lustvoll, konzentriert und spielerisch mit seiner Umwelt auseinander, vorausgesetzt, die Reifungsprozesse verlaufen ungestört. Zufriedenheit entsteht nicht nur durch das oftmalige Wiederholen und Einprägen von vertrauten Handlungen im Gehirn, sondern auch durch das Erobern von Neuland, das durch Nachahmen und eigene Experimente selbständig begriffen und in Besitz genommen wird. Angetrieben dazu wird das Kind durch die eigene Motivation, Neues zu erleben und zu erlernen, seine Umwelt kennenzulernen, sich vertraut zu machen. Außerdem reagiert das Kind auch auf Reize aus seiner Umgebung, z.B. auf die berühmte rote Kugel oder Rassel, und wird dadurch "von außen" motiviert, hinzugreifen, die Hand auszustrecken, sich in Richtung des Reizes zu bewegen. Das Kind nimmt gleichzeitig sehr sensibel emotionale Stimmungen (Zuneigung und Wärme, Aufmerksamkeit, Fürsorge oder Ablehnung) wahr. Dies geschieht über die verschiedenen Wahrnehmungskanäle, was wiederum eine motorische oder sozial-emotionale Reaktion hervorruft.

Neuropsychologisch betrachtet ist Motivation eine der Grundvoraussetzungen, um Reize im Stammhirn zu bündeln, zu verstärken oder auszublenden und in der Hirnrinde abzuspeichern. Das Erlebte, Erlernte wird dadurch erst wieder abrufbar, kombinierbar, variabel und adäquat einsetzbar. Stupides Antrainieren, im schlimmsten Fall unter Zwang, schafft auf keinen Fall die Voraussetzung für ein freies und kreatives, der entsprechenden Umweltsituation angepaßtes Anwenden des Erlernten. So ist die Motivation des Kindes das Kernstück der Psychomotorik: der Eigenantrieb, die Freude am eigenen Körper und an der Bewegung zu erleben, auf äußere Reize zu reagieren, an den eigenen momentanen Entwicklungsgrenzen zu üben und dadurch festgefahrene sozial-emotionale Rollen aufzubrechen.

Bei Kindern mit behinderter Entwicklung ist dieser Eigenantrieb oftmals vermindert. Wie kann im Rahmen der Psychomotorik bei diesen Kindern Eigenantrieb gefördert werden? Die Anwendung eines der folgenden praktischen Ansätze ergibt sich aus der speziellen Situation des Kindes bzw. der Gruppe.

Einsatz von Material

Eine Möglichkeit bietet die Materialerfahrung. Fast jedes Material bietet bei entsprechender Darbietung Anreize, sich damit auseinanderzusetzen. Dies stimuliert die Wahrnehmung, regt zu Bewegung an, erweitert das Erfahrungsspektrum und fördert die Kreativität.

In jeder Turnhalle steht eine Vielzahl von *herkömmlichen Sportgeräten* zur Verfügung. Dies lädt geradezu ein, sie „sinnentfremdet" zu verwenden oder sie umzugestalten. Kletter- und Bewegungsparcours, die individuelle und kreative Lösungen von Bewegungsaufgaben zulassen, anstelle von leistungsorientiertem Hallenturnen.

Wir können konstruieren:

Schaukeln: – 1 Langbank/Leiter mit Seilen an vier Ringen befestigt
               – 1 Langbank parallel zwischen den Barrenholmen eines Barren mit Seilen aufgehängt.

Rutschen: – Langbänke in die Sprossenwand eingehakt (Decken, Teppichfliesen als Rutschunterlage oder Plastik-/Papptonnen zum Rollen).

Kletterberge: – Langbänke an Sprossenwand (bzw. Reck oder Barren) hoch eingehakt und mit Turnmatten abgedeckt;
               – schräg gestellte Weichbodenmatten an der Sprossenwand befestigt, darunter Kästen oder Stufenbarren verhindern ein Einknicken.

Höhlen:	– mit einem großen Tuch überdeckte Barren oder Kästen bzw. auf den Boden gelegte Tore.
Tunnel:	– auf den Boden gelegte Kästen (ohne Deckel und Bodenrollen).
Parcours:	– an der Decke befestigte Klettertaue als Lianen zwischen zwei Kästen;
	– 2–3 gespannte Taue (parallel nebeneinander oder übereinander) als Hängebrücke zwischen zwei herausgeklappten Sprossenwänden (Reck oder Barren).
	– Stege zwischen zwei Kästen mittels einer Langbank/Leiter;
	– ein Kastenboden bzw. ein Kastenoberteil auf Rollbrettern kann als Fährboot an einem aufgespannten Tau entlang quer durch die Turnhalle dienen.

Möglich ist auch, daß die Kinder selbständig Landschaften aus dem vorhandenen Material des Geräteraums bauen und konstruieren dürfen (vgl. Bewegungsbaustelle).

Gebräuchliches Gymnastikmaterial wie Bälle, Reifen, Seile, Keulen, Stäbe läßt sich genauso spielerisch einsetzen und im Gebrauch variieren. Hierbei sind der Phantasie kaum Grenzen gesetzt.

Als sinnvoll hat sich das 'Freie Ausprobieren' als Teil einer Stunde erwiesen. Kinder nutzen nach einiger Zeit den Freiraum, um eigene Spielideen vorzuschlagen und erfundene Kunststücke im „Zirkus" zu zeigen.

Ablaufskizze: Reifen
– Alle Reifen liegen verteilt im Raum. Kein Reifen darf berührt werden, während die Kinder herumrennen. Auf Kommando in einen Reifen hineinspringen und ausruhe...
– Herumlaufen, ohne in das Innere eines Reifens zu treten. Auf Kommando seinen Reifen wiederfinden.
– Variationen mit verschiedenen Bewegungen möglich
– Variation: Ein Reifen weniger als Anzahl der Kinder. Auf Kommando wieder in den Reifen springen. Das übriggebliebene Kind darf nächstes Signal geben oder nächste Fortbewegungsart vorschlagen.
– Auf der Kante des Reifens laufen. Verschiedene Wege damit legen.
– Weitere Aktivitäten mit dem Reifen erfinden: schwingen, rollen, drehen, werfen, schieben, ziehen (auch ohne Hände), als Schmuck umhängen ...
– Durch den Reifen steigen, ohne ihn mit dem Körper berühren.
– Seinen Reifen wegrollen und wiederfinden (evtl. alle Kinder gleichzeitig).
– Genau am Ende des Drehens hineinspringen oder so früh wie möglich.
– Den rollenden Reifen durchspringen.

- In die Richtung des letzten drehenden Reifens zeigen (auch mit geschlossenen Augen). Alle Kinder drehen gleichzeitig.
- Autospiel: Jedes Kind rennt innerhalb des Reifens, den es mit beiden Händen hochhält. Zusammenstöße mit anderen Autos vermeiden (auch paarweise in einem Reifen)
  Bus fahren: möglichst viele in einem Reifen stehend langsam sich fortbewegen. Variation: mehrere Busse spielen fangen.
- Am Ende legt sich jedes Kind wieder in seinen eigenen Reifen, ohne daß ein Körperteil herausschaut.

Es gibt in den letzten Jahren immer mehr *spezifisches Psychomotorik-Material:* z.B. Rollbretter und Pedalos als Fortbewegungsmittel

- Kugelbadbälle für die taktile Stimulation und Entspannung;
- Schwungtücher und Fallschirme für die Interaktion;
- Airtramps und Minitramps für das Üben des Gleichgewichts und der Spannkraft;
- Baumaterial für Kletterlandschaften aus Holz oder Schaumstoff.

Eine interessante Komponente ergibt sich, wenn wir *sportfremde Gegenstände* zum Spielen mitbringen und damit eine Unterrichtseinheit gestalten. Es birgt nicht nur den Reiz des Unbekannten, sondern fordert als Neuland Kreativität heraus. Dies wiederum bereichert das Spielen im Alltag und erhöht die Flexibilität des Kindes.

Ablaufskizze: Zeitungen

- Zwei Kinder halten sich an einer Seite und versuchen ohne loszulassen andere Paare zu fangen
  Variation: auch als Kleingruppen mit einer oder mehreren Zeitungsseiten
- Wer kann sich, durch den Raum bewegen, ohne den Boden zu berühren?
- Wer kann eine Zeitung transportieren, ohne seine Hände zu benutzen?
- Zeitung zum Rohr rollen und damit anderen „Geheimbotschaften" ins Ohr flüstern, verschiedene Körperteile gegenseitig anpusten oder bepinseln;
- Zeitung zu Puzzles zerreißen, die andere Kinder wieder zusammensetzen;
- verschiedene Formen reißen oder legen;
- lange Papierschlangen herstellen mit Reißtechnik;
- Zeitungen zusammenkleben zu einer oder mehreren großen Flächen: sich darunterlegen, die Flächen hochheben und transportieren;
- geknülltes Zeitungspapier werfen, auffangen, Jägerball oder Boccia spielen, Körperteile treffen...
- Zimmer putzen: zwei Parteien in zwei angrenzenden Feldern werfen ihren Dreck (geknülltes Papier) ins Nachbarfeld. Wessen Zimmer ist am Ende (nach drei Minuten) sauberer bzw. leerer?

– Ein Großteil des Bodens ist mit Papier bedeckt. Wer kann quer durch den Raum schleichen, ohne ein Geräusch zu verursachen?
(Variation: auf Schnüren aufgehängte Papiere zum Durchkriechen).
– Versteckspiel unter Papierseiten bzw. -haufen.

Aus der fast unbegrenzten Materialfülle seien noch aufgezählt: Klopapier, Klopapierrollen, Stühle, Spülmittelflaschen, Autoreifen, Bettbezüge, Teppichbodenfliesen, Watte, Fliegenpatschen, Taschenlampen, Drainagerohre, Bierdeckel, Blechbüchsen, Handtuchrollen, Regenschirme, Schachteln, Pappkartons, Schaumstoffbausteine, Tennisbälle, Wolle, verschiedenes Schuhwerk (Skistiefel, Kinderski mit Teppichstoff beklebt, 4 m lange Gruppenski, Flossen...). Das Material kann variabel eingesetzt werden, besitzt aber meist einen spezifischen Aufforderungscharakter und Anwendungsbereich.

Bewegungsgeschichte

Noch interessanter kann die Stunde gestaltet werden, wenn eine Geschichte durchgängig den geplanten oder improvisierten Ablauf begleitet. Das bedeutet, daß der Spannungsbogen von Anfang bis Ende beibehalten wird, weil die Kinder in eine ihrem Entwicklungsniveau entsprechende Geschichte eingebunden sind. Der Erwachsene hat die Möglichkeit, jederzeit auf die Bedürfnisse und Stimmungen der Kinder einzugehen. Stimmungen und Handlungen können wertfrei bewußtgemacht und dadurch reflektiert werden. In der faszinierenden Phantasie- und Märchenwelt haben Kinder weniger Ängste und Hemmungen, können neue Rollen und Bewegungen erproben und versuchen, sie danach in den Alltag zu integrieren. Beispiel: Hans ist ein bewegungsängstlicher neunjähriger Junge. Im „Tiger-Fangspiel" zeigt er große und schnelle Bewegungen und als Löwenpapa führt er sogar eine Gruppe Löwenkinder über gefährliche Stellen.

Ablaufskizze: Igelgeschichte

Geschichte:	*Ablauf:*
Ich verzaubere euch, indem ich euch mit 'Igelstacheln' überschütte!	Alle liegen eng beieinander und werden mit vielen Klammern zugeschüttet
Jeder verwandelt sich in einen stacheligen Igel.	Jeder schmückt sich mit den Klammern und zeigt sich dann den anderen
Jeder Igel will sich am besten schützen und möglichst viele Stacheln stehlen.	Wer kann den anderen Klammern stehlen, ohne selber welche zu verlieren?
Aber weil er jetzt so alleine ist, will er seine Stacheln wieder loswerden.	Wer kann seine Klammern anderen anheften, ohne selber welche zu erhalten?

Wir haben einen Igelkönig, der alle Stacheln erhält.

Wir wollen keinen König mehr.
Jeder darf versuchen, ihm einen Stachel zu stehlen.

Kein Igel will die Stacheln berühren.
Sie würden ihn zu Stein verwandeln.

Immer zwei Igel wollen Freunde werden oder eine Familie gründen.
Einer versucht dem anderen Stacheln anzuheften. Wieviele Stacheln kann er anheften?

Zum Schluß versuchen alle Igel, ihre Stacheln zu einem großen Kunstwerk zusammenzubauen.

Wer die meisten Klammern hat, wird mit allen restlichen Klammern geschmückt.
Er steht dann in der Mitte eines Kreises. Er zeigt in die Richtung des Geräusches, das er blind hört, wenn sich einzelne Diebe nähern, ihm einzelne Klammern zu stehlen.

Die im Raum verteilten Klammern dürfen beim Rennen oder Fangspiel nicht berührt werden.

Fangenspiel paarweise aneinandergeheftet.

ein Kind liegt blind am Boden und spürt, wo sein Partner eine Klammer anheftet.

Alle bauen gemeinsam alle Klammern aneinander.

Projektorientierter Ansatz

In vorstrukturierten Räumen erhalten Kinder die Möglichkeit, ohne jegliche Aufforderung oder gezielte Spielanweisung, zu spielen und sich zu bewegen. Abgesteckt ist nur der Rahmen, der, umso strikter eingehalten werden muß, je weiter er gefaßt ist. Minimalregeln sind: „Keiner darf ohne Erlaubnis den Raum verlassen, kein Kind darf geschlagen oder verletzt werden, kein Material darf willkürlich zerstört werden; das Ruhe- und Versammlungssignal muß erkannt und beachtet werden."

Der Raum muß Platz für Bewegung, Ausagieren und Rückzug, aber auch für Wärme und Geborgenheit bieten. Er ist vorstrukturiert, das bedeutet, er ist gestaltet (Materialaufbau) oder ausreichend angefüllt mit Material, so daß er von sich aus Bewegungs-, Spiel- oder Interaktionsaufforderungscharakter besitzt, ohne ablenkende Reize. Verletzungsgefahren müssen ausgeschlossen sein.

Das Kind findet hier eine Umgebung vor, in der es selbständig, ohne Anweisung und Kontrolle durch Erwachsene den Raum und das Material erforschen und ergreifen kann. Außerdem kann es spielerisch lernen, sich dieser Umgebung anzupassen oder die Umgebung seinen Bedürfnissen entsprechend umzugestalten.

Der Erwachsene ist ein konzentrierter Beobachter. Er greift nur ein, wenn es dringend erforderlich ist. Er weiß um die therapeutischen und pädagogischen Ziele für jedes Kind und benutzt, um diesen näherzukommen, in erster Linie die Veränderung der Materialstruktur und des -aufbaus. Er versucht verstärkend oder reflektierend, aber nicht lobend oder wertend zu kommentieren (vgl. hierzu Literatur von Axline, Montessori, Oaklander).

Beispiel:
Vorstrukturierter Raum, angefüllt mit ca. 40 dreiteiligen Sprungfedermatratzen

Spielideen	Ziele
Bauen von Bergen, Türmen, Mauern, Häusern, Zimmern, Betten, Tunnels, Straßen, Labyrinth	Praxis, Handlungsbereitschaft, Interaktion, Tonusaufbau, grobmotorische Koordination
Erklettern von Bergen	grobmotorische Koordination
Herunterspringen, sich fallen lassen	Angstabbau
Kriechen durch Tunnel, Labyrinth, Höhle	Angstabbau, Körpergrenzen erfahren, Körperschema
Balancieren auf hohen wackeligen Türmen o. Mauern, unebenen Straßen Springen von Insel zu Insel	Gleichgewicht, Abstand schätzen Orientierung, Kraftdosierung
sich verstecken, zudecken, eingraben lassen	taktile u. kinästhetische Stimulation, Angstabbau, Entspannung
Werfen und Zerstören, schlagen, stoßen, ziehen, schieben	kontrollierter Aggressionsabbau, Kraft- u. Tonussteigerung

Die Kinder können herumtoben, sich ausagieren, ohne Verletzungsangst. Sie finden oftmals von alleine zu Ruhe- und Entspannungsphasen im eigenen Nest oder Versteck. Stärker entwicklungsgestörte Kinder lernen in diesem Raum hauptsächlich das Überwinden von Hindernissen, in der Gebirgslandschaft zu klettern, sich fallen zu lassen und das Versteckspiel.

Weitere Beispiele für vorstrukturierte Räume sind:
– Bewegungsbaustelle (verschiedenes Baumaterial ist bereitgestellt);
– Vestibularcirkus (Vielzahl von Stimulationsgeräten für das Gleichgewichtsorgan);
– Taktilcirkus (Vielzahl von Stimulationsmöglichkeiten für die Körperoberfläche);
– Kletterdschungel (vorgefertigter Aufbau zum Klettern, Kriechen, Rutschen);
– Luftballonzimmer, Spiegelkabinett, Kuschelraum, Fahrzeugpark;
– Labyrinth (aus Tischen und Matratzen, Brettern, Tüchern, Plastik als Zwischenwände);
– Rollbrettlandschaft (Tunnels, Schrägen, Hindernissen, Häusern, Straßen);
– Räume gefüllt mit Lkw-Schläuchen oder großen Schaumstoffbausteinen oder Riesenbällen;

- Räume mit allen möglichen Schrauben, Verschlüssen oder verschiedenes Baumaterial (Lego, Matador...);
- Dunkelkammern mit akustischen Geräuschquellen;
- Schwarzes Theater (Dunkelkammer mit Ultraviolettlicht, weißen Kleidungsstücken und Handschuhen);
- Spinnennetz (der Raum ist kreuz und quer verspannt mit Tauen und Seilen in allen Höhen).

Als ideal hat sich herausgestellt, wenn mehrere Räume mit unterschiedlicher Gestaltung zur Auswahl gestellt werden können; z.B. ein Raum mit Großmaterial zum Austoben, ein konzentrierter ruhiger Feinmotorikraum, ein Raum mit Schwerpunkt Körperschema. Das Umgestalten und Neueinrichten der Räume richtet sich nach dem Entwicklungsstand, der Motivation und den Bedürfnissen der Kinder.

Natur

Am natürlichsten ist (oder war?) die Natur.
Es ist unwahrscheinlich, daß ein Raum, ein künstliches Material die Erlebniswelt Natur ersetzen kann. Heutzutage gibt es in den Großstädten und Wohnsilos keine Möglichkeit, von und in der Natur zu lernen. Video, Computer, Fernsehen und Zeitmangel der Eltern ergänzen hervorragend und lassen anscheinend keinen Mangel spüren. Deshalb ist es dringend geboten, wann immer möglich, Therapie und Unterricht mehr nach Draußen zu verlegen. Stundenweise, im Ausflug oder in Projektwochen und Schullandheimaufenthalten. Kinder- und Abenteuerspielplätze, Rummelplätze und Parks bieten sich nur ersatzweise für einige der Ziele an. Auch taktile Stimulationsgärten könnten eingerichtet werden. Aber – falls in erreichbarer Nähe – warum nicht gleich in den nächsten Wald, auf die nächste Wiese? Diese Erlebnisräume stellen neben taktilen Reizen für Hände, nackte Füße und den Körper ein reichhaltiges Angebot an Bewegungs-, Spiel- und Wahrnehmungserfahrung zur Verfügung:

- den Schnee, den Regen, die Sonne erfühlen;
- Sandkästen, Schlammlöcher, Erde, Flußufer, Felsen, unterschiedliche Böden benutzen;
- Bäche durchqueren, Stege bauen und darauf balancieren, von Stein zu Stein springen, Hänge erklettern und wieder hinunterrollen;
- Hindernisse überwinden, umgestürzte oder gefällte Bäume überqueren, Höhlen erforschen, an Felsen oder Bäumen Klettertechniken erproben, Bäume umarmen, sich anschleichen, sich in Laub/Heuhaufen eingraben, Verstecken;
- Abstände schätzen und messen, Orientierungswanderungen;
- Blätter, Blumen, Steinchen o.ä. erkennen, unterscheiden, sammeln. (Ergänzende Anregungen dazu findet man in Literatur zur Erlebnispädagogik).

Es ist so vielleicht möglich, eine verlorengegangene Umwelt Stück für Stück wieder vertraut zu machen.

Zusammenfassung

Aus der Vielfalt von Möglichkeiten ist eine kleine Auswahl genannt worden. Durch das Integrieren psychomotorischer Elemente in den Schulunterricht können viele kognitive Lerninhalte im dreidimensionalen Raum erlebbar und körperlich erspürbar gemacht werden. Allen vorangegangenen Ansätzen in der Psychomotorik ist einiges Grundlegendes gemeinsam:

- Voraussetzung sollte immer eine eingehende *Diagnostik* und daraus resultierend die Festsetzung der pädagogischen und therapeutischen Ziele sein, die durch ständige Beobachtung bestätigt, ergänzt oder schwerpunktmäßig verändert werden müssen.
- Der *Stundenaufbau* sollte Elemente aus Körper-, Material- und Sozial-Erfahrung aus verschiedenen Wahrnehmungsbereichen, aus grob- und feinmotorischer Koordination und Interaktion berücksichtigen. Dies ist notwendig, weil sich die Situation des Kindes aus sich gegenseitig bedingenden Wechselbeziehungen von Defiziten im motorischen, perzeptiven und sozial-emotionalen Bereich ergibt.
- *Das Materialangebot* hat großen Aufforderungscharakter, ist klar, einfach, aber vielseitig verwendbar. Reizüberflutung schafft Unruhe und behindert die Konzentration. Es ist deshalb genügend Zeit zu geben für die Beschäftigung mit einem Material, einem Spiel und auch für oftmalige Wiederholungen, evtl. mit leichten Abänderungen oder anderem Material. Dadurch erhält das Kind Gelegenheit, sich an einer gefundenen Aufgabenlösung zu freuen, diese zu wiederholen, zu variieren, ohne gleich mit einer neuen Anforderung konfrontiert zu werden.
- Vorrangig ist die *Stärkung des Selbstbewußtseins* und der *Selbstakzeptanz*. Dies schafft die Basis, freudig, lustvoll und neugierig den eigenen Körper, die Umgebung und verschiedene Materialien zu entdecken und spielerisch damit umzugehen. So kann das Kind ohne Angst Neues ausprobieren, selbständig motiviert lernen und seine Grenzen erweitern.
- *Das Kind bestimmt das Tempo und den Weg!* Der Erwachsene ist nicht als Dompteur gefordert, sondern als Partner, der durch Geduld und Behutsamkeit dem Kind Vertrauen vermittelt. Er nimmt die kindlichen Bedürfnisse ernst und versucht, Überforderung zu vermeiden, indem er den momentanen Entwicklungsstand akzeptiert („Du bist o.k., so wie du gerade bist"). Dies ermöglicht eine ehrliche, warme, lebendige und konzentrierte Begegnung zwischen dem Erwachsenen und dem Kind, sei es in der Einzelsituation oder innerhalb der Gruppe. Automatisch abgespulte unkonzentrierte Therapiestunden erfüllen nicht ihren Zweck.
- Je mehr die Stunde von Freude, Motivation und Eigeninitiative des Kindes getragen ist, umso weniger ist es nötig, die Trillerpfeife zu benutzen und reglementierend und disziplinierend einzugreifen. Allerdings muß dieser *weitere Rahmen* eindeutiger, klarer und auch absoluter gesetzt werden. Ein weiter Rahmen benötigt die Sicherheit und das Improvisationsvermögen des Erwachsenen, von der Stundenplanung gegebenenfalls abweichen zu können, Ideen auf-

zugreifen und trotzdem die Situation jederzeit im Griff zu haben. Ansonsten liegt die Grenze zum Chaos näher. Sollte die Stunde öfters entgleiten, erzeugt dies Verwirrung, Unzufriedenheit und Unsicherheit innerhalb der Gruppe oder beim Einzelkind.

Theorie und Praxis sind besonders am Anfang sehr weit voneinander entfernt. Deshalb ist es für jeden Lehrer, Erzieher und Therapeuten notwendig, auszuprobieren, eigene Erfahrungen, Erfolge wie Mißerfolge zu sammeln und so zu seinem eigenen Stil zu finden.
Nur wenn ich selber Spaß und Freude an meiner Arbeit habe und meine ganze Persönlichkeit einbringe, kann ich dem Kind eine echte zwischenmenschliche Beziehung bieten und vermitteln, was letztendlich vielleicht am wichtigsten ist: Spaß und Freude am Leben!

Literatur

ALY, ALY, Tumler: Kopfkorrektur, Rotbuch 240.
AXLINE: Non-direktive Spieltherapie, Verlag Reinhardt, E.
AYRES, J.: Bausteine kindlicher Entwicklung, Springer Verlag, Heidelberg.
FUNKE, J. (Hrsg.): Sportunterricht als Körpererfahrung, Reinbek 1983.
HAIM, Ginott: Gruppenpsychotherapie mit Kindern, Beltz Verlag, Weinheim 1972.
KIPHARD u. HÜNNEKENS: Bewegung heilt, Gütersloh Verlag Flötmann.
KIPHARD: Motopädagogik und Mototherapie I u. II, Verlag modernes Lernen, Dortmund.
MONTESSORI: Kinder sind anders, Klett-Cotta 1986.
PIAGET: Das Erwachen der Intelligenz beim Kinde, Stuttgart 1973.
OAKLANDER, Violet: Gestalttherapie mit Kindern und Jugendlichen, Klett-Cotta 1981.

Köckenberger, Helmut
    Geb. 1956, Krankengymnast und Motopädagoge, seit 1984 mit Schwerpunkt MCD-Kinder im Körperbehindertenzentrum Oberschwaben. Dort Einführung und Aufbau der Psychomotorischen Entwicklungsförderung. Tätig in der Fortbildung und Weiterbildung im Bereich MCD und Psychomotorik und in der Erwachsenenbildung im Bereich Körpererfahrung und Tai Chi Chuan.

Ulrike Heinrich

Heilpädagogisches Reiten mit Markus – ein Fallbeispiel

Einführung

Dem heilpädagogischen Reiten liegt der Gedanke zu Grunde, den spielerischen Umgang von Kindern mit dem Partner Pferd pädagogisch zu nutzen. Seit ungefähr 30 Jahren wird das Pferd gezielt in Medizin, Pädagogik und Behindertensport eingesetzt. Die Erfolge dieser Arbeit können in allen Bereich belegt werden. Die nachfolgende Grafik soll die Arbeitsbereiche des therapeutischen Reitens in Medizin (Hippotherapie – neuro-physiologische Krankengymnastik auf dem Pferd), Pädagogik (heilpädagogisches Reiten) und Behindertensport aufzeigen.

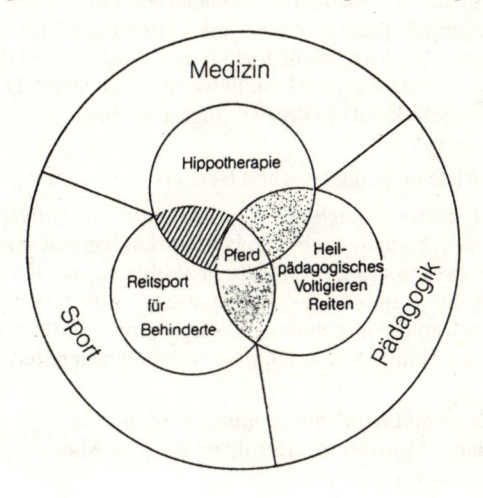

Abbildung aus:
Heipertz, W. (Hrsg.):
Therapeutisches Reiten
– Medizin, Pädagogik, Sport,
Stuttgart 1977

Deutlich wird hier, daß sich die einzelnen Arbeitsbereiche in Grenzgebieten überschneiden. Dies ist besonders beim Einsatz des HPR an einer Schule für Körperbehinderte zu beachten. Zum pädagogischen Aspekt der Verhaltensverbesserung, der psychologischen und sozialen Förderung kommt hier die Förderung behinderter Kinder mit neurologischen Bewegungsstörungen und frühkindlichen Hirnschädigungen (ICP, MCD) sowie angeborenen Fehlbildungen der Extremitäten hinzu.

Fallbeispiel:
Markus ist ein 10jähriger Knabe. Er wird an einer Schule für Körperbehinderte unterrichtet. Nach einer Frühgeburt liegt bei ihm eine cerebrale Bewegungsstö-

rung in Form einer Spastizität vor. Markus zeigt das für seine Behinderung typische Gangbild. Er hat, bedingt durch seine Grundbehinderung, große grob- und feinmotorische Probleme. Er ist Einzelkind und orientiert sich sehr an Erwachsenen. Bei Konflikten mit gleichaltrigen Kameraden sucht er Hilfe bei Erwachsenen und zeigt keine eigenen Lösungsstrategien. Da in seiner Familie keine Haustiere gehalten werden, hat er kaum emotionalen Zugang zu ihnen. Auffallend ist auch seine hirnorganisch bedingte taktile Abwehr. Er macht sich nicht gerne die Hände schmutzig und mag keine Tiere anfassen.

Lernziele für das heilpädagogische Reiten
Lernziele im medizinischen Bereich
Generell kann gesagt werden, daß sich Reiten bei den spastischen Formen der Cerebralparese positiv auswirkt. Der Bewegungsrhythmus des Schritts beim Pferd entspricht in etwa dem des Gehens beim Menschen. Der dreidimensionale Bewegungsimpuls (auf-ab, rechts-links, vor-zurück) des Pferdes setzt sich über das Bekken und die Wirbelsäule fort bis zum Nacken- und der Schulterpartie. Die Lockerung der betroffenen Muskulatur ist naheliegend. Die tonusregulierende Wirkung des Reitens kann ein bis zwei Tage anhalten.

Lernziele im pädagogischen Bereich
Lernziele im Bereich der Wahrnehmung und Motorik
Die motorischen Probleme von Markus werden verstärkt durch mangelhafte sensorische Integration und durch Probleme der Körperwahrnehmung und damit auch der Raum-Lage-Wahrnehmung. Alle Übungen zur Förderung in diesem Bereich müssen dabei auf das Leistungsvermögen von Markus abgestimmt werden, um ihm Erfolgserlebnisse zu ermöglichen und ihn nicht zu überfordern.

Ziele im taktilen Wahrnehmungsbereich
- Seine Motivation, Berührungs- und Materialerfahrungen zu machen, soll gestärkt werden.
- Er soll lernen, die Beschaffenheit des Pferdekörpers mit den Händen zu erkunden. Es bietet sich an, z.B. harte und weiche Körperteile auszusuchen oder die Beschaffenheit des Felles oder des Behanges zu erkunden. Beim Reiten kann die Bewegung des Pferdes mit den Händen erfühlt werden.
- Wichtig ist für Markus auch die Möglichkeit, die Wärme und Fellbeschaffenheit des Pferdekörpers mit der Innenseite der Schenkel zu erfühlen und diese Berührung auch akzeptieren zu lernen.
Bei geeignetem Wetter kann er dazu kurzfristig mit Shorts auf das Pferd sitzen.
- Markus zeigt eine starke Abneigung, schmutzige Dinge anzufassen. Im Umgang mit dem Pferd und dessen Umfeld soll er lernen, diese Abneigung schrittweise zu überwinden. Möglichkeiten dazu bieten sich bei der Pferdepflege, dem Misten und Füttern, beim Umgang mit dem Sattelzeug und dem Körperkontakt mit dem Pferd, sowie beim Putzen.

Lernziele im Bereich der Körperwahrnehmung
Neben allgemeinen Schwierigkeiten bei der Körperwahrnehmung hat Markus Probleme, Auge und Hand sowie beide Hände zu koordinieren.
- Markus soll lernen, sich seiner einzelnen Körperteile bewußt zu werden und sie auch zu benennen. Dazu bietet sich der spielerische Vergleich mit dem Pferdekörper an (z.B. Zeige die Ohren des Pferdes! Zeige jetzt Deine eigenen Ohren).
- Die Fähigkeit zur Wahrnehmung des Körperschemas soll durch einfache Übungen ausgebaut werden.
- Markus soll lernen, durch das Eingehen auf die Pferdebewegung seinen Körper auszubalancieren und dadurch besser wahrzunehmen.
- Markus Auge-Hand-Koordination soll verbessert werden. Hier bieten sich besonders Ballspiele, Zielübungen mit dem Ball, Jonglierspiele mit verschiedenen Gegenständen, das Auffangen von Seifenblasen usw. an. Alle Übungen lassen sich spielerisch beim Reiten einbauen.
- Markus Fähigkeit zur Koordination seiner Hände soll ausgebaut werden. Dabei soll er lernen, die Begriffe links und rechts zu objektivieren. Er ist Linkshänder, soll also von rechts nach links strukturiert werden. Als Übung kann man mit Bällen jonglieren und verschiedene Geschicklichkeitsspiele anbieten, die alle vom Pferd aus ausgeführt werden können.

Lernziele zur Verbesserung der Fein- und Grobmotorik
Beim augenblicklichen Stand der Lehrmeinungen ist es sehr schwierig, den Begriff der Motorik genau zu definieren. Je nach dem, ob man ihn mehr psychologisch oder physiologisch betrachtet, entstehen verschiedene Aspekte. Pädagogisch gesehen, ist die Motorikerziehung sicherlich eine Möglichkeit, die Bewegung nützt, um das Verhalten des Kindes zu verbessern und die Entwicklung seiner Persönlichkeit zu fördern. Auch bei Markus zeigt sich deutlich, daß sich psychische und emotionale Schwierigkeiten immer auf die Körperbewegung auswirken. Besonders frei und gelöst bewegt er sich, wenn er einige Zeit im Schritt auf dem Pferd gesessen und seine Ängste und Bedenken vergessen hat und das Reiten genießen kann.

Durch die vorliegende Tetraplegie sind Übungen aus dem Bereich des Voltigierens nur sehr eingeschränkt einsetzbar.
- Markus kann aber lernen, Variationen des Reitsitzes (Damensitz, Rückwärtssitz) mit Hilfe auszuführen.
- Er soll lernen, sich aus dem Rückwärtssitz auf die Kruppe des Pferdes zu legen und sich dabei zu entspannen. Dabei soll er sich vom Bewegungsrhythmus des Pferdes mitnehmen lassen.
- Markus soll spielerisch mit Hilfe von Ball und Reifen lernen, den Oberkörper zu drehen und gezielte Armbewegungen auszuführen.
- Er soll beim Aufsteigen mit der Treppe aufs Pferd lernen, die Fußfolge zu koordinieren und

- er soll lernen, seine Armmuskulatur zu gebrauchen und selbst aktiv zu werden.
- Markus soll lernen, das Pferd selbst zu führen. Er soll dabei lernen, ohne Hilfe zu gehen. Nicht er sucht Halt, sondern er führt ein Lebewesen!
- Er soll lernen, beim Putzen des Pferdes seine Kraft dosiert einzusetzen und weite Armbewegungen auszuführen.
- Im feinmotorischen Bereich soll Markus lernen, das Putzzeug korrekt zu halten und zu gebrauchen.

Ferner bietet sich zur Förderung der Feinmotorik der Umgang mit Schnallen, Haken und Riemen am Sattelzug an.

Lernziele im kognitiven Bereich

Hauptlernziel soll hier generell sein, Markus Erfahrungen mit einem Tier sammeln zu lassen.

- Markus soll lernen, daß das Pferd ein lebendiges Wesen mit eigenen Bedürfnissen und Gefühlen ist.
- Er soll die Lebensäußerungen des Pferdes erkennen und deuten lernen.
- Er soll die wichtigsten Körperteile des Pferdes erkennen und benennen können.
- Er soll die wichtigsten Teile der Pferdeausrüstung kennenlernen und benennen können.
- Markus stereotype Fragehaltung soll aufgefangen, er soll dabei zum Nachdenken angeregt werden.
- Markus ist sehr sprachorientiert. Er imitiert oft die Erwachsenensprache. Markus soll mehr zum eigenen aktiven Handeln hingeführt werden. Das Pferd bietet sich als Studienobjekt an. Anstatt ihm verbal etwas zu erklären, soll das Kind durch entdeckendes Lernen selbst tätig werden.

Lernziele im emotionalen Bereich

Markus ist ein Kind mit freundlicher positiver Grundstimmung. Er hat es jedoch nicht gelernt, zu Tieren einen emotionalen Kontakt aufzubauen. Tiere scheint er kaum für richtige Lebewesen zu halten, er weiß wenig über ihre Bedürfnisse.

- Markus soll lernen, daß Tiere (insbesondere Pferde) genau wie Menschen auf emotionale Zuwendung reagieren. Hund und Katzen, die auch im Reitstall leben, sollen mit einbezogen werden.
- Er soll lernen, zu den Pferden Körperkontakt aufzunehmen, sie zu streicheln und mit ihnen zu schmusen.
- Markus soll erkennen, daß er den Pferden Freude bereitet, indem er sie streichelt und ihnen Leckerbissen mitbringt.
- Er soll lernen, seinen Ekel vor den arteigenen Gerüchen und Exkrementen der Pferde abzubauen, indem er die Tiere genauer kennenlernt. Markus ist sehr ängstlich und verliert leicht den Mut. Aufgaben, die ihm zu schwierig erscheinen, weicht er aus und er verweigert sich.
- Er soll deswegen Erfolgserlebnisse erfahren, um sein Selbstwertgefühl aufzubauen.

– Markus soll lernen, seine Ängste gegenüber den Pferden schrittweise abzubauen und durch positive Erfahrungen zu ersetzen.
– Er soll lernen, daß er viele Dinge auch ohne Hilfe von Erwachsenen schaffen kann. Seine Selbständigkeit soll gefördert werden.

Lernziele im sozialen Bereich

Markus ist ein Einzelkind, das in seiner Familie sehr viel Zuwendung und Rücksicht erfahren hat. Er sucht eher den Kontakt zu Erwachsenen als zu Gleichaltrigen.
– Markus soll lernen, auf die Bedürfnisse des Pferdes Rücksicht zu nehmen. So soll er z.B. lernen, sich beim Aufsitzen nicht in den Pferderücken fallen zu lassen.
– In einem späteren Stadium soll Markus in eine Reitergruppe mit Kindern aus seiner Klasse integriert werden.
– Als „alter Hase" soll er dabei den Neulingen helfen und sie unterstützen.
– Bei Partnerübungen auf dem Pferd soll er lernen, auf seine Kameraden Rücksicht zu nehmen und angemessen mit ihnen zu kommunizieren.
– Er soll in der Gruppe lernen, Konflikte angemessen auszutragen und nicht bei Erwachsenen Zuflucht zu suchen.
– Markus soll lernen, gemeinsam mit den Gruppenmitgliedern Aufgaben zu lösen und sich nicht zurückzuziehen.
– Er soll lernen, selbst die Initiative zu ergreifen und nicht auf Impulse von außen zu warten.

Auswertung: Beobachtungen und *Interpretationen*
– Markus schickt Marion los, um das Halfter zu holen. Sie geht gehorsam. Beim Aufhaltern wird Marion aktiv und Markus gibt theoretische Anweisungen. Marion übernimmt wieder die ihr zugewiesene Rolle. Als es um das Führen geht, kommt es zu Streit. Markus schubst Marion vom Pferd weg und kommt dabei selbst aus dem Gleichgewicht. Natalie nutzt die Gelegenheit und verschwindet wieder auf der Koppel. Die Kinder sind frustriert. Nachdem wir das Pferd mit Futter wieder angelockt haben, einigen sie sich, daß Marion jetzt das Pferd führen darf und Markus das nächste Mal. Um diesen Kompromiß zu finden, brauchen sie meine Hilfe.

Markus delegiert alle ihm unangenehmen Aufgaben (wie zum Stall gehen, das schmutzige Pferd anfassen) an Marion. Das prestigeträchtige Pferdeführen will er nicht abtreten. Dadurch, daß das Pferd wegläuft, müssen sie ihr Handeln noch einmal überdenken. Sie sind erst in der Lage sich zu einigen, als eine Lösungshilfe von Erwachsenen kommt.

– Beim Putzen steigt Marions Selbstbewußtsein. Sie ordnet an, daß Markus die eine Seite des Pferdes putzt und sie die andere. Den Voltigiergurt legen sie gemeinsam auf. Danach schnappt sich Marion die Zügel und will das Pferd selbst in die Halle führen. Markus fordert mich auf, ihr zu sagen, daß sie ihm das Pferd geben soll. Nach meinem Einwand, daß er selbst mit Marion reden müsse, legt er sich Argumente zurecht. Marion habe das Pferd gerade erst geführt, jetzt sei er dran. Sie akzeptiert seinen Einwand und gibt ihm die Zügel.

Die Kinder haben aus der vorhergehenden Situation gelernt und Lösungsmöglichkeiten für Konfliktsituationen gefunden. Markus wendet sich zuerst immer noch um Hilfe an Erwachsene, obwohl er sehr wohl in der Lage ist, sich selbst zu helfen.

– Beim gemeinsamen Reiten bietet Markus Marion großzügig an, vorne auf dem Pferd zu sitzen. Sie möchte das gerne und willigt ein. Nachdem ich das Ballspiel erklärt habe, fordere ich ein Kind dazu auf, abzusteigen. Sie sollen überlegen, wer am einfachsten vom Pferd herunter kommt. Marion schwingt nach einigem Nachdenken ein Bein über den Pferdehals und rutscht mit meiner Hilfe herunter. Markus bleibt passiv und freut sich, daß er nun allein auf dem Pferd sitzt. Beim Ballspiel wirft Markus den Ball soweit weg, daß Marion jedes Mal hinterherlaufen muß, um ihn zu holen. Da sie auch gehbehindert ist, wird sie langsam wütend. Durch ihre Sprachbehinderung ist sie nicht in der Lage, sich angemessen verbal zu wehren. Ich überlege mir gerade, ob ich eingreifen soll, da wirft sie ihm den Ball mit aller Kraft ins Gesicht.

Markus ist total geschockt und fängt an zu weinen. Er will nach Hause. Ich versuche mit ihm über sein Verhalten zu reden und stelle dabei fest, daß er sehr wohl weiß, daß er sich unsozial verhalten hat. Das weitere Ballspiel gelingt auch beim Partnerwechsel in angemessener Weise.

Markus sitzt lieber hinten auf dem Pferd, weil er sich dort am Vordermann festhalten kann und sich sicherer fühlt.

Markus ist Marions Eifer gerade recht. Er bemüht sich nicht, das Problem zu lösen, weil er gerne auf dem Pferd bleiben möchte.

Markus nützt ganz bewußt seine stärkere Position aus. Mit der Reaktion von Marion hat er aber nicht gerechnet. Er hat sich auf dem Pferd relativ sicher und mächtig gefühlt. Markus ist jedoch in der Lage, sein Verhalten zu reflektieren. Nach dem Positionswechsel ist ihm klar, wie unfair er Marion gegenüber war. Er entschuldigt sich. Eventuell ist Markus auf Marion eifersüchtig, weil sie ihn in der Reitstunde aus seiner „Einzelkind-Rolle" gedrängt hat.

– Das Versorgen des Pferdes geht harmonisch vonstatten. Marion ist nicht nachtragend und Markus noch ziemlich zerknirscht. Während sie Natalie streicheln, machen sie einen ziemlich versöhnten Eindruck.

Marion scheint eine geeignete Partnerin in der HPR-Stunde für Markus zu sein. Sie wehrt sich gegen Ungerechtigkeiten, ohne über das Ziel hinauszuschießen.

Zusammenfassung

Markus hat seine ausgeprägte taktile Abwehrhaltung im Laufe der Zeit stark abgebaut. Er berührt das Pferd jetzt an allen Körperteilen und nimmt intensiven Körperkontakt zu ihm auf. Es ist ihm gelungen, eine intensive emotionale Beziehung zum Therapiepferd aufzubauen. Um seine sozialen und emotionalen Fähigkeiten weiter zu fördern, soll in die Zweierbeziehung von Therapiepferd-Kind ein weiteres Pferd einbezogen werden. Parallel dazu soll auch die Kindergruppe erweitert werden. Markus soll dabei lernen, seine erworbenen Fähigkeiten auf andere Menschen, Tiere und Situationen zu übertragen.

Die Körperwahrnehmung des Jungen hat sich allgemein verbessert. Er hat gelernt, durch die Bewegungsimpulse, die ihm das Pferd liefert, seinen eigenen Körper besser zu definieren. Im ganzen sind seine Bewegungen sicherer und energischer geworden. Er traut sich mehr zu als zu Beginn des heilpädagogischen Reitens. Sein soziales Verhalten Tieren gegenüber hat sich in dem Maße gebessert, wie er erkannte, daß sie Lebewesen mit eigenen Bedürfnissen sind.

Literatur

GÄNG, Marianne (Hrsg.): Heilpädagogisches Reiten und Voltigieren, München 1990 (mit Hinweisen zur Ausbildung zum Reitpädagogen).
HEIPERTZ, W. (Hrsg.): Therapeutisches Reiten – Medizin – Pädagogik – Sport, Stuttgart 1977.
STRAUSS, Ingrid: Hippotherapie, Stuttgart 1991.

Heinrich, Ulrike
   Geb. 1951, Ausbildung als pharmazeut.-technische Assistentin, Studium des Lehramts für Grund- und Hauptschulen, Zusatzausbildung als Diplom-Reitpädagogin (Schweiz. Vereinigung für heilpädagogisches Reiten u. Voltigieren);
   Lehrerin und Reitpädagogin am Körperbehindertenzentrum Oberschwaben in Weingarten.

Beispiel einer heilpädagogischen Reitstunde mit Markus und einer weiteren Schülerin
Ausgangssituation:
Beide Kinder haben seit einiger Zeit gemeinsam heilpädagogisches Reiten. Sie werden mit dem Bus gebracht. Ich hole sie dort ab.

Zeit	Verlaufsplanung	Pferd	Reiter	Reitpädagoge	Material	Ziele
45 min.	1. Begrüßung Pferd aufhalftern und zum Putzplatz bringen	Pferde auf der Weide	Die Kinder holen zusammen das Halfter und versuchen es in Teamarbeit dem Pferd anzuziehen. Sie begrüßen und streicheln Natalie. Sie einigen sich wer das Pferd führt und wer das Tor öffnet.	Schlichtet eventuell Streit, regt an und motiviert	Halfter, Führstrick	Markus soll lernen auch auf die Bedürfnisse und Wünsche von Marion einzugehen.
	2. Pferd gemeinsam in die Halle führen	Pferd am Putzplatz angebunden	Die Kinder holen gemeinsam die Putzkiste und beginnen das Pferd zu putzen und zu satteln	Hilft beim Satteln, hebt die Hufe beim Auskratzen auf	Putzzeug, Trense Voltigiergurt	Die Kinder sollen lernen, gemeinsam angemessene Lösungsstrategien bei Interessenkonflikten zu finden.
	3. Reitphase, Spiel mit dem Ball	Pferd geführt vom Helfer	Beide Kinder reiten zuerst gemeinsam auf Natalie. Sie einigen sich wer hinten und wer vorne sitzt. Die Kinder klären, wer beim Ballspiel als erster aufs Pferd darf und wer am Boden spielt. Ballspiel: 1. Kind sitzt auf dem stehenden Pferd. 2. Kind wirft den Ball Kind 1 zu. Kind 2 läuft ums Pferd hinten herum und fängt den Ball von Kind 1 wieder auf. Spielerwechsel.	Erklärt wie das Ballspiel gespielt wird. Unterstützt verbal	Treppe zum Aufsteigen Ball	Die Kinder sollen lernen, den Ball so zu werfen, daß der Partner ihn auffangen kann. Sie sollen aufeinander Rücksicht nehmen. Die Auge-Hand-Koordination soll verbessert werden.
	4. Pferd versorgen, füttern und verabschieden	Pferd angebunden am Putzplatz	Die Kinder bringen das Pferd gemeinsam zum Putzplatz und satteln es ab. Sie räumen das Sattelzeug auf und richten die Futterschüssel her und füttern Natalie gemeinsam. Sie säubern die Schüssel und verabschieden sich durch Körperkontakt vom Pferd.	Hilft beim Absatteln	Halfter, Futterschüssel	Die Kinder sollen lernen, eine Aufgabe gemeinsam auszuführen.

Jirina Prekop
Festhalten und Festhaltetherapie

Machen wir uns zunächst klar, was das Festhalten nicht sein darf und was es nicht sein soll:
- eine Strafe, eine Unterdrückung und ein Willenbrechen
- ein technisches Behandlungsschema
- ein funktionelles Training (z.B. der Körperwahrnehmung)
- eine Methode mit quantifizierbarer Effektivität
- ein Einordnen in bestimmte psychotherapeutische Richtungen und Maßnahmen, z.B. als Zuordnung zur verhaltenstherapeutischen Desensibilisierung von Ängsten durch flooding oder zum Progressiven Entspannungstraining nach Jacobsen.

Es ist aber auch kein reines Schmusen unter stetigem entspannten Halten.

Was heißt Festhalten?

Das Festhalten ist in erster Linie der Urzustand, der seit der vorgeburtlichen Zeit das Urvertrauen stiftet. Im Sinne einer Kleinkinderbetreuung sollte es bis noch in das 2. – 3. Lebensjahr ausgiebig fortgesetzt werden, weil der Mensch als „physiologische Frühgeburt" (PORTMANN) auf die Welt kommt und als solche zum biologischen Typus der Traglinge (HASSENSTEIN) gehört.

Die Schlüsselerfahrungen der Geborgenheit in den ersten Lebensjahren sind von prägender Bedeutung für die Entwicklung der gesamten Persönlichkeit und einem willensstarken Selbst (ERIKSON, MAHLER, WINNICOTT u.a.).

Eine unbedingte Voraussetzung für das Erleben der Geborgenheit ist die Bindung mit der Mutter und anderen vertrauten Menschen (AINSWORTH, BOWLBY u.a.) die ganzheitlich, d.h. leiblich – seelisch wahrgenommen wird. Je intensiver das Kind in diesem „sozialen Uterus" unter dem Spüren des Widerstandes seine Einengung durch das Nest wahrnimmt und je feinfühliger seine Bedürfnisse und Gefühle beantwortet werden, um so zuverlässiger kann es die Bindung empfinden und auch sich selbst wahrnehmen. Auf diese Weise eingebettet, lernt das Kind, sich dem Lebensgesetz der Polarität (KIERKEGAARD, LORENZ, u.a.) zu stellen und die Krisen als Wachstumschancen zu erfahren (KÜBLER-ROSS, SCHUCHARD). Wenn das Kind seine Krisen durch Weinen und Schreien signalisiert, braucht es einen umso festeren Halt. Indem es in dieser dichten Umarmung seine Ängste als erträglich erlebt und seine aversiven Gefühle wie Wut, Haß und Trauer offen ausdrükken kann, erfährt es die vorbehaltlose Liebe, den Trost sowie die Freiheit für das Austragen der Beziehungskonflikte.

Aus dieser Quelle der Lebendigkeit entsteht die Neugierde, die Lust zur Nachahmung und der Mut zur Loslösung. Das Kind wird festgehalten, damit es sich loslösen kann. Diese Urerfahrung muß der Mensch immer dann erleben, wenn er sich in einer seelischen Krise befindet. Dies trifft auch zu, wenn er von einer affektiven

Ambivalenz in seinem Innern oder auch in Beziehung zum Anderen geplagt wird. Dann kann er weder sich selbst, noch dem anderen Liebe geben und neigt eher zur Selbstzerstörung oder zur Zerstörung der Beziehung.

In einer solchen Situation bedarf dieser Mensch des „In-den-Arm-genommen-werdens" von seinem Nächsten, und dies solange – auch gegen seinen selbstzerstörenden Widerstand –, bis er wieder zu seiner Liebesfähigkeit und zu seinem Lebensmut findet und sich frei fühlt.

Das Recht auf diese offene Gefühlsverarbeitung ist beidseitig und gegenseitig. Nicht nur die Eltern haben das Recht, das Kind zu halten, sondern auch das Kind hat das Recht, seine Mutter oder seinen Vater festzuhalten, um seine Wut auszudrücken und um seine Trauer auszuweinen. Nur wenn der Eine sein Gefühl äußert, kann sich der Andere in ihn hineinfühlen. „Störungen haben Vorrang" (COHN). Eine echte Versöhnung kann nur dann stattfinden, wenn Probleme geäußert und Gefühle zugelassen werden.

Von der Natürlichkeit des Festhaltens

Diese Lebensweise ist keine Illusion und auch von keiner Methode abgeleitet. Seit jeher kamen Kinder in Genuß dieses ganzheitlich wahrnehmbaren sozialen Lernens. Wenn ihre Eltern z.B. keine andere Wahl hatten, als sie im Tragtuch zu betreuen und zu transportieren. Unter dem stundenlangen Halten und Festhalten am Körper seines Nächsten werden zwangsläufig Gefühle ausgetauscht. Diese entscheidende „Herzensbildung" findet in den entscheidenden 2. – 4. Lebensjahren statt.

Während dieser Jahre werden das Bedürfnis nach Bindung und die ersten Ansätze zur Loslösung erfüllt. Am hohen ethischen Niveau der Indianer, der alten Griechen, Römer und Kelten erkennen wir, daß diese Art der Kinderbetreuung wohltuend wirkte. Noch bis heute wachsen die meisten Menschen in der dritten Welt auf diese Weise heran.

Die von klein auf am Herzen der Mutter gebildete Bereitschaft, emotionale Krisen von Antlitz zu Antlitz auszuhadern, stiftet Spontanität, Lebendigkeit und Freundlichkeit für das ganze Leben (EIBL-EIBESFELDT, LIEDLOFF, SCHIEFENHÖFEL, u.a.).

Die Entfremdung in der technokratischen Gesellschaft

Zu einer der dunkelsten Schattenseiten der technischen Entwicklung gehört die Zurückbildung des Festhaltens. Anstelle der Nähe im Tragtuch, bekam das Kind die Distanz durch den Kinderwagen, anstelle der Mutterbrust die Flasche.
In die Erziehung schlich sich die Empfehlung ein, die Intimität nicht zu verletzen, und in der Psychoanalyse die körperliche Distanz zu bewahren.
Im Grunde werden dadurch Freibriefe für Einsamkeit und für das Abseitsstehen während der Krisen des Nächsten erteilt. Dies beginnt gleich in der frühesten Lebenszeit des Kindes; wehrt sich das vom Krankenhaus entlassene Kind gegen die schon vergessene Umarmung der Mutter, wird empfohlen, sich gegen seine

„Entscheidung" ihm nicht aufzudrängen. Was das Hänschen nicht lernte, lernt der Hans nimmermehr. Auch bei Bruno Bettelheim hat sich niemand aufgedrängt, um ihn im Arm zu halten und ihn am Selbstmord zu hindern, als er sich im Alter von 86 Jahren wegen der Folgen eines Hirnschlages lebens- und liebesunwürdig vorkam. Er starb in grausamer Vereinsamung.

Ähnlich halten wir uns heraus, wenn Behinderte ihren seelischen Schmerz mittels Autoaggressionen zu betäuben versuchen oder dauernd vor sich hin schreien. Und wir haben kein schlechtes Gewissen, den „schwierigen" Behinderten zu isolieren, damit er weiß, daß er uns stört. Wir „schützen" ihn dann mittels Bandagen, Zwangsjacken, pharmazeutischen Betäubungsmitteln vor seiner Selbstzerstörung.

Hier sind unsere von der Kindheit her eingeprägten Berührungstabus und -ängste immer noch mächtig am Werke. Im Rahmen der extrem polarisierten Kontroverse, die sich zum Thema „Festhalten" ereignet, läßt sich so manches vom Bild der Entfremdung erkennen: „Es ist ja absurd, daß ich mich umarmen lasse, wenn ich eine Wut in mir habe. In dem Falle will ich doch alleine sein!"

„Festhalten als Therapie? Bitte ja, wenn sie Erfolge bei Autismus aufweist; aber dann nur bei Autisten! Jedoch nicht bei anderen Störungen und schon überhaupt nicht als Lebensweise!" Auf dem Schoß gehalten zu werden und zu schreien, ist eine Vorstellung, die bei den meisten in dieser technokratischen Gesellschaft eine ausschließliche Assoziation der gewaltsamen Strafe hervorruft. Den Körperkontakt lernen wir nur als Mittel zum Zweck zu pflegen. So gibt man sich die Hand zur Begrüßung und so gibt man Ohrfeigen. Direkte Körpernähe hat nur mit Sexualität etwas zu tun. Wenn wir den Behinderten in den Arm nehmen, dann nur, um mit ihm kurz zu schmusen, oder wir tun es ausschließlich unter methodischem Ansatz, als Handführung, oder geplante Körpererfahrung, also eher effektiv als affektiv.

Unabhängig vom Grad unserer Intelligenz. Viele sind in unserer „verkopfenden" Gesellschaft durch den Verlust der Liebesfähigkeit gleichermaßen betroffen. Und alle neigen wir zu gleichen Mechanismen, um den unerträglichen seelischen Schmerz abzuwehren. Um das gestörte innere Gleichgewicht herzustellen, benutzen wir Ersatzbefriedigungen und betäuben uns mit ihnen bis hin zur Sucht. Unseren Schmerz verschlüsseln wir in Neurosen und suchtartigen Abhängigkeiten. Der eine wird zum „hilflosen Helfer" (SCHMIDAUER) oder wird abhängig vom Computer, der andere wiederum wedelt stereotyp mit Ketten oder schlägt sich autoaggressiv in die Augen.

Zur Geschichte der Therapie und zu Indikationen

Einige tiefenpsychologisch orientierte und von der Bioenergetik herkommende Therapeuten erkannten, daß die nicht zugelassenen und deshalb unverarbeiteten inneren Konflikte unter der gleichen leiblich-seelischen Ganzheit bewußt gemacht und abgeleitet werden können, indem sie „verorganismiert" (MOSER) wurden.

Dort, wo das Festhalten als Urform der bedingungslosen Liebe versagt, ist es als Primär-Psychotherapie (JANOV) angezeigt. In der Erwachsenen-Psychotherapie

führte CASRIEL das Festhalten als „bonding" ein, im deutschsprachigen Raum tat dies LECHLER.
In der Kinderpsychotherapie wurde das „forced holding" zunächst für Autisten eingeführt. Die amerikanische Psychiaterin WELCH beauftragte damit die Eltern, um die abgebrochene Bindung wieder herzustellen.
Eine ethnologische Begründung hierfür lieferte der Nobelpreisträger TINBERGEN, bekannt für seine Standardlehre der Instinkte. Auch in den deutschsprachigen Raum drang die Festhaltetherapie über den frühkindlichen Autismus ein. Die Praktizierenden erkannten sehr bald und unabhängig voneinander – belehrt durch Erfahrungen –, daß die Indikationen weit über den Autismus hinausgehen.
Die Festhalte-Therapie stellt die fundamentale Hilfe für die meisten seelischen Störungen dar, die durch den Verlust der Bindung und der Geborgenheit sowie durch eine chronisch affektive Ambivalenz heraufbeschworen wurden: Hospitalismus, Bindungsprobleme der adoptierten Kinder, psychosomatische Erkrankungen wie Anorexia, Neurosen, suchtartige Abhängigkeiten (z.B. Destruktionszwänge, Herrschsucht).

Zum Unterschied und zu Gemeinsamkeiten zwischen dem Festhalten und der Festhaltetherapie

Das Festhalten ist eine Lebensweise. Sie wird geprägt durch das leiblich-seelische Erleben der Grundhaltung. Diese ist sowohl einem in ein affektiertes Chaos geratenen Menschen gegenüber zu praktizieren (im Sinne „in der Not lernst du den Freund kennen"), als auch zwischen zwei Menschen, die sich in einem Beziehungskonflikt befinden.
Sie findet gelegentlich statt und braucht keinen Therapeuten im Hintergrund.
Die Festhaltetherapie setzt erst dann ein, wenn das Festhalten als Lebensweise ausblieb und schwere seelische Störungen verursachte. Gegebenenfalls ist eine therapeutische Anleitung und Begleitung notwendig.
Weder das Festhalten noch die Festhaltetherapie sind ausschließliche Maßnahmen. Das Festhalten als Medium zum Ausdrücken der Gefühle ist eine Basis für die Entfaltung einer wahrhaftigen, freien Persönlichkeit, wie auch einer Beziehung. Diese Entfaltung bedarf noch anderer fördernder Formen.
Ähnlich gilt die Festhaltetherapie als Basis für weitere Therapien und Fördermaßnahmen. Erst nachdem eine schwerwiegende affektive Ambivalenz, die bis dahin eine tragfähige Beziehung, und somit auch eine Offenheit für das Neue lähmte, durch das Festhalten beseitigt wurde, fruchten weitere Lernangebote. Zum anderen verändert sich beim Prozeß des Festhaltens auch der Festhaltende. Auch er, d.h. die an dem Prozeß beteiligte Familie bedarf einer therapeutischen Unterstützung.
Jedesmal also handelt es sich um eine Überbrückung einer chaotisierenden affektiven Ambivalenz und um eine Hilfe bei der Lebensführung. Diese Hilfe äußert sich bei den beiden Festhalteformen in der Fortsetzung der in die Tat umgesetzten bedingungslosen Liebe und Toleranz für die Eigenart des Gegenübers. In der Pra-

xis geht es um den Halt im Alltag, der hauptsächlich durch das Vorbild gegeben werden kann.

Darüber hinaus sind in die Therapie je nach Bedarf bei dem Betroffenen noch heilpädagogische Maßnahmen, Psychomotorik, Gestalttherapie nach Besems, Theraplay nach Jernberg u.ä. einzuführen.

Vor allem aber ist die Unterstützung der Familie unentbehrlich. Wie in der herkömmlichen systemischen Familientherapie, die sich mit dem Festhalten sehr gut koppeln läßt, und die Familienangehörigen beteiligt am Prozeß der Annahme. Hier sollte sich der professionelle Helfer als der in Krisen „festhaltende" Freund einfühlend annähern und die Eltern untereinander, sowie ihre nichtbehinderten Kinder ebenfalls zum gegenseitigen Festhalten motivieren. Dies gilt besonders bei der Erkennung der Behinderung, also im Bereich der Frühförderung, und immer wieder bei starken depressiven und aggressiven Aufwühlungen in darauffolgenden Verarbeitungsphasen (SCHUCHARD).

Es wird ersichtlich, daß die Übergänge zwischen dem Festhalten als Lebensform und als Therapie fließend und einander ergänzend sind. Bei dem Festhalteanleiter ist deshalb eine Flexibilität je nach der Logik des Herzens aber auch je nach psychotherapeutischen Kenntnissen erforderlich. Hauptsächlich sollte er selbstkritisch sein, um seine Grenzen zu erkennen und andere Hilfen zu vermitteln.

Die Indikation zum Festhalten ist bei Behinderten verstärkt durch besondere Defizite an Geborgenheit

Wegen ihrer geistigen Behinderung kommen nur die wenigsten Betroffenen in die Stufe des geistigen Kombinierens, aufgrund dessen sich ein Bewußtsein der Ich-Identität und die Kompetenz zur Loslösung zu entfalten beginnen.

Weitgehend bleiben die kognitiven Prozesse im Rahmen des sensomotorischen Stadiums blockiert. Vergleichbar zum Kind in diesem frühen Stadium nimmt der geistig Behinderte das Konkrete mit seinen Sinnen und Bewegungsanlagen wahr, wobei seine Erlebnisse stets mit Gefühlen eng verbunden sind und als Ganzes empfunden werden. Diese kognitive Stufe ist identisch mit jener Stufe der Persönlichkeitsentwicklung, auf der die Grundbedürfnisse nach Bindung unbedingt zu sättigen sind. Demzufolge auch ist der Behinderte sein ganzes Leben lang von Schutz abhängig. Rein äußerlich wird ihm Schutz in seiner Familie bzw. in Einrichtungen gewährleistet. Gesichert wird dennoch nicht die Sättigung der eigenen Grundbedürfnisse nach Bindung und Geborgenheit.

Dieser Mangel existiert in vielen Fällen aus rein emotionalen und technisch-organisatorischen Gründen schon von der Geburt an. So kann z.B. die in Schreckensstarre versetzte Mutter die Bindung mit dem evident behinderten Kind nicht aufnehmen. Wegen ärztlicher Versorgungsmaßnahmen, die bei Frühgeburt, Mangelgeburt, Asphyxien usw. erfolgen, wird das Kind von der Mutter isoliert. Bis zu seinem Lebensende hat der Behinderte, in der Regel weit stärker als ein nicht behinderter Mensch, mit einer inkonstanten sozialen Umwelt immer wieder zu tun, weil er sich schließlich mit langen Hospitalisierungen in Krankenhäusern, Rehabilitationszentren und Heimen und auch mit der Fluktuation seiner Betreuer auseinandersetzen muß.

Diese groben Verunsicherungen werden umso krankmachender, je mehr die Bedürfnisse nach Bindung und Geborgenheit – sprich Nestwärme – sich wegen der geistigen Behinderung bis zum Lebensende hinziehen.

Dadurch gerät der Behinderte in viele affektive Ambivalenzen (Angst vor der Bindung – Bedürfnis nach Bindung, Wut – Liebe u.ä.), die er nicht ausleben kann und die sein inneres Gleichgewicht stören. Er hat keine andere Wahl, als auf diese Traumatisierungen mit seiner Ganzheitlichkeit zu reagieren. Er versucht seine verletzten Gefühle mit seinen leiblichen Gegebenheiten auszugleichen und klammert sich mittels seiner Sinne und Motorik an die bestimmten, seinen Antizipationen genau entsprechenden Reize bzw. Manipulationen. Durch diese Ersatzsicherheiten entsteht durch deren verzweifeltes Wiederholen eine suchtartige Abhängigkeit, bei Veränderungen der Gegebenheiten eine panikartige Angst und ein aus ihr resultierender Rückzug auf sich selbst („autos"). Viele Behinderte fühlen sich in ihrer autistischen Selbststimulation am sichersten. Dies geschieht allerdings um den Preis des Verzichts auf die zwischenmenschliche Liebe.

Grundbedürfnisse nach	Kognitive Entwicklung
2 – 3 Jahre	Phantasie
besonders starke Bedürfnisse des „Traglings"	Geistiges Kombinieren
Loslösung	1½–2 Jahre SERIALE (schematisierende) Stufe Bekannte Handlungsschemata werden wiederholt, um ein bekanntes Ziel zu erreichen
Bindung	7 Monate INTERMODALE Stufe Erkunden der einzelnen Hantierungsmöglichkeiten an einzelnen Objekten
	2–3 Monate Fortsetzung der pränatalen Stimulation
	Geburt
Symbiotisches Mitschwingen	

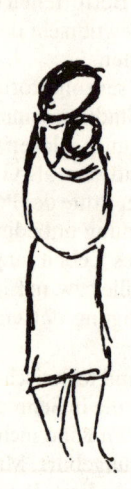

Aber auch umgekehrt, primär durch hirnorganische Schädigungen, Dysfunktionen und Ausreifestörungen bedingt, werden in der Wechselwirkung mit den emotionalen Bedürfnissen angstbesetzte Ambivalenzen heraufbeschworen (Freude an Bewegung – Angst davor), die zu ähnlichen Konsequenzen, wie den bereits geschilderten, führen. In allen Entwicklungsstufen der Neugierde zieht der Behinderte den Kürzeren. Dieser Nachteil entsteht schon dadurch, daß die postnatalen sensomotorischen Stufen beim Behinderten wesentlich länger als bei einem normal entwickelten Kind andauern, noch dazu von den Betreuern unerkannt bleiben und falsch gedeutet werden. Seinem dazugehörenden Bedürfnis nach „Gehalten werden" wird nicht Rechnung getragen. Veranschaulichen wir uns die Lage des Behinderten, indem wir die Altersstufen an eine normale Entwicklung angleichen. Die Grundbedürfnisse werden unter tiefenpsychologischen Aspekten und die Stufen der kognitiven Entwicklung nach Entwicklungspsychologen (AFFOLTER, PIAGET) gedeutet. Bei einem nichtbehinderten Kinde besteht in diesem Alter ein besonders starkes Bedürfnis, die Instinkte des „Traglings" auszuleben, indem es oft und hauptsächlich in Krisen hautnah gehalten werden will.

Schon im Mutterleib kommt der unausgereifte, unter muskulärer Hypotonie, zentralen Bewegungsstörungen u.ä. leidende Fetus zu wenig in den Genuß des symbiotischen Mitschwingens. Erschwerend kommt hinzu, wenn sich die Mutter wegen Abortusgefahr nicht bewegen darf und deshalb das Kind im Uterus nicht stimulieren kann. Somit kann sich schon im Mutterleib trotz aller innigen Zuneigung eine sensorische und affektive Deprivation anbahnen. Noch gefährdender wirkt sich allerdings eine Isolierung im Brutkasten wegen einer Frühgeburt aus. Aufgrund der sich rasch entwickelnden neonatologischen Errettungstechniken nehmen die schweren Behinderungen durch die Frühgeburt immer mehr zu.
In den ersten Lebensmonaten verhindern ähnliche Probleme der Bewegungskoordination die Anpassung an das Trinken sowie die Freude bei symbiotischem Wiegen und sonstigem handling im Arm der Mutter. Anstatt das dichte Miteinander in Zufriedenheit zu erleben, bekommen die betroffenen Kinder eine panische Angst und werden immer überempfindlicher gegenüber Angeboten. Sie schirmen sich dagegen ab, indem sie sich z.B. selber hin und her schaukeln.
Auf der intermodalen Stufe bewirken schwere Störungen innerhalb und unterhalb der Sinnesmodalitäten eine Abnahme der Neugierde. Weil z.B. dem hypotonen Kind das Führen seiner Hände zum Klatschen oder das Greifen nach angebotenen Gegenständen überaus mühsam vorkommt, zieht es sich auf die schon eingeprägten Verhaltensmuster zurück und wedelt lieber stereotyp eine Schnur, klappert mit Löffeln und dergleichen. Wenn ihm die leblosen Gegenstände und die Selbststimulation sicherer erscheinen, als die es überfordernden Menschen mit all ihren Veränderungsangeboten, bevorzugt das behinderte Kind das Leblose und wird autistisch.
Auf der serialen Stufe neigt der Behinderte wegen seiner Handicaps dazu, einige wenige zuverlässig eingeübte Handlungsschemata, die ihm das Erreichen eines bestimmten Zieles garantieren, immer zu wiederholen. Um dem behinderten

Kind seine Wünsche zu erfüllen, lassen sich die voll von Schuldgefühlen, Mitleid u.ä. liebenden Eltern auf solche Handlungen ein. Auch hier spielt ihre erzieherische Unsicherheit eine weitere Rolle.

Oft schätzen die betroffenen Eltern den Entwicklungsstand ihres behinderten Kindes nicht richtig ein und trauen sich dann nicht, ihm Grenzen zu setzen, um sein Streben nach Selbstrealisierung nicht zu hemmen. Sie neigen dazu, sich dem Kind bis zur Selbstaufgabe unterzuordnen. Dadurch machen sie aber das Kind nicht glücklich. Denn es kann sich bei den manipulierbaren Eltern nicht geborgen fühlen und setzt deshalb seine Energien ein, um die unsichere Umwelt zu beherrschen. Auf beiden Seiten wird dadurch massive Ambivalenz Wut-Liebe ausgelöst, die langfristig zu Beziehungskonflikten führt.

Realisiert der Behinderte seine Nachteile im Vergleich mit den Nicht-Behinderten und bekommt er keine Unterstützung seines Selbstwertgefühls, so stürzt er sich in Depressionen und Regressionen. Der Weg nach vorne bleibt ihm wegen seiner Behinderung verschlossen. Darunter leiden die vielen sogenannten Grenzfälle zwischen geistiger Behinderung und Lernbehinderung.

Der gemeinsame Nenner all dieser Störungen ist ein zwanghaftes Gefangensein in Ersatzbefriedigungen, Flucht vor Menschen oder distanzloses Benutzen der Menschen und jedenfalls Verlust der inneren Freiheit und der Liebe, sowohl zu sich selbst, als auch zu den anderen. So schleicht sich neben der geistigen, evtl. auch körperlichen Behinderung noch eine zusätzliche emotionale Behinderung ein.

Dem Behinderten kann eigentlich nichts Schlimmes passieren. Seine Gefühlsfähigkeit ist ja sein Kostbarstes, an dem sich auch noch der intellektuelle Mensch erwärmen kann und das ihm soziale Integration möglich macht.

Warum das Festhalten gerade für geistig Behinderte eine besondere Therapiechance ist

Wegen seines Intelligenzmangels inclusive seiner ungenügenden Fähigkeit, Gefühle zu verbalisieren, ist der geistig Behinderte nicht in der Lage, eine therapeutische Einsicht auszubilden und an tiefenpsychologisch orientierten Psychotherapien teilzunehmen. Auch die Gesprächstherapie ist ihm unzugänglich.

Beim Festhalten dagegen spielt die Intelligenz überhaupt keine Rolle. Ein Verbalisieren wäre eher von Nachteil, weil es von dem ganzheitlich wahrnehmbaren Erleben ablenken würde. Bei geistig Behinderten sowie „gesunden" Kindern wirkt das Festhalten schneller, denn sie müssen keine rationale Hemmschwelle überwinden. Im Unterschied zu einem intellektuellen Menschen machen sie noch gängig Gebrauch von ihrer ursprünglichen Erfassungsform, nämlich der Wahrnehmung durch den Körper und seine Sinne, die das Grundmedium des Festhaltens sind.

Neben diesem methodischen Aspekt hat das Festhalten einen prophylaktischen Wert. Rechtzeitig eingesetzt, d.h. gleich nach der Geburt, bzw. nach der Entlassung aus der Intensivpflege wird durch Sättigung des Bindungsbedürfnisses eine zusätzliche Behinderung durch autistische Behinderung verhindert. Aufgrund der spürbaren Bindung, der ausgetragenen affektiven Ambivalenzen hin zur vorbehaltlosen Liebe und aufgrund des gewonnenen inneren Haltes werden bei den Eltern unterfordernde oder überfordernde Tendenzen weitgehend verhindert. Diese Engpässe entstehen während der Krisenverarbeitung. Das Festhalten ist ein Prozeß für beide! Für das behinderte Kind, wie auch für seine Eltern!

Für sein ganzes Leben bekommt der Behinderte so die Chance, seine aversiven Gefühle loszuwerden und Beziehungskonflikte zu bereinigen, ohne daß er den Schmerz in Zwängen ableiten muß und ohne daß er sich ungeliebt fühlt. Aufgrund des tiefdurchdringenden, alle körperlich-seelisch-geistigen Lebensenergien vereinigenden Erlebnisse der zärtlichen Liebe, in die das Festhalten jedesmal einmünden muß, wächst die Befähigung zur Erotik und Sexualität. So mancher Behinderte könnte somit die Chance bekommen, nach der Loslösung vom Elternhaus in einer erfüllten Zweier-Beziehung zu leben.

Hinweise zum Praktizieren

Wann?

Immer nur aus einem Anlaß heraus (akute Angst, Autoaggressionen). Der einfühlsame Kenner weiß allerdings, daß eine Krise sich nicht nur in eindeutigen Formen wie z.B. verzweifeltem Schreien offenbart, sondern daß sie auch signalisiert wird durch panikartige Ablehnung einer natürlichen Zuwendung, durch extreme Zwanghaftigkeit, durch Essensverweigerung u.ä.

In der Krise befindet sich gegebenenfalls nicht nur der Behinderte selbst, sondern durch das Einfühlen und durch den Konflikt wird in die Krise auch sein nächster Freund miteinbezogen. Bei Kleinkindern ist der am stärksten Betroffene eben die Mutter.

Wer darf festhalten?

Diese Frage wurde bereits beantwortet. Die nächste Bezugsperson, d.h. die Mutter, der Vater, die Geschwister, ein konstanter Erzieher, der Behinderte selbst, sobald er die dazu notwendige soziale Reife aufgrund von Erfahrungen erlangte. Ein ganz fremder Mensch könnte und sollte nur in ganz extremen katastrophalen Lagen den anderen Menschen halten, z.B. beim Schock, der durch Todesnachricht ausgelöst wurde.

Die Begründung hierfür läßt sich aus den bisherigen Schilderungen leicht ableiten. Durch das Gefühlsbad wird eine Bindung und eine Liebesbereitschaft als Voraussetzung für die Beziehungsfähigkeit bewirkt. Jedesmal kommt eine Geburt der Beziehung zustande, die nach weiterer Entfaltung strebt.

Die körperliche Lage beim Festhalten

Gleichgültig ob im Sitzen, Liegen oder Stehen – Hauptsache die Lage ist so günstig, daß die beiden Betroffenen lange durchhalten können. Kleine Kinder werden eher im Sitzen, die Erwachsenen eher im Liegen gehalten. Die sicherste Orientierung für die Handhabung bietet der Vergleich mit einem unzufriedenen Kind im Tragtuch. Es ist eine ganz normale Umarmung, die jedes zufriedene Kind von seinen Eltern gerne hat, die aber auch umso fester (im Sinne des spürbaren Trostes, des Haltens u.ä.) wird, je heftiger das Kind schreit. Unter der festen Umarmung wird gemeint, daß es hautnah dicht, weich und warm ist.

Über seine Körperlage kann der Gehaltene nicht entscheiden. Unbedingt wichtig ist die frontale Umarmung von Bauch zu Bauch und von Herz zu Herz. Der Kopf ist stets so zu halten, daß das Kind wegschauend von der Gefühlskonfrontation nicht ablenkt. Die Lage muß so günstig sein, daß sie den Blickkontakt ermöglicht, um sowohl die aversiven Gefühle, wie auch die zärtlichen von Antlitz zu Antlitz auszudrücken.

Je unzufriedener der Gehaltene wird, umsomehr wird ihm die direkte, offene Konfrontation mit seinen Gefühlen und mit den Gefühlen des Gegenübers aufgedrängt. Im ganzheitlichen Erleben heißt es: Der seelische Widerstand muß zusammen mit dem körperlichen Widerstand vereinigt werden. Damit er sich aufbäumen kann, bietet man dem Betroffenen Gelegenheit, sich mit allen Körperteilen, besonders im Bereich der Hände und der Füße, abzustützen (denken wir daran, wie gerne wir unseren Ärger ableiten, indem wir mit der geballten Faust auf eine Tischplatte schlagen oder mit den Füßen auf den Boden stampfen!). Schlagen, beißen, u.ä. körperliche Angriffe sind nicht zu dulden, weder von der einen, noch von der anderen Seite. Tut dies das Kind, muß ihm die Mutter energisch unter Blickkontakt ihren Schmerz ausdrücken, weitere derartige Aggressionen verbieten und das Kind weiterhalten. Die aversiven Gefühle sind lediglich durch die muskuläre Anspannung gegen den Widerstand der festen Umarmung und unbedingt durch die Stimme abzuleiten. Das Kind wird gefordert, sich auszuschreien, auszuschimpfen und auszuweinen. Dazu hat allerdings auch der Haltende ein Recht, wenn es sich um einen Beziehungskonflikt handelt. „Schreie Dich ganz laut aus, ich halte Dich so lange, bis es Dir gut geht!"

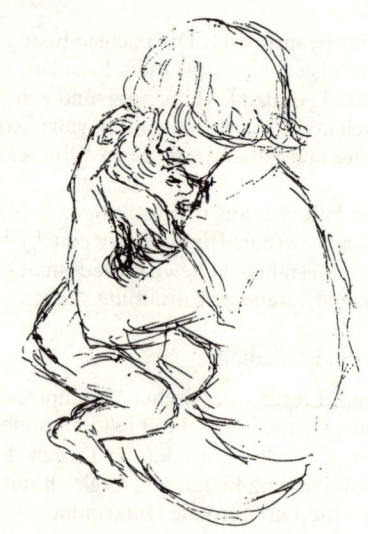

Der affektive Verlauf

Eine unbedingte Gesetzmäßigkeit ist das Ausleben der beiden affektiven Pole. Die ursprüngliche Störung wurde dadurch gestiftet, daß weder der aversive, noch der liebesbetonte Pol zugelassen werden konnte, und daß die Lebensenergie mittels zwanghafter Ersatzbefriedigungen, Provokationen usw. abgeleitet werden mußte und in jedem Fall eine Unruhe bewirkte.

Bild einer unaufgelösten affektiven Ambivalenz:

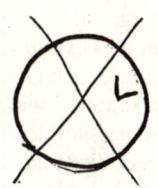

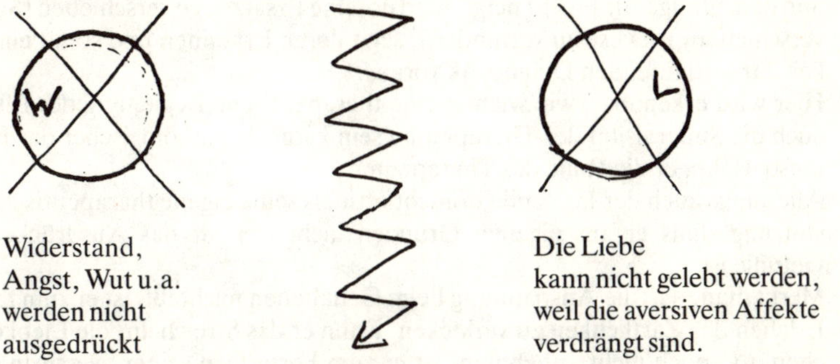

| Widerstand, Angst, Wut u.a. werden nicht ausgedrückt | unruhige Ersatzwege (Zwänge) | Die Liebe kann nicht gelebt werden, weil die aversiven Affekte verdrängt sind. |

Die heilende Wirkung des Festhaltens besteht im Aktualisieren des Widerstandes, indem die unechten Ersatzwege verhindert werden. Das Ausleben des Widerstandes ermöglicht sukzessiv das Ausleben der Liebe. Es geht um die Freiheit, um die Durchlässigkeit beider Pole.

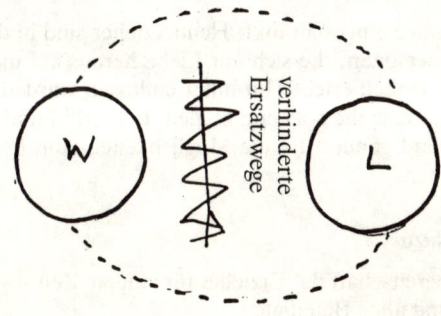

Widerstand	Entspannung
Flucht	Bindung, Geborgenheit
Wut	Lust
Haß	Liebe
Trauer	Freude

Bis zur Entspannung des Betroffenen führt zunächst ein anstrengender Weg über die Überbrückung seiner Entzugserscheinungen und über die Äußerung seiner aversiven Gefühle. Es wäre ein grober Fehler, wenn man in der Mitte dieses Prozesses abbrechen würde (die unterbrochene Hilfe müßte der Betroffene als eine Belästigung empfinden). Wie lange dieser Prozeß dauert, hängt von dem Betroffenen ab. Es kann sich um mehrere Stunden handeln.

Je hartnäckiger, suchtartiger das Beharren auf den Ersatzwegen, umso länger dauert der Widerstand. Solange sich der Betroffene in seinem Widerstand befindet und demzufolge zur Flucht neigt, wird er seine Ersatzwege verschieben (Symptomverschiebung). Diese zu verhindern, setzt deren Erkennen und somit eine Fähigkeit zur fortlaufenden Diagnostik voraus.

Hier wird erkennbar, wie wichtig eine therapeutische Begleitung der Eltern und auch die Supervision der Therapeuten sein kann. Je pathologischer das Problem, umso wichtiger die Rolle des Therapeuten.

Allerdings auch der Haltende braucht oftmals seine eigene therapeutische Unterstützung, falls er aus eigenen Gründen nicht frei für das Ausdrücken seiner Gefühle ist.

Merkt man, daß die Anspannung beim Gehaltenen nachläßt, ist er zum freudigen Erleben der Zärtlichkeit zu verlocken. Kann er das Streicheln, die Liebkosespielchen u.a. noch nicht annehmen, ist er zum Fortsetzen seiner aversiven Gefühle aufzumuntern. Hat er schon Freude an den Liebesangeboten, dann sind diese noch lange gegenseitig auszukosten.

Wenn der Betroffene nicht anders kann, als nur innig am Herzen seines Helfers zu ruhen, ohne sich selbst zwanghaft stimulieren zu müssen, ist auch dies als ein „happy end" zu betrachten.

Festhalten in Heimen

Leider ist diese Chance eingeschränkt! Heimerzieher sind in der Regel nicht die konstanten Bezugspersonen, die sich aus Liebe heraus auf die hautnahe, unter Schweiß, Rotz und Tränen erlebte Intimität einlassen würden. Es fehlt im Rahmen der Dienstpläne auch die notwendige Zeit. Immerhin sind aber einige vereinzelte Fälle ermutigend genug, um die Möglichkeiten zum Festhalten, bzw. zur Therapie einzuräumen.

Die Bedingungen dazu:

- Die Beziehungsbereitschaft der Erzieher für längere Zeit,
- eine Absprache mit allen Beteiligten,
- Rücksicht auf andere Behinderte (entweder müßte man deren Gegenwart ausklammern, oder auch sie persönlich in den Genuß des Festhaltens kommen lassen),
- therapeutische Begleitung für die Festhaltenden und eine Supervision für den Therapeuten.

Ergebnisse

Die Erfahrungen der vorbehaltlosen Liebe und des Sich-Verlassen-Könnens schenken vor allem Bereitschaft, aus eigener Isolierung herauszukommen und Freude an der Liebe.

Beeindruckende Beweise ergibt das Erwachen der Kontaktbereitschaft bei Autisten (BURCHARD). Im Rahmen einer Prospektivstudie fragte BURCHARD nach den Veränderungen in der Grundstimmung des autistischen Kindes im Zuge der 15 Monate nach Beginn der Festhaltetherapie und stellte fest:

„Vor Beginn der HT (Haltetherapie) gaben 31% der Eltern an, das Kind sei fröhlich, nach 15 Monaten 60%. Die anderen, eher problematischen Alternativangaben zur Grundstimmung werden zu Beginn der HT insgesamt bei 81% genannt, wobei am häufigsten, mit 50%, die Angabe, das Kind sei irritierbar, gereizt, vorkommt. Nach 15 Monaten kommen nur noch bei 53% derartige Problemangaben vor. Auch jetzt noch dominiert das irritierbare, gereizte Kind mit 33% ...

Auf die Frage „wieviel zeigt Ihnen Ihr Kind von seinem Gefühlsleben" antworteten vor Beginn der HT 59% mit „sehr wenig", 35% mit „eher wenig", 40% meinten, ihr Kind zeige eher viel von seinem Gefühlsleben, und 27% gaben an, es zeige ihnen sehr viel von sich".

Fühlen wir uns zum Schluß in einen Bericht ein, der als Leserbrief im Rahmen einer Kontroverse über das Festhalten in der PSYCHOLOGIE HEUTE, Mai 1989, veröffentlicht wurde.

Die Berichterstatterin heißt Monika Zollmann:

„In einer Einrichtung für geistig behinderte Menschen lebte ein 24jähriger Mann seit 8 Jahren Tag und Nacht in einer Zwangsjacke, die ihn vor seinen Autoaggressionen schützen sollte. Er hatte sich bereits auf einem Auge blind geschlagen, sein Kopf war oft von Hämatomen gekennzeichnet. Trotz mehrerer Therapieversuche und vieler heilpädagogischer Bemühungen wurden die Autoaggressionen im Laufe der Jahre stärker. Mit Hilfe der Festhaltetherapie ist es gelungen, den jungen Mann aus seiner Zwangsjacke zu befreien. Er hat die so dringend benötigte Sicherheit in den nahen, liebevollen Beziehungen zu seinen Erziehern gefunden."

Literatur

BURCHHARD, F.: Verlaufsstudie zur Festhaltetherapie
    Erste Ergebnisse bei 85 Kindern, Prax. Kinderpsychol. Kinderpsychiatr. 37: 89 – 98, 1988
    Festhaltetherapie bei autistischen Kindern.
    Ergebnisse aus einer mehrjährigen Studie Autismus 27/1988
CASRIEL, D.: Die Wiederentdeckung des Gefühls
    Schreitherapie und Gruppendynamik. München, 1975
LAIR, J./LECHLER, W.: Von mir aus nennt es Wahnsinn. Stuttgart, 1983
PREKOP, J.: Hättest Du mich festgehalten ...
    Grundlagen und Anwendung der Festhalte-Therapie. München, 1989

SCHUCHARD, E.: Soziale Integration Behinderter.
Bd. 1, Westermann, erweiterte Auflage, 1982
TINBERGEN, N. E.: Autismus. Berlin, 1984
WELCH, M.: Heilung vom Autismus durch die Mutter- und Kind-Haltetherapie. In: Tinbergen
WELCH, M.: Holding Time. Simon & Schuster, New York, 1989. Übersetzung erscheint bei Ernst Reinhardt, voraussichtlich 1991

Dokumentation des 1. Internationalen Kongresses „Festhalten" in Regensburg 1989 mit Vorträgen von:
T. Allert, E. von Bánffy, T. Besems, M. Brüggemann, F. Burchard, U. Franke, F. M. Gardiner, A. Gruen, B. Klauske, F. Klein, C. Laqua, W. Lechler, U. Maurer, G. Müller-Trimbuch, P. Pedani, D. Peruzzo-Bortolotti, J. Prekop, J. Richter, Ch. Roßbacher, M. Sjöholm, J. Stades-Veth, E. u. R. Stephens, T. von Stosch, G. van Vugt, M. Welch, C. Wernicke, H. Wettig, M. Zapella, R. Ziolko. Herausgegeben von der Gesellschaft zur Förderung des Festhaltens als Lebensform und Therapie e.V., Geschäftsstelle: Bernhard Maurer, Annastr. 9, 7000 Stuttgart 60

Prekop, Jirina
Geb. 1929 in der Tschechoslowakei. Dr. phil. Dipl.-Psychologin arbeitete zunächst in Heimen für geistig Behinderte und ist seit 1980 in der Abteilung für Entwicklungsstörungen der Kinderklinik Olgahospital in Stuttgart tätig.

Gerry van Vugt – Thijs Besems

Gestalttherapie mit Behinderten

Peter, 41 Jahre, ist geistig behindert. Er wohnt in einem Heim. Er zeigt Willen in Bezug auf Arbeiten, jedoch ohne jegliche Konzentration und Ausdauer. Er spricht kein verständliches Wort, nur Urlaute mit einfachen Silbenbildungen (Ga-Ga, Na-Na). Seine Bewegungen sind sehr unruhig, hektisch, oft wie abgehackt, spitz und hölzern. Er geht mit hochgezogenen Zehen, ähnlich sind Berührungen seiner Hände. Wenn er ihm bekannte Personen begrüßt, macht er das mit abtippender Umarmung, ohne längeren Kontakt. Er liebt es, kurz den Kopf an den Körper der Bezugsperson zu legen. In diesem Zusammenhang ist er fähig, auch ein wenig Augenkontakt zuzulassen. Im Schulterbereich ist er sehr beweglich, im Bauch- und Hüftbereich dagegen starr. Peter sammelt kleine unbedeutende Dinge, wie Zeitschriftenbeilagen, Tuben oder kleine Arzneifläschchen und legt diese unter das Kopfkissen.

Wenn Sie im Behindertenbereich arbeiten, kennen Sie sicherlich solche Menschen. Öfters werden Sie sich auch gefragt haben: „Wie erreiche ich sie, wie komme ich mit ihnen in Kontakt, was kann ich mit ihnen machen." Diese Fragen sind im Behindertenbereich schon immer aufgeworfen und auf verschiedenste Weise beantwortet worden. Zunächst fiel die geistige Behinderung ins Auge. Die Störung im geistigen (kognitiven, intellektuellen) Bereich ist offensichtlich das, was uns am ersten auffällt.

Später hat man im Behindertenbereich angefangen, den Schlüssel zur intellektuellen Fähigkeit auch in einem anderen Bereich zu suchen: im Körper. Immer deutlicher wurde, daß der geistig Behinderte nicht nur Probleme im geistigen Bereich hat, sondern daß auch sein Bewegungsmuster erheblich beeinträchtigt ist. Mit Krankengymnastik, motorischer Therapie, u.ä. kann erfolgreich versucht werden, mehr Harmonie, Ruhe und Ausgeglichenheit in das Bewegungsmuster zu bringen. Wenn das gelingt, kann der Behinderte auch zu neuen intellektuellen Leistungen fähig werden. Öfters gelingt es auch nicht oder halten die Änderungen nur kurz an. Dann fehlt nämlich ein weiterer Teil des Schlüssels: Der Bereich der Emotionen, die Psyche. Unseres Erachtens ist der Schlüssel zu allen Fähigkeiten und Leistungen eine Integration des Geistigen, Körperlichen und Emotionalen in der Persönlichkeit. Erst in den letzten 10 Jahren ist im Behindertenbereich mehr Interesse zu finden für das, was sich in der Psyche von geistig Behinderten abspielen mag.

PSYCHOtherapie

In unserer jahrelangen Arbeit im Behindertenbereich haben wir feststellen müssen, daß der Behinderte bei dem, was er tut, bzw. tun möchte, fast immer gestört wird durch mangelhafte Harmonie zwischen Körper, Denken und Fühlen. In den seltensten Fällen arbeiten sie kooperativ zusammen. Meistens steht einer der Bereiche den beiden anderen, und somit dem Behinderten im Wege.

Ein Behinderter kann gut Fahrrad fahren, es macht ihm auch sehr viel Spaß; er ist aber so mit sich und seinem Fahrrad beschäftigt, daß er seine Umgebung nicht wahrnimmt. Seine kognitiven Fähigkeiten bieten ihm nicht die Möglichkeit, am öffentlichen Verkehr teilzunehmen. Er kann nicht mit auf die Straße, weil er in plötzlichen, unerwarteten Momenten umschwenkt und in andere Richtungen fährt.

Ein Behinderter kann gut Fahrrad fahren, und kann sich auch im Verkehr zurecht finden. Seine Gefühle, vor allem Angst, stören ihn aber. Es gibt bestimmte Geräusche, wie das Bellen eines Hundes, die ihn derartig in Panik versetzen, daß er auf der Stelle mit dem Fahrrad umkippt.

Durch fehlende Unterstützung, oder oft sogar direkte Gegenwirkung in einem Bereich, ist optimale Entwicklung der anderen Bereiche oft nicht möglich. Auf diese Weise kann der Behinderte erhebliche Schwierigkeiten in seiner Lebensverwirklichung bekommen. Das manifestiert sich vor allem in zwei zentralen Persönlichkeitssystemen:

das Befriedigungssystem der Bedürfnisse
und
das Ausdruckssystem der Gefühle

können sich auf diese Weise bei Behinderten nur mangelhaft entwickeln. Wenn wir Behinderte darin unterstützen wollen, ihre Lebensqualität zu verbessern, was aus unserer Sicht äußerst notwendig ist, werden wir uns wohl zuerst mit diesen beiden Systemen beschäftigen müssen. Wir denken, daß das nur effektiv sein kann, wenn wir uns dabei gleichzeitig mit dem Körper, dem Geist und der Psyche beschäftigen. Erst dann kann eine Integration zwischen diesen Gebieten entstehen.

Diese Integration könnte in der Schule, in der Förderung, in der Werkstatt, in der Krankengymnastik, im Wohnbereich zustande gebracht werden. Unsere Erfahrung mit diesen Bereichen ist oft aber eine andere: Ausgangspunkt ist nämlich meistens: Was erwartet die Gesellschaft vom Behinderten. Daraus sind verschiedene Versuche entstanden, den Behinderten an die Gesellschaft anzupassen. In vielen Formen wird versucht, den Behinderten dazu zu bringen, daß er das tun kann, was andere von ihm erwarten. Dadurch werden die Störungen im Ausdruckssystem und im Befriedigungssystem immer größer.

Die richtige Frage müßte sein: Was kann der Behinderte von der Gesellschaft erwarten. Ausgangspunkt im Umgang mit Behinderten sollte nicht seine Umgebung, sondern er selbst sein. Weil dies äußerst schwierig ist, haben wir zur Unterstützung eine neue Arbeitsform entwickelt: Die Psychotherapie mit Behinderten. Nun ist Psychotherapie mit Behinderten an sich nicht neu. Bei „leichteren" Behinderungsformen, wie Verhaltensstörungen, wird schon lange Psychotherapie gemacht. Auch da ist aber die Frage berechtigt, von welcher Fragestellung diese Therapien ausgehen. Auch viele von diesen Therapieformen haben als Ziel, den Behinderten anzupassen an seine Umgebung. Vielleicht auch, weil das einfacher ist, als die Umgebung dem Behinderten anzupassen. Mit Schwer- und Schwerstbehinderten ist Psychotherapie lange nicht in Frage gekommen, weil die Gesellschaft schon genug Schwierigkeiten hatte mit der geistigen Behinderung an sich und den damit zusammenhängenden körperlichen Störungen, so daß man vergessen hat, daß es noch einen dritten Bereich gibt: die Emotionen des Behinderten. In unserer Psychotherapie arbeiten wir mit allen Behinderten, unabhängig von der Schwere ihrer Behinderung, unabhängig von ihrem Alter. Und in allen Therapien geht es um die gleiche Frage: Wie können wir den Behinderten unterstützen, seine Gefühle besser wahrzunehmen und auszudrücken, und seine Bedürfnisse besser wahrzunehmen und zu realisieren. Das Augenmerk ist nicht, daß die Gesellschaft ihn besser integrieren kann, sondern daß der Behinderte seine Lebensqualität verbessern und sich dadurch in der Gesellschaft besser behaupten kann.

Es ist eine Psychotherapie. Das bedeutet, daß der Schwerpunkt unserer Arbeit im Emotionsbereich des Behinderten liegt. Es geht um Fragen wie: Was fühlt der Behinderte, wie kann er diese Gefühle ausdrücken, wie beeinflußt dieses Gefühl ihn in seinen Handlungen, wie kann er dieses Gefühl beeinflussen. Nun sind Gefühle aber sehr schlecht greifbar. Wir können sie nicht sehen, wir können sie nicht anfassen. Das einzige, was konkret ist, was wir wahrnehmen, ist der Ausdruck der Gefühle. Nur durch den Körper werden Gefühle greifbar. Wenn jemand weint, drückt er damit ein Gefühl aus. Das Problem dabei ist, daß wir nie genau wissen, welches Gefühl ausgedrückt wird. Weint er, weil er traurig ist? Oder ist er einsam? Vielleicht ist er erleichtert? Oder sehr positiv überrascht? Der Gefühlsausdruck ist ein Bereich, wo vieles unklar ist. Um so weniger der Ausdrückende spricht, um so mehr muß der Wahrnehmende raten. Das macht die Psychotherapie mit Behinderten zu einer Therapieform mit vielen Fragen und nur ganz wenigen eindeutigen Antworten. Das fordert von demjenigen, der sie anwendet, ein hohes Maß an Selbstsicherheit und die Fähigkeit, handlungsfähig zu bleiben, auch wenn vieles nicht eindeutig und klar ist.

Weil die Sprache als Ausdruck von Gefühlen bei vielen Behinderten kaum oder gar nicht vorhanden ist, richten wir uns auf den ganzen Körper. Wir haben Aktivitäten entwickelt, von denen wir vermuten, daß sie beim Behinderten bestimmte Gefühle auslösen oder wachrufen. Durch diese Aktivitäten können wir dem Behinderten ermöglichen, seine Gefühle wahrzunehmen und ihn befähigen, sie auf für ihn adäquate Weise auszudrücken.

Hilfreich kann es sein, wenn ich stellvertretend für den Behinderten die Emotionen ausspreche, die er in dem Moment fühlen könnte. Oft kann ich an der körperlichen Reaktion entdecken, ob ich das richtige Wort gefunden habe. Wo wir letztlich hin wollen, ist, daß der Behinderte wahrnimmt, was da für Gefühle entstehen, und wie er die ausdrücken kann. Der Zugang liegt zwar im Körper, der Weg zum größten Teil in einer Kombination von Körper und Kognition (Wahrnehmung, Aufmerksamkeit, Benennen), das Ziel aber sind die Emotionen (Spüren und Ausdrücken). Deswegen nennen wir das, was wir tun, auch nicht eine Körpertherapie, sondern eine Psychotherapie.

PsychoTHERAPIE

Der Begriff Psychotherapie ist im Zusammenhang mit geistig Behinderten offensichtlich noch so unüblich, daß es da noch viele Berührungsängste gibt. Viele sprechen dann auch lieber von Pädagogik. Wir finden das nicht richtig. In dem Bereich, den wir hier beschreiben, von Pädagogik zu sprechen, wäre eine Abwertung von Behinderten und eine Leugnung ihrer psychischen Probleme. Obwohl da viel Gemeinsames mit Pädagogik vorhanden ist, handelt es sich nicht in erster Linie um pädagogische Aktivitäten. Der Unterschied zwischen Therapie und Pädagogik darf gleitend sein, dennoch gibt es ganz verschiedene Schwerpunkte. In der Pädagogik liegen diese auf der Bildung, vor allem von geistigen Fähigkeiten, in der Therapie auf der Heilung von Störungen, Leid, Krankheit. Die Pädagogik baut auf dem auf, was sich bisher entwickelt hat. In der Psychotherapie versuchen wir, das, was sich bis jetzt fehlerhaft oder mangelhaft entwickelt hat, zu reparieren. Sobald eine Reparatur gelungen ist, fangen pädagogische Aktivitäten an, die auf der soliden Basis aufbauen. Deswegen wird in der Psychotherapie auch viel Pädagogisches vorhanden sein. Umgekehrt wird das in der Pädagogik, wie sie zur Zeit gehandhabt wird, selten der Fall sein. Es wäre dann eine Begriffsverwirrung, in unserer Arbeit von Pädagogik zu reden.

Abwehr gegen unseren Begriff der Psychotherapie mit Behinderten wird sicherlich auch von vielen anderen Gründen genährt. Weil wir behaupten und vielseitig erfahren haben, daß unsere Psychotherapie nicht nur von bestimmten Berufsgruppen gemacht werden kann, sondern von Erziehern genau so gut wie von Ärzten, von Eltern genau so gut wie von Psychologen, fühlen Ärzte und Psychologen sich vielleicht bedroht, weil ihr Monopolrecht auf Psychotherapie von uns nicht anerkannt wird. Andererseits möchten Eltern keine Therapeuten für ihre eigenen Kinder werden. Aber ich kann für meinen Sohn das Fahrrad reparieren, ohne Fahrradfachmann zu werden. Ähnlich können Eltern mit ihren behinderten Kindern Psychotherapie machen, ohne Psychotherapeut zu werden. Die Frage, ob das, was wir tun, Psychotherapie ist, wird nicht bestimmt von demjenigen, der das durchführt, sondern von dem, was gemacht wird. Und so lange wir Aktivitäten mit Behinderten durchführen, die zum Ziel haben, Fehler und Lücken, die in ihrer psychischen Entwicklung bis jetzt entstanden sind, zu reparieren, sprechen wir von Psychotherapie. Das Wort *reparieren* wirkt vielleicht etwas mechanisch, und dadurch negativ. Das ist von uns nicht so gemeint. Wir haben das Wort *Reparatur* gewählt, um klarzumachen, was passiert. Das sagt nichts aus über die Art und Weise, wie es passiert. Das ist nämlich eine sehr liebevolle und annehmende Weise, die in sich nicht mehr Mechanisches hat, als eine deutlich vorhandene Struktur.

Fragen

In der Psychotherapie haben richtige Fragen einen großen Stellenwert. Sie bestimmen nämlich die Orientierung unserer Arbeit und die Auswahl unserer Interventionen. In den Fragen kann man auch entdecken, worum es in der Therapie letztlich geht. Wenn wir bei einem Behinderten ein Verhalten wahrnehmen, das in unseren Augen problematisch ist, weil es z.B. eine deutliche Disharmonie zwischen Leib, Seele und Geist ausdrückt, wie z.B. die Bewegungsart von Peter, die wir am Anfang beschrieben haben, dann können wir mit unseren Fragen schon mal in zwei grobe Richtungen gehen. Ausgangspunkt ist das Verhalten, das nicht in Ordnung ist. Manche Therapieformen reagieren hierauf mit zukunftorientierenden Fragen, wie: Wie wäre dieses Verhalten besser, was müßte der Behinderte ändern, welche Schritte können wir planen, um dieses veränderte Verhalten zu erreichen. Wir denken, daß mit dieser Art Fragen das fehler-, bzw. lückenhafte Fundament des Behinderten übersehen wird. Ohne daß das Fundament repariert wird, werden neue Verhaltensweisen aufgebaut, die unseres Erachtens nie völlig in die Personen integriert werden können. Mit unserer Psychotherapie wollen wir versuchen zu erreichen, daß der Behinderte seine Hauptorientierung nicht in seiner Umgebung und den Impulsen seiner Umgebung findet, sondern in sich selbst. Wir versuchen ihn, so gut das geht, zu seinen Bedürfnissen zu führen, um ihn ab da folgend zu begleiten. Deswegen gehen unsere Fragen in eine ganz andere Richtung. Die Hauptfragen unserer Therapie sind:

– Was fehlt ihm/ihr?
– Was braucht sie/er?
– Was kann ich ihm/ihr bieten?

Es wäre natürlich schön, wenn der Behinderte selbst unsere Fragen beantworten könnte. Aber auch wenn er sprechen kann, ist er sich oft so wenig seiner Bedürfnisse und Gefühle bewußt, daß er die Fragen auch dann noch nicht beantworten kann. Das heißt, daß wir so viel wie möglich Material sammeln müssen, um die Fragen selbst, so gut es geht, beantworten zu können. Das fordert von dem Therapeuten als erstes eine sehr ausgeprägte Wahrnehmung des Verhaltens des Behinderten, ungestört durch Interpretationen. Das bedeutet, daß wir zuerst schauen, was der Behinderte macht, daß wir, wenn wir ihn festhalten, spüren, wie er reagiert, und daß wir akzeptieren, daß wir nicht wissen, warum er das macht. Wir sagen also nicht: Er zerreißt seine Kleider, weil er wütend ist, sondern: Er zerreißt seine Kleider, was könnte er damit ausdrücken?

So können wir bei Peter unter anderem folgende Fragen stellen:

Was fehlt ihm, daß er auf Zehenspitzen geht?
Was braucht er, um den Boden zu spüren?
Was braucht er, um etwas anzufassen?
Was fehlt ihm, daß er sich nicht konzentrieren kann?
Was braucht er, um sich zu konzentrieren?
Was fehlt ihm, daß er Leute nur kurz berührt?
Was braucht er, um länger in Kontakt zu bleiben?
Was drückt er damit aus, daß er kleine, unbedeutende Dinge sammelt?

Antworten auf diese Fragen können wir nur vermuten. Hilfreich ist es dabei, sowohl in körperlichen, wie auch psychischen Kategorien zu denken. Wenn wir an

seinen Zehenspitzengang denken, können wir vermuten, daß ihm der richtige Bodenkontakt fehlt. Es könnte sein, daß ihm ein tragender, sicherer Boden fehlt. Das kann körperlich sein. Er traut sich nicht, mit beiden Füßen auf dem Boden zu stehen, voll im Leben zu stehen. Das kann auch im psychischen Bereich sein. Er fühlt keinen Boden unter sich. Vielleicht fühlt er den Boden nicht in sich selbst, fehlt ihm Selbstsicherheit. Vielleicht fühlt er den Boden nicht in seiner Umgebung. Er fühlt sich von den Menschen um ihn herum nicht getragen, nicht auf sicherem Boden.
Wenn es möglich ist, wäre es sinnvoll, in seiner Anamnese zu schauen, ob wir da Unterstützung für diese spekulative Fragen-Beantwortung finden. Gibt es Anhaltspunkte, die bestätigen, daß Peter das Gefühl hat, daß der Boden unter ihm verschwunden ist? Daß er sich auf den Boden nicht verlassen kann? Wenn das so ist, verliert unsere Antwort etwas von ihrer Spekulation. Wenn das nicht bestätigt wird, kann uns das darauf hinweisen, andere Antworten auf die Fragen zu suchen.
In Peters Anamnese finden wir die Bestätigung seines Zehenspitzenganges. Peter wurde 1948 als jüngstes von vier Kindern – darunter ein weiteres behindertes – geboren. Die Mutter war schwer krank. Während der Leidenszeit seiner Mutter versuchte sich eine Tante um Peter zu kümmern und ihn mit in ihre in der nächsten Ortschaft befindlichen Wohnung auf dem Rad mitzunehmen. Peter – der vor diesem Erlebnis angeblich noch einzelne Worte sprechen konnte – begann so zu brüllen – und man hörte dies noch im Abstand von ein, zwei Kilometern – daß ihn die Tante unverrichteter Dinge zurückbringen mußte. Hiernach brachte er kein verständliches Wort mehr heraus, und dies ist bis heute so.
Im Alter von vier Jahren kam Peter ins Heim. Die Mutter war nicht mehr belastbar, sie verstarb ein halbes Jahr später. Seither befindet Peter sich im gleichen Haus, wurde aber innerhalb eines Zeitraumes von 15 Jahren viermal verlegt. Jede Verlegung, sowie auch gravierende Mitarbeiterwechsel, zeigten bei Peter regressives Verhalten – Einnässen, Einkoten, Desorientierung. Peter lebt in einer Großgruppe, bis Anfang der 70er Jahre mit 35 – 40 Mann, seitdem reduziert auf 17. Er wird – wahrscheinlich wegen seiner relativen Problemlosigkeit – von Mitarbeitern wenig beachtet.
Auch diese Informationen weisen darauf hin, daß Peter in der Gruppe einen ziemlich schlechten Stand hat. Er hat wenig Boden unter den Füßen. Wenn wir uns dann fragen, was er braucht, ist das Erste, was uns einfällt: einen sicheren Boden. Das Gefühl, getragen und gehalten zu werden. Nur wenn er den Boden unter sich fühlt, kann er sich fallen lassen, kann er seine Spannung abgeben und braucht nicht so verkrampft über die Welt zu hüpfen. Nur wenn er Vertrauen in den Boden hat, worauf er steht, kann er sich die Zeit nehmen, sich länger bewußt mit etwas zu beschäftigen. Solange er sich auf seinem Platz nicht sicher fühlt, muß er immer wieder darauf bedacht sein, schnell weg gehen zu können. Deswegen können Kontakte nur kurz sein, kann er nur etwas antippen, muß er gleich wieder weiter, kann er sich auch nicht konzentrieren. Ohne Boden, der uns Vertrauen vermittelt, können wir keine Ruhe entwickeln. Das gilt für Behinderte genauso wie für Nichtbe-

hinderte. Der Behinderte drückt sein Gefühl der Bodenlosigkeit aber meistens körperlich prägnanter aus. Es ist unsere Aufgabe, zu versuchen, seine Sprache zu verstehen. Wenn wir davon ausgehen, daß Peter einen Boden braucht, kommt die Frage: Wie kann ich ihm den vermitteln? Weil das Gefühl, keinen Boden unter sich zu spüren, wahrscheinlich ein sehr altes Gefühl ist, wäre es sinnvoll, anzufangen mit Bodenerfahrungen, wie ein ganz kleines Kind sie macht. Außerdem wäre es wichtig, das Gefühl eines sicheren Bodens körperlich so total wie möglich erfahren zu lassen. Das bedeutet, daß es wenig Zweck hätte, mit Peter zu üben, mit dem ganzen Fuß auf dem Boden zu stehen. Wir fangen ganz unten an und versuchen, Peter den Boden spüren zu lassen mit seinem ganzen Körper, d.h. zuerst im Sitzen, und, wenn das möglich ist, auch im Liegen. Wie wenig Peter dem Boden vertraut, drückt er wahrscheinlich auch darin aus, daß er überwiegend im Sitzen einschläft, bzw. er winkelt den Kopf so an, daß das Kinn auf der Brust zum Liegen kommt. Daraus mögen wir vielleicht verstehen, daß er seinem eigenen Körper mehr vertraut, als dem Boden, auf dem er seinen Kopf zur Ruhe legen könnte. Die psychotherapeutischen Aktivitäten werden zunächst ausschließlich auf dem Boden gemacht, damit er mit uns zusammen auf dem Boden das Grundvertrauen wieder entdecken kann. Zuerst macht der Therapeut mit ihm große Kreisbewegungen. Anschließend rollt er Peters Arme, Beine, Hüfte, Schultern, Kopf, während Peter auf dem Rücken auf dem Boden liegt. Auch nach einem Jahr Therapie, mit wöchentlichen Sitzungen von einer Stunde, in denen diese Aktivitäten oft wiederholt werden, hat Peter noch immer Schwierigkeiten, den Boden als vertrauensvolle Grundlage zu akzeptieren. Wir können auch nicht erwarten, daß eine Unsicherheit, die sich in 35 Jahren aufgebaut hat, in 40 Stunden verschwinden kann. Vielleicht reicht die gebotene Sicherheit, bzw. das erfahrene Vertrauen gerade aus, um aktuelle Verunsicherungen auszugleichen. Das Hingleiten des Körpers in die Rückenlage ist bei Peter noch immer von einer starken Anspannung der Nackenmuskulatur begleitet. Auch zeigen sich Äußerungen um Mund und Augen, die wir als angstvoll bezeichnen können. Die Kontrolle beim Rollen kann Peter nur ganz kurz abgeben, und nur dann, wenn der Therapeut ihm festen Kontakt bei kurzen Bewegungen bietet.

Verstehen

In dieser Therapieform spielt die Wiederholung eine wichtige Rolle. Sie ist wichtig, damit der Behinderte sich nicht überfallen fühlt, sich darauf einstellen kann, was passiert, wodurch sowohl seine Sicherheit, wie auch die bewußte Wahrnehmung seiner selbst vergrößert werden kann.
Wir wollen das Verhalten des Behinderten nicht direkt verändern. Wir versuchen ihm das zu bieten, was er braucht, um seine Harmonie zwischen Leib/Seele/Geist, sein persönliches Gleichgewicht herzustellen. Wenn das gelingt, wird der Behinderte selbst sein Verhalten so ändern, wie das bei ihm am besten paßt. Wenn Peter z.B. mehr Sicherheit empfindet, mehr Bodenkontakt hat, wird er mehr innere Ruhe empfinden können und sich deswegen auch länger konzentrieren. Nicht weil

wir Konzentrationsübungen mit ihm machen, sondern weil seine Grundhaltung sich geändert hat. Wenn jemand weniger verletzt wird und lernt, adäquater auf Verletzungen zu reagieren, braucht er wahrscheinlich auch weniger aggressiv und autoaggressiv zu werden. Wir nehmen das problematische Verhalten wahr, betrachten es aber als eine Reaktion, als ein Symptom. In unserer Sicht hat es wenig Zweck, Symptome zu bekämpfen, denn wenn wir sie besiegt haben, wird ein anderes Symptom dafür stellvertretend auftauchen. Wir halten es für sinnvoller, die Ursachen der Symptome zu suchen und dort therapeutisch zu wirken. Als Ursachen von problematischem Verhalten beschränken wir uns hier auf das Wahrnehmen, Ausdrücken und Realisieren von Bedürfnissen und Gefühlen. Das bedeutet, daß wir uns in der Therapie mit Behinderten zunächst nicht mit der Frage beschäftigen, wie wir ihr Verhalten ändern können, sondern mit der Frage, ob wir ihr Verhalten verstehen können. Unsere Aufmerksamkeit geht nicht zu den Symptomen, sondern zur dahinterliegenden Grundlage. Durch die Wiederholung vieler Aktivitäten lernen Therapeuten auch Behinderte detaillierter wahrzunehmen und die Hintergründe ihres Verhaltens besser zu verstehen.
In der Praxis bedeutet das einen oft nicht üblichen Blickwinkel. Wenn Peter bei dem Auf-dem-Boden-liegen seinen Kopf nicht hinlegen kann, sondern angespannt hochgezogen hält, ist die übliche Reaktion von Mitarbeitern: Wie kriege ich seinen Kopf herunter? Diese Frage erachten wir in zweierlei Hinsicht als falsch. Erstens geht es nicht darum, wie *ich* den Kopf von Peter herunterkriege, sondern wie *er selbst* seinen Kopf herunterkriegt. Das Erste ist ein Denken aus der Versorgungskultur: Ich muß das für ihn leisten. Das Zweite ist eine Reaktion aus dem Verantwortlichkeitsdenken: Er soll so weit wie möglich die Verantwortung für sich selbst übernehmen, sich selbst verstehen und bewußt handeln. Beide Möglichkeiten stellen aber den zweiten Schritt vor den ersten. Sie wollen das Verhalten schon ändern, bevor sie verstanden haben, was dieses Verhalten ausdrückt. Erst wenn die Umgebung, und, wenn möglich Peter selbst, sein Verhalten verstanden haben, und dementsprechend darauf reagieren, wird Peter das Verhalten vielleicht nicht mehr brauchen. Wenn wir ihm das Verhalten wegnehmen, bevor wir seine Ausdrucksqualität verstanden haben, wird ein anderer Ausdruck für das gleiche Problem zum Ausdruck kommen. Denn Peter will in seinem Problem verstanden werden und eine Antwort erhalten. Das geschieht nicht, wenn wir ihm die momentane Ausdrucksform seines Problems nehmen. Die einzig richtige Reaktion wäre unseres Erachtens zu fragen, was Peter damit ausdrücken will, daß er seinen Kopf nicht hinlegt, was ihm fehlt, was er braucht, um seinen Kopf hinlegen zu können.
Diese letzteren Fragen führen zu einer völlig anderen Art und Weise vom Handeln des Therapeuten als die ersten Fragen. Die Frage: „Wie kriege ich seinen Kopf auf den Boden?" begleitet der Therapeut meist damit, daß er eine Hand auf die Stirn von Peter legt und versucht, den Kopf leicht herunterzudrücken. Oft mit gegenteiligem Effekt: Peter drückt den Kopf noch mehr hoch. Die Frage: „Was braucht er?" begleitet der Therapeut, indem er seine Hand nicht auf, sondern unter den Kopf hält. Denn Peter braucht sicherlich keinen Druck. Vielleicht braucht er Halt

oder Unterstützung. Auch hier übt der Therapeut leichten Druck aus. Jetzt aber nicht Richtung Boden, sondern Richtung Decke. Damit Peter spüren kann, daß unter seinem Kopf eine kräftige Hand ist. Eine Hand, der er das Gewicht seines Kopfes vielleicht anvertrauen kann. Wenn unsere Vermutung, daß er Unterstützung und Halt braucht, richtig ist, wird Peter anschließend den Kopf für kurze oder längere Zeit hinlegen. Wenn er das auch nach mehreren Versuchen, Angeboten und Frage nicht macht, hat der Therapeut offensichtlich noch nicht gefunden, was Peter fehlt. Dann probiert er andere Möglichkeiten aus, seine Frage zu beantworten. So kann er seine Hände als eine Schüssel unter dem Kopf anbieten, er kann aber auch die Kopfhaltung akzeptieren und versuchen, in dieser Haltung die Spannung zu mildern. Vielleicht fehlt Peter der Überblick. Der würde ihm völlig verloren gehen, wenn er den Kopf flach auf dem Boden hat. Dann sieht er überhaupt nicht mehr, was passiert. Wenn er aber wahrnehmen will, was der Therapeut macht, muß das nicht mit Spannungen im Nacken einhergehen. Wenn der Therapeut dann Peters Kopf auf das Kissen legt, kann Peter vielleicht allmählich lernen, seinen Kopf los zulassen.
Verstehen der Symptome und der darunterliegenden Grundlagen bedeutet, daß wir viel suchen müssen und den Mut haben, falsch zu raten. Wenn die Antwort richtig ist, wird der Behinderte darauf mit seinem Körper positiv reagieren. Auch wenn das nur eine winzige Entspannung im großen Zehen ist.

Gestalttherapie

Die Psychotherapie mit Behinderten, wie wir sie in den vergangenen 10 Jahren entwickelt haben, nennen wir Gestalttherapie mit Behinderten. Wir haben sie auch einige Zeit „Gestalttherapie mit behinderten Menschen" genannt. Bis wir entdeckten, daß wir damit gerade das Gegenteil ausdrücken von dem, was wir vorhaben. Wir wollten die Würde des Behinderten betonen und wertschätzen. Wir meinten, das am besten zu tun, indem wir von „behinderten Menschen" sprachen. Wir wollten betonen, daß Behinderte ein Recht darauf haben, behandelt, betrachtet, begegnet zu werden wie sonstige nichtbehinderte Menschen. Indem wir das Wort „Menschen" betonen, erreichen wir eigentlich das Gegenteil. Wir sprechen doch auch von Jugendlichen, nicht von jugendlichen Menschen; von Sportlern, nicht von Sportlermenschen. In all diesen Fällen gehen wir implizit davon aus, daß es sich hier um Menschen handelt. Auf ähnliche Weise können wir davon ausgehen, wenn wir von Behinderten sprechen. Wir bringen damit diesen Menschen mehr Respekt entgegen, als wenn wir noch betonen müßten, daß es Menschen sind.
Bei der Gestalttherapie handelt es sich um ein psychotherapeutisches Verfahren, das um 1930 von Fritz Perls entwickelt wurde. Perls bezog sich dabei stark auf die Ganzheit des Menschen und betonte insbesondere die Ausdrucksfähigkeit der Gefühle. Bis dahin hatten in der Psychotherapie kognitive Aspekte deutlich im Vordergrund gestanden. Perls dagegen wollte Menschen erfahren lassen, wie sie nicht über Gefühle reden, sondern wie sie diese erleben und ausdrücken können. Gestalttherapie ist daher auch ein erlebnisaktivierendes Verfahren.

Unsere Arbeit mit Behinderten basiert auf einigen wichtigen Prinzipien der Gestalttherapie.

– Leib-Seele-Geist-Einheit

Wie diese drei Bereiche der menschlichen Existenz untrennbar miteinander verbunden sind und einander ständig beeinflussen in einem wechselseitigen Prozeß, haben wir schon ausgiebig beschrieben.

– Hier und jetzt

Die Gestalttherapie geht immer von dem konkret Vorhandenen aus. Für die Therapie bedeutet das, daß immer nur das aktuell gezeigte Verhalten des Behinderten als Anhaltspunkt dient. Wir betrachten, wie der Behinderte hier in unserer Sitzung jetzt reagiert, stellen da unsere Fragen und versuchen, in dieser Situation die richtige Antwort zu finden.

– Ausdrücken von Gefühlen

Das Ausdrücken von Gefühlen hat einen zentralen Stellenwert in der Gestalttherapie mit Behinderten. Wir unterstützen jede Art, wie der Behinderte sein Gefühl (noch) ausdrücken kann. Wenn die Ausdrucksform ihm selbst oder anderen schadet, versuchen wir zu erreichen, daß der Behinderte seine Ausdrucksform derartig umwandeln kann, daß der Ausdruck bleibt, nur die Form sich ändert. Denn jeder Versuch, eine jetzige Ausdrucksform zu stoppen, zu verhindern, würde bedeuten, daß der Behinderte wieder eine Möglichkeit weniger hat, sich auszudrücken. Und die meisten haben schon zu wenig Möglichkeiten. Leider begegnen Behinderten tagtäglich viele Male Verbote im Hinblick auf ihre Gefühlsausdrücke. Das größte Problem dabei ist, daß ihnen nur vermittelt wird, daß der Ausdruck, wie sie ihn jetzt haben, nicht in Ordnung ist. Sie erhalten keine Hilfe, wie sie ihr Gefühl anders ausdrücken können. Ein Beispiel: Wenn ein Behinderter schreit, ist die übliche Reaktion der Umwelt: „Schrei nicht so laut", „Jetzt reicht es", „So schlimm ist es nicht", „Jetzt ist es wieder gut". Oder es wird versucht, ihn abzulenken, damit das Schreien aufhört. In all diesen Fällen wird sein Ausdruck nicht akzeptiert. Wenn der Behinderte dann nicht mehr schreit, bedeutet das nur, daß ihm wieder eine Ausdrucksform genommen ist. Denn das Gefühl, das zu diesem Ausdruck drängte, ist trotzdem noch da und sucht sich eine andere, leider meist persönlich oder gesellschaftlich schlimmere, Ausdrucksform. Es wäre sinnvoller, den Behinderten in seiner Ausdrucksform zu unterstützen, indem wir ihn ermutigen, lauter zu schreien, all sein Leid, seine Angst, Traurigkeit, Verzweiflung auszudrücken. Nicht als pädagogische Maßnahme, damit er danach sofort aufhört, sondern als therapeutische Intervention, damit er lernt, daß andere sein Leid respektieren.

– Erlebnisaktivierend

In der Gestalttherapie wollen wir Behinderten die Möglichkeit bieten, ihre Gefühle wahrzunehmen und auszudrücken. Nun sind in einer durchschnittlichen

Situation natürlich nicht immer derartig starke Gefühle vorhanden, daß sie auch ausgedrückt werden müssen. Und wenn der Behinderte starke Gefühle hat, ist er oft in einer derartigen Situation, daß nicht therapeutisch darauf reagiert werden kann. Meistens fehlt dann gerade die Zeit und das Personal. Deswegen führen wir in der Therapiestunde mit dem Behinderten Aktivitäten durch, die bei ihm hier und jetzt Gefühle auslösen oder frühere, unverarbeitete Gefühle wachrufen. Indem die Gefühle jetzt (wieder) da sind, kann der Therapeut dem Behinderten helfen, eine Möglichkeit zu finden und auszuprobieren, sie auf adäquate Weise auszudrücken.

– Selbstheilungskräfte

Im Menschen sind sehr viele Selbstheilungskräfte vorhanden. Das Problem besteht darin, daß manche Menschen den Kontakt dazu verloren haben, oder daß diese Kräfte so stark durch negative Erfahrungen und Umwelteinflüsse überdeckt sind, daß der betreffende Mensch nicht mehr über sie verfügen kann. Ziel der Therapie ist dann nicht, den Klienten „gesund" zu machen, sondern daß der Therapeut versucht, ihn wieder mit seinen eigenen positiven Kräften in Verbindung zu bringen. Dabei handelt es sich um einen Wachstumsprozeß, der weitestgehend frei von Druck erfolgen soll. Perls sagt dazu: „Treibe den Fluß nicht an, er strömt von selbst". Immer wieder versuchen wir, den Behinderten zu seinen eigenen inneren Kräften zu führen, damit er sich von innen heraus aufbauen kann und dadurch nach außen selbstbewußter, sicherer, genußvoller auftreten kann. Weil viele Behinderte, unter anderem durch ausgiebiges Training der sozialen Fähigkeiten, kaum noch Kontakt zu ihren eigenen Kräften haben, bedeutet das, daß viel Zeit der Therapie verwendet wird für „Staubwischen". Anstelle dessen, was er von außen erfahren hat, wozu er nicht fähig ist, versuchen wir, ihn finden zu lassen, wozu er fähig sein kann. Gegenüber vielen Verboten und Geboten setzen wir Erlaubnisse und Einladungen. Das bedeutet aber noch längst nicht, daß die Selbstheilungskräfte ausreichend vorhanden sind. Wir brauchen den Fluß zwar nicht anzuschieben, aber wenn große Steine im Fluß liegen, können wir nicht erwarten, daß der Fluß sie selbst entfernt. Er kann sich höchstens einen Weg um die Steine suchen, was oft sehr mühsam ist. Wenn die Gesellschaft diese Steine hineinwirft, denken wir, daß die Gesellschaft auch die Verantwortung hat, sie herauszuholen. In der Praxis der Therapie führt das oft zu strukturiertem, direktivem Vorgehen der Therapeuten.
Ein Beispiel: Peter hat erfahren, daß seine sozialen Bezüge immer wieder von außen gestört werden und daß er plötzlich bekannte Menschen verliert und zu neuen Menschen Kontakt aufnehmen muß (Steine werden in den Fluß geworfen). Das kann dazu führen, daß Peter jetzt nur noch in der Lage ist, ganz kurz Kontakt mit Leuten aufzunehmen und sie nur ganz kurz anzutippen. Wir sind der Meinung, daß es ein Fehler wäre, zu erwarten, daß Peter in der Lage ist, von sich aus positiv auf Einladungen zu längerem Kontakt zu reagieren (die Steine aus dem Fluß zu holen). Wir denken, daß die Selbstheilungskräfte für die gesellschaftlichen Einbrüche nicht ausreichen. Da braucht er Hilfe von außen. Das, was von

außen zerstört wurde, soll auch von außen wieder geheilt werden. Zeigen wir ihm, daß er sich wieder auf Menschen verlassen kann, daß es Kontakte gibt, die intensiv sind, zwar nicht immer vorhanden, aber regelmäßig rückkehrend. In der Praxis bedeutet das, daß wir nicht erwarten, daß Peter diesen längeren Kontakt mit uns aufnimmt, sondern wir zeigen ihm, daß wir an einem längeren Kontakt mit ihm interessiert sind. Der Therapeut nimmt ihn in die Arme, weil er ihn in den Armen haben will. Auch wenn Peter zeigt, daß er damit nicht umgehen kann. Das ist ja seine Überlebensstrategie geworden. Jetzt kann er lernen, auf andere Weise mit Kontakt umzugehen. Das kann er nur, wenn ich ihn das erfahren lasse. D.h., wenn ich ihn festhalte. Oft findet er das am Anfang nicht angenehm. Denn wenn der Stein schon 20 Jahre da im Fluß liegt, ist es wie eine Gewohnheit geworden. Dann ist es verunsichernd, wenn diese plötzlich verlorengeht. Das fordert von dem Therapeuten sehr viel Vertrauen und Sicherheit. Er muß in diesem Moment Peter die Sicherheit vermitteln, daß nichts Schlimmes passieren kann, daß er sich auf ihn verlassen kann.

– Selbstverantwortung

Anknüpfend an den zuvor genannten Punkt gehen wir in der Gestalttherapie auch davon aus, daß jeder Mensch für seine Aktivitäten und Entscheidungen selbst verantwortlich ist. Nur dann kann er auch zu seinen eigenen Kräften finden und wieder gesunden. Dies passiert nicht, indem er sich abhängig macht von anderen Menschen, die für ihn entscheiden. Dies ist in der Behindertentherapie ein sehr wichtiges und zugleich schwieriges Thema. Weil viele Behinderte nicht die volle Verantwortung für ihr Leben übernehmen können, ist eine Versorgungskultur entstanden, die vielen Behinderten auch die restliche Verantwortung genommen hat. In dieser Versorgungssituation ist oft sehr wenig Platz und Zeit für Förderung der Eigenverantwortung. Meistens ist es auch viel schneller und effizienter, wenn die Mitarbeiter die Sachen selbst erledigen, als wenn sie warten, bis der Behinderte dazu in der Lage ist oder bis sie entdeckt haben, wozu er in der Lage ist. Allerdings finden wir es wichtig, hier auch zu sagen, daß in den letzten fünf Jahren in diesem Bereich auch viel Positives geändert wurde. Um Behinderte aus ihrer Anpassung an die Versorgungskultur zu holen, ist es wichtig, daß wir sie auffordern, ihre Selbstverantwortung und Handlungsfähigkeit (wieder) zu entdecken. Das machen wir in der Gestalttherapie, indem wir alle Aktivitäten in Polaritäten durchführen: Zuerst macht der Therapeut die Aktivität mit dem Behinderten, anschließend macht der Behinderte die gleiche Aktivität mit dem Therapeuten. Wenn zuerst Peter im Schoß des Therapeuten gesessen hat, wechseln wir, danach setzt der Therapeut sich in Peters Schoß. Am Anfang setzte Peter sich nicht auf den Schoß des Therapeuten, er setzte sich zwar bereitwillig, aber doch stetig neben den Therapeuten. Im Wechsel war es, als ob ihm vieles klarer wurde. Es war, als ob er durch seine Kompetenz, mit dem Therapeuten etwas zu tun, mehr in das Geschehen hineinkam. Durch die polare Erfahrung kann Peter beides klarer erleben: Erfahren, geschehen lassen, spüren einerseits und selber machen, handeln, Verantwortung tragen andererseits.

– Erfahrung und Bewußtsein

Um Verantwortung für sich selbst übernehmen zu können, und um seine eigenen Selbstheilungskräfte kennenzulernen, ist es notwendig, daß der Mensch sich seiner selbst und seiner Möglichkeiten bewußt ist. Um das entdecken zu können, bedarf es entsprechender Erfahrung. Diesem Zweck dienen in der Gestalttherapie die Experimente, Aktivitäten, in denen man etwas über sich erfahren und neue Verhaltensweisen ausprobieren kann. Wir sprechen deswegen mit dem Behinderten, während wir die Aktivitäten durchführen. Wir versuchen, seine Aufmerksamkeit auf die Körperteile zu richten, wo die Erfahrung zur Zeit stattfindet und wo Gefühle vielleicht lokalisiert werden können. Wichtige Hinweise dazu sind die Augen. Viele Mitarbeiter in Behinderteneinrichtungen freuen sich über Augenkontakt. Wenn der Behinderte, wenn wir seinen Arm rollen, uns dabei ansieht, haben wir zwar Augenkontakt, aber wir müssen feststellen, daß er in dem Moment mehr Kontakt mit uns, als mit sich selbst hat. In der Therapie versuchen wir zuerst zu erreichen, daß der Behinderte einen intensiven Kontakt mit sich selbst hat, sich selbst bewußt wahrnimmt, mit seinen Erfahrungen, Gefühlen, Bedürfnissen. Wenn er von da aus mit jemand anderem in Kontakt tritt, ist er in diesem Kontakt auch selbstständiger. Und damit weniger abhängig von den anderen.

– Kontakt

Wesentlich für die menschliche Existenz ist der Kontakt mit sich selbst und mit anderen. Eine Grundbedingung für die Selbstwerdung ist der unabhängige Kontakt mit anderen Menschen. Ist dieser Kontakt gestört, ergeben sich verschiedene Arten von neurotischen Störungen. Dem können wir therapeutisch entgegenwirken, indem wir versuchen, den Kontakt echt zu gestalten und uns darauf einzulassen, das auszudrücken, was wir fühlen. Wenn wir Behinderte darin begleiten wollen, ihre Gefühle wahrzunehmen und auszudrücken, ist es natürlich selbstverständlich, daß wir auch selbst versuchen sollen, uns selbst soviel wie möglich mit unseren Gefühlen wahrzunehmen und diese Gefühle auszudrücken. Das bedeutet, daß wir dem Behinderten unsere Ängste, Enttäuschungen, Traurigkeit, Freude zeigen und mitteilen. Es hat wenig Zweck, uns selbst zu blockieren, unser Ausdruckssystem der Gefühle zu stören, während wir Behinderten helfen, diese Störungen zu bewältigen. Außerdem können wir dem Behinderten in unserem Ausdruck ein ermutigendes Beispiel bieten.

– Figur – Grund

Dieses Prinzip bedeutet, daß eine Figur nicht losgelöst von ihrem Hintergrund zu betrachten, bzw. zu behandeln ist. Eine Figur kann der Behinderte als Person sein, wobei der Hintergrund dann seine Lebensumstände und seine Lebensgeschichte sein könnte. In der Gestalttherapie ist es wichtig, diesen Hintergrund immer mit zu berücksichtigen. Eine Figur kann aber auch ein Ausdruck sein. Wobei es dann wichtig ist, nicht nur auf diesen Ausdruck zu reagieren, sondern diesen Ausdruck zuerst in seinem Hintergrund, bzw. seinem Kontext zu betrachten.

Mit welchen Behinderten?

Wir werden oft gefragt, mit welchen Behinderten man Gestalttherapie machen kann. Mit Kleinkindern aus der Frühförderung, mit Alten, mit mehrfach Schwerstbehinderten, mit Verhaltensgestörten, mit Spastikern, mit Autisten, mit Autoagressiven? Wenn wir dann antworten, daß die Gestalttherapie mit jedem Behinderten, unabhängig von Alter und Behinderungsgrad und -form durchgeführt werden kann und durchgeführt wird, fangen viele an, an der Methode zu zweifeln. Das kann doch nicht wahr sein. Viele Menschen haben sich so an Spezialismen gewöhnt, daß sie vergessen haben, daß der Ursprung des Menschen nicht im Abspalten von Spezialismen liegt, sondern in der allumfassenden Ganzheit. In wenigen Bereichen akzeptieren viele Menschen noch den Allgemeinheitsgedanken. Nehmen wir z.B. die Kartoffel. Wenn Sie Kartoffeln kaufen, fragen Sie den Verkäufer doch nicht, ob diese Kartoffelart geeignet sei für junge Leute oder mehr für ältere, eher für Kranke, für Gesunde, besser im Urlaub zu essen ist, oder während der Arbeit. Nein, Sie gehen davon aus, daß die Kartoffel ein wichtiger Nährstoff für den Menschen ist. Weil jeder Mensch Energie verbraucht, Baustoffe braucht, Hunger hat und essen will. Warum soll das, was für den körperlichen Bereich gilt, für den psychischen Bereich plötzlich nicht mehr gelten? Wir gehen davon aus, daß dies mit der psychischen Ernährung ähnlich ist. Auch da ist es wichtig, daß jeder Mensch bestimmte Erfahrungen macht, bestimmte Gefühle erlebt und sie ausdrückt; daß er bestimmte Bedürfnisse erfährt und versucht, sie zu realisieren. Jeder Mensch kennt Traurigkeit, Enttäuschung, Hoffnung, Freude, Leid, Angst, usw. Die Art, wie jeder darauf reagiert, ist verschieden. Jeder Mensch in unserer Kultur ißt Kartoffeln. Die Art, wie er sie zubereitet und verarbeitet, ist verschieden.

Wir führen die gleichen Aktivitäten mit jedem Behinderten, der in die Therapie kommt, durch. Die Art, wie der Behinderte darauf reagiert, wie er damit umgeht, ist selbstverständlich verschieden. Mit jedem Behinderten kreisen wir die Arme. Mit dem einen mit vielen Pausen, mit dem anderen erst mit einem Arm, mit einem dritten erst von außen nach innen, mit dem vierten von innen nach außen. Mit allen bleibt das aber Armkreisen und das ausgelöste Gefühl ist bei allen ähnlich: Eine Art Öffnung für Innen- und Außenwelt. Das bedeutet in der Praxis, daß die Aktivitäten die gleichen sind. Daß sie aber bei dem einen viel mehr und andere Gefühle auslösen, als bei dem anderen. Daß wir bei dem einen auch viel länger suchen müssen, bis wir eine richtige Antwort auf die Frage: *Was braucht er,* gefunden haben, als bei dem anderen. Die Quantität von dem, was wir machen, kann bei jedem Behinderten verschieden sein. Die Qualität soll aber bei allen gleich sein. Wenn es z.B. um Selbstverantwortung geht, versuchen wir im Rollenwechsel den Behinderten dahin zu führen, daß er Verantwortung für seine Handlungen mit mir übernimmt. Wie er das macht und wieviel er macht, ist selbstverständlich von seinen Behinderungen und von seinem Alter abhängig. Ein spastisches Kind kann von mir vielleicht nur einen Finger bewegen, während ein verhaltensauffälliges Mädchen meine beiden Arme mit großen Kreisen bewegen kann. Beide erleben aber die Qualität des Selbstwertes: Ich bin wer, ich kann etwas, der Therapeut vertraut sich mir an.

Die Therapeutin/Der Therapeut

Die Gestalttherapie mit Behinderten kann durchgeführt werden von jedem, der dazu ausgebildet ist. Die Ausbildung ist offen für jeden, der mit Behinderten arbeitet, unabhängig von der Berufsgruppe, und für Eltern, bzw. Betreuer von Behinderten. Wichtige Voraussetzungen sind weiter: Interesse an Behinderten, aber ebenso an sich selbst. Denn nur wenn Sie Ihre eigenen Bedürfnisse und Gefühle ernst nehmen und wenn Sie wahrnehmen, wie Sie damit umgehen, können Sie detailliert wahrnehmen, wie der Behinderte das macht. Dann können Sie ihm helfen, auf eine adäquate Art und Weise damit umzugehen. Deswegen spielt die Selbsterfahrung in der Ausbildung eine zentrale Rolle. Um verstehen zu können, was die Aktivitäten bei Behinderten gefühlsmäßig auslösen können, ist es wichtig, sie zuerst selbst erfahren zu haben. Denn Behinderte sind in ihren Gefühlen nicht anders, als wir. Sie drücken sie meistens nur etwas anders aus. Wenn Sie erfahren haben, was es körperlich bedeutet, Kontrolle zu behalten oder abzugeben, sind Sie auch zunehmend in der Lage, die richtigen Fragen zu stellen, das Verhalten von Behinderten zu verstehen und die richtige Antwort auf Ihre Frage zu finden. Das fordert auch meistens ein Umdenken. In der Gestalttherapie reagieren wir auf Behinderte, wie vorhin beschrieben, oft völlig im Gegensatz zu dem, was im alltäglichen Umgang üblich ist. Es geht dabei aber nicht um eine Technik, sondern um eine andere Grundhaltung, dem Behinderten gegenüber. Das fordert von Ihnen Flexibilität, Selbstverantwortung, Kreativität und die Fähigkeit, im Suchen des Weges den Faden nicht zu verlieren.

Während der Therapie begegnen wir auch unseren eigenen Problemen. Wenn Sie bei einem Kollegen, oder später auch bei einem Behinderten, im Schoß sitzen, spüren Sie vielleicht, daß Sie auch Defizite an Geborgenheit haben. In den Kraftübungen merken Sie vielleicht, daß Sie auch nicht-ausgedrückte Aggressionen festhalten. Selbstverständlich ist die Therapiesituation mit den Behinderten nicht dazu geeignet, Ihre eigenen Probleme zu lösen. Aber natürlich dürfen Sie davon genießen, wenn ein Behinderter Sie sorgfältig berührt. Voraussetzung für die Therapie ist nicht, daß Sie all Ihre Probleme bewältigt haben. Sondern daß Sie in der Lage sind, sie wahrzunehmen, auszudrücken und einen Weg zu finden, bewußt damit umzugehen. Während der Ausbildung ist es wichtig, diese Probleme in der Gruppe einzubringen. Wenn die Ausbildung zu Ende ist, empfehlen wir eine Gruppe von Kollegen, wo Sie nicht nur über den Behinderten sprechen können, sondern auch über Ihre eigenen Probleme im Umgang mit den Behinderten.

Nur wenn Sie lernen, gut für sich zu sorgen, können Sie auch den Behinderten auf die Spur bringen, gut für sich selbst zu sorgen. In dem Sinne sorgen Sie dann auch gut für den Behinderten.

Die Sitzung

Was in den Sitzungen gemacht wird, welche Aktivitäten durchgeführt werden, haben wir in anderen Veröffentlichungen beschrieben. Die Struktur der Sitzung ist immer die gleiche. Wir fangen mit Armkreisen an, begleitet mit Musik. Die Musik benutzen wir dann, wenn wir fließende, harmonische Bewegungen machen, weil unsere Erfahrung ist, daß sie die Emotionalität der Aktivitäten fördert. Anschließend werden auf dem Boden sonstige Aktivitäten aus dem defizitären Bereich gemacht. Weil es da um sehr unterschiedliche Bewegungen geht, machen wir das ohne Musik. Nach ca. $1/2$ Jahr wird zusätzlich eine Übung aus den folgenden Bereichen gemacht: Kraft, Gleichgewicht, Stehen, Gehen. Wir schließen wieder mit Musik, mit Armkreisen, oder mit der Übung, die wir Bett nennen. Mit der festen Struktur wollen wir den Behinderten eine Orientierung geben.

Es ist optimal, wenn die Therapie in einer Gruppe stattfindet, worin verschiedene Therapeuten mit verschiedenen Behinderten, eins zu eins, gleichzeitig arbeiten. Das hat sehr viele verschiedene Vorteile. Es kann viel Lebendigkeit in die Therapie hineindringen, der Behinderte ist nicht nur auf seinen Therapeuten fixiert, er kann bei Sachen, die er nicht versteht, bei einem anderen Behinderten abschauen, wir können in einer späteren Phase Kommunikation zwischen Behinderten fördern, verschiedene Aktivitäten wie Hausbauen, Paket, sind fast nur in einer Gruppe möglich. Der kommunikative Aspekt würde in einer Einzeltherapiesituation auf den einen Behinderten mit dem einen Therapeuten beschränkt werden. Wichtig ist auch, daß anschließend an diese Gruppentherapiesitzung eine Nachbesprechung zwischen den anwesenden Kollegen stattfindet. Darin kann jeder seine eigenen Probleme besprechen, Feedback über das eigene und das Verhalten des Behinderten bekommen, zusammen Schwierigkeiten besprechen und die Schwerpunkte für die nächste Sitzung planen. Die eigene Kreativität, Fragen stellen, verschiedene Antworten suchen und ausprobieren, das alles wird auf diese Weise gefördert. Unsere Erfahrung ist, daß diejenigen, die die Gestalttherapie in Einzelsitzungen machen (müssen), große Schwierigkeiten haben, dies regelmäßig durchzuführen. Diese Therapieform fordert nämlich sehr viel Energie von dem Therapeuten. Es ist schwierig, das immer alleine aufbringen zu müssen.

Aus diesen Gründen plädieren wir dafür, daß Mitarbeiter oder Eltern, die diese Therapie durchführen wollen, versuchen, kleine Gruppen zu bilden.

Mit jedem Behinderten, mit dem Gestalttherapie durchgeführt wird, machen wir das einmal pro Woche eine Stunde. Wenn die Sitzung kürzer als eine Stunde dauert, ist die Gefahr groß, daß die Aktivitäten als solche mehr in den Mittelpunkt kommen, als die Gefühle, die sie auslösen können. Erfahrung und Wahrnehmung brauchen sehr viel Zeit. Deswegen müssen die Aktivitäten oft auch sehr langsam und wiederholt gemacht werden, damit kein Zeitdruck entsteht. Unter Zeitdruck richten sowohl Therapeuten, wie auch Behinderte sich mehr auf die Aktivität als solche und weniger auf die Gefühle, die sie auslöst. Das Ziel wird dann die Bewegung, während unser Ziel der Prozeß ist. Es ist wichtig, den Behinderten immer wieder zu dem Prozeß hinzuführen und nicht zu der Bewegung als Aktivität. Wenn

Sie merken, daß der Behinderte in einer Aktivität immer unruhiger wird, darf das kein Grund sein, die Aktivität zu beenden oder die Sitzung zu verkürzen. Es ist meistens eher ein Hinweis dafür, daß Sie sich dem Ziel nähern. Der Behinderte spürt dann wahrscheinlich in sich Gefühle, mit denen er nicht zurecht kommt, für die er keinen adäquaten Ausdruck hat. Und da wollen wir gerade hin. Wir wollen ihm die Möglichkeit bieten, daß er diese Gefühle wahrnehmen kann und daß er üben kann, sie auszudrücken. Es wäre schade, wenn Sie in dem Moment gerade aufhören wollen, weil die Unruhe so stark wird. Denn Unruhe ist ein wichtiges Gefühl.

In einer Sitzung werden oft verschiedene Gefühle angesprochen und, je nach Möglichkeit, mehr oder weniger ausgedrückt. Wenn die Stunde beendet ist, ist die Arbeit des Behinderten meistens noch nicht beendet. Er hat wahrscheinlich unbekannte, neue Erfahrungen gemacht oder bekannte Erfahrungen auf andere Weise erlebt. Dadurch können verschiedene Gefühle bei ihm hochgekommen sein. Wir haben gemerkt, daß die meisten Behinderten mehrere Tage brauchen, damit sie das, was sie in sich spüren, wahrnehmen und verarbeiten können. Wenn die Sitzungen häufiger stattfinden würden, als einmal pro Woche, bestünde die Gefahr, daß wir mehr auslösen, als der Behinderte selbst wieder einordnen kann. Wichtig ist, daß wir nicht mehr Türen aufschließen, als der Behinderte selbst wieder zumachen kann. Der wöchentliche Rhythmus scheint die meisten Behinderten dazu gut zu befähigen.

Veränderte Lebensqualität

Wozu die Therapie führt, ist weder vorher zu planen noch festzulegen. Es ist auch für jeden Behinderten verschieden. Im allgemeinen machen wir die Erfahrung, daß Autoaggressivität und Aggressivität stark abnehmen, daß Kontaktfreudigkeit zunimmt, daß der Behinderte selbstsicherer wird, daß er behutsamer mit sich und anderen umgeht, ruhiger wird, sich fließender bewegt, seine Gefühle deutlicher zeigt.

Abschließend wollen wir noch einiges über Peters Entwicklung sagen. Nach 1½ Jahren Therapie hat der Therapeut folgendes wahrgenommen: In der Sprache blieben Ausformung und Lautbildung bisher unverändert. Inhalt, Klangfarbe erscheinen jedoch differenzierter, kräftiger, sind häufiger und vor allem lebendiger. Auch körperlich erscheint Peter frischer, kraftvoller, direkter, runder und schmiegt sich mehr an. Er verliert das Hölzerne und wird mehr lebendiger Körper. Diesen Körper setzt er mehr und bewußter – so erscheint es – im Alltag ein und geht weniger aus dem Weg. Im Kontakt wirkt er zärtlicher, hat bewußtere Handlungen und ist in seinen Bewegungen, Berührungen anschmiegsamer und runder. Er fordert auch direkten, großflächigeren Körperkontakt. Im sozialen Bereich ist ein äußerst dynamischer Prozeß im Gange. Peter nimmt die Provokationen bestimmter Mitbewohner gelassener hin und reagiert verändert, weniger gespannt, sondern mehr gleichgültig und sicherer. Im Geschehen läßt er sich verstärkt einbeziehen. In der Regel hat er bisher andere zum Tun eingesetzt, animiert und dirigiert. Dieses Vorgehen verliert langsam an Aktualität, und er bringt sich vermehrt tätig in das Geschehen ein. Er sammelt noch immer unbedeutende Dinge, allerdings vermittelt er den Eindruck dabei, es bewußter und freudiger zu tun. Personen, welche um die Therapie nicht Bescheid wissen, bezeichnen Peter als fröhlicher, experimentierfreudiger, offener, zärtlicher und stellen fest, daß er den Ansatz zeigt, mehr ausprobieren zu wollen.

Wie Sie sehen, geht es hier nicht um großartige, spektakuläre Änderungen. Wir können auch bei keiner der Änderungen sagen, daß das ausschließlich durch die Gestalttherapie kommt. Das ist uns auch nicht so wichtig. Wichtig ist, daß Peter seiner Umgebung vermittelt, daß er bewußter und lebensfreudiger geworden ist, daß seine Lebensqualität sich verändert hat in einem Sinne, die wir positiv nennen würden. Wir werden wahrscheinlich nie feststellen können, in welchem Maße die Gestalttherapie das beeinflußt hat.

Literatur

BESEMS, TH.: Philosophisch-anthropologische Bemerkungen zur Integrativen Therapie/Gestalttherapie. In: Integrative Therapie 3 – 4/1977, S. 176 – 186

BESEMS, TH.: Integrative Therapie als Ansatz zu einer „kritischen" Gestalttherapie. In: Integrative Therapie 3 – 4/1977, S. 187 – 194

BESEMS, TH.: Überlegungen zu intersubjektivem Unterricht in der Integrativen Pädagogik. In: Petzold/Brown (Hrsg.), Gestaltpädagogik. München 1977

BESEMS, TH.: Gesellschaft und Arbeit als Schwerpunkte der Therapie. In: Integrative Therapie 1/1980, S. 3 – 19

BESEMS, TH.: Bewegungstherapie mit autoaggressiven, psychomotorisch gestörten Kindern – eine gestalttherapeutische Methode. In: Psychologische Hilfen für Behinderte. BDP Band 4 (1981), S. 33 – 48

BESEMS, TH./VAN VUGT, G.: Integrative Körpertherapie bei behinderten Kindern und Jugendlichen. In: H. Färber (Hrsg.): Integrative Therapie mit geistig behinderten Kindern und Jugendlichen. Dortmund 1983, S. 23 – 47

BESEMS, TH./VAN VUGT, G.: Gestalttherapie mit geistig Behinderten. In: W. Rotthaus (Hrsg.), Psychotherapie mit Jugendlichen, Dortmund 1985, S. 251 – 175

BESEMS, TH./VAN VUGT, G.: Störungen körperlicher und psychischer Art als Folgen geistiger Behinderung. In: Heilpädagogisches Centrum Augustinum am Hasenbergl e.V. (Hrsg.), Der Erwachsene mit geistiger Behinderung: Seine Lebensbewältigung, ein Ergebnis von Fortbildung und Anregung – Tagungsbericht. München (1986), S. 91 – 115

BESEMS, TH.: Wer paßt sich an? Therapeut oder Klient? In: Gestalttherapie und Gestaltpädagogik zwischen Anpassung und Auflehnung. Latka u.a. München 1987, S. 141 – 153

BESEMS, TH./VAN VUGT, G.: Gestalttherapie mit psychotischen Menschen – Diagnose und Behandlungsplan. In: Latka u.a. München 1987, S. 297 – 304

BESEMS, TH./VAN VUGT, G.: Gestalttherapie mit geistig behinderten Menschen. In: Geistige Behinderung 1988/4 und 1989/1. Lebenshilfe, Marburg

BESEMS, TH./VAN VUGT, G.: Gestalttherapie mit geistig behinderten Menschen – ein Eiertanz? In: Problemanalyse, Therapieansätze und Konsens. Tagungsbericht Caritas Freiburg, 1988

BESEMS, TH./VAN VUGT, G.: Das Karussell des Selbstwertes. In: Wohlhüter, H./Post, H.: Standhalten? Bethel-Beiträge 45, Bethel-Verl. Bielefeld, 1990

BESEMS, TH./VAN VUGT, G.: Wo Worte nicht reichen. Kösel 1990
CORDES, H. u.a.: Frühkindlicher Autismus. BAG Hilfe für Behinderte, Band 230, Düsseldorf
EDWARDS, B.: Garantiert zeichnen lernen. Rowohlt 1987
FROHNE-HAGEMANN, I.: Musik und Gestalt. Paderborn 1990
HÜFFNER, U./MAYR, T.: Integrative Körpertherapie – eine Integrationshilfe bei der gemeinsamen Förderung behinderter und nichtbehinderter Kinder im Kindergarten? In: Praxis der Kinderpsychologie und Kinderpsychiatrie 5/1986, S. 184 – 189
KISSGEN, R.: Frühkindlicher Autismus. In: Verstehen, handeln und gewähren lassen. Tagungsbericht Caritas Freiburg, 1987
KISSGEN, R./JACOBI-HEINEMANN, A./JUHL-OLBRICH, B.: Integrative Körpertherapie als Ergänzung zur krankengymnastischen Behandlung körperbehinderter Kinder. In: Frühförderung Interdisziplinär 1/1988, S. 12 – 19
KOLBE, H.: Die Situation von Mitarbeitern in der Arbeit mit schwerst- und mehrfach behinderten Menschen. In: Standhalten? Bethel-45, 1990
KÜBLER-ROSS, E.: Kinder und Tod. Zürich 1984
LINGERMANN, H.: Bewußt hören. Shangrila Verlag 1988
MARTIN, K.: Kreativitätstraining in der Erwachsenenbildung. In: Petzold, H. Kreativität und Konflikte, Paderborn 1973
PERLS, F.: Das Ich, der Hunger und die Aggression. Stuttgart 1987
PERLS, F.: Gestalt, Wachstum, Integration. Paderborn 1985
PERLS, F.: Gestalttherapie. Stuttgart 1983
PETZOLD, H.: Thymopraktik als Verfahren Integrativer Therapie. In: Petzold, H. Die Neuen Körpertherapien, Paderborn, 1977, S. 258 – 278
PETZOLD, H.: Der Verlust der Arbeit durch die Pensionierung als Ursache von Störungen und Erkrankungen. In: Petzold, H./Heinl, H. Therapie und Arbeitswelt, Paderborn, 1983. S. 430 – 436
ROHMANN, U./ELBING, U.: Festhaltetherapie und Körpertherapie. Dortmund 1990
SCHUCHARDT, E.: Jede Krise ist ein neuer Anfang. Düsseldorf 1984
TEGTMEIER, R.: Der heilende Regenbogen. Shangrila Verlag, 1986
VERNY/KELLY: Das Seelenleben des Ungeborenen. Frankfurt 1989

Thijs Besems, geboren 1946, und seine Frau Gerry van Vugt, geboren 1950,
arbeiten als Psychotherapeuten in eigener Praxis in Megen, Holland. Seit 10 Jahren leiten sie das Institut Heel, ein Ausbildungsinstitut für Gestalttherapie.

Marion Esser
Psychomotorische Therapie nach B. AUCOUTURIER

„Kommt das geistig behinderte Kind in eine Einrichtung, in eine besondere pädagogische Situation, wegen seines minimalen Hirnschadens, wegen seiner Mikrozephalie, wegen seines Down-Syndroms? Kommt es wegen seiner geringen Spielentwicklung, weil es nicht tanzen oder schwimmen kann, weil es nicht mit Messer und Gabel zu essen vermag? Sicherlich nicht! Es kommt, weil es in seinem sozialen Umgang gescheitert ist. Es ist der Verlierer, vor allem von Kontakt, von Kontakt mit Mitmenschen, die seiner Realität nicht mehr gewachsen sind. Es kommt, weil es schwierig ist, mit ihm zu verkehren und umzugehen. Deshalb kommt es in die sonderpädagogische Situation: Wegen eines wiederaufzunehmenden, arrangierten, bewußten, mitmenschlichen Umgangs. Es kommt, weil es an erster Stelle wieder in Beziehungen eingebettet werden muß, so daß es im alltäglichen Umgang wieder Fuß fassen kann. (...) Mehr als andere ist das geistig behinderte Kind zum Opfer von Trainingsprozeduren geworden, die es auf das spätere gesellschaftliche Dasein vorbereiten sollen. (...) Das Kind hat ein Kunststück gelernt: es kann ‚Pfötchen geben' wie ein Hund. Im Sinne der Entwicklungsgedanken, geht es aber um ein ‚mehr Mensch werden'. Dabei müssen wir das ‚so sein', nicht das ‚so tun' ansteuern. (...) Fußballspielende Hunde, Ping-pong-spielende Tauben, Schlittschuhlaufende Eisbären tun zwar so, aber sie sind nicht so. Sie haben etwas gelernt, aber das bedeutet keine Erweiterung ihres Daseins. Sie sind dadurch nicht ‚mehr Hund, Taube oder Bär' geworden." (VERMEER, 1984, S. 104 – 108)

In der Psychomotorik von Bernard Aucouturier gibt es kein Übungsprogramm, keine ‚Trainingsprozeduren'. Schon in seinem 1975 erschienenen Therapiebericht über „Bruno" wandte sich Aucouturier – damals noch in Zusammenarbeit mit André Lapierre – gegen eine „instrumentale Heilpädagogik" (AUCOUTURIER, 1982, S. 26). Die Grundlage für die Entfaltung des Menschen liegt in seiner Beziehungs- und Kommunikationsfähigkeit. Nur in der Beziehung lernt das Kind die Welt verstehen und sich in ihr einzuordnen.
Die besondere Problematik eines Kindes mit geistiger Behinderung, Autismus etc. muß immer im Zusammenhang mit einem Mangel an Austauschmöglichkeiten betrachtet werden. Ursache für diesen Mangel sind sensorielle und/oder organische Defizite. Schon sehr früh, unter Umständen bereits im intra-uterinen Leben kann der Austausch zwischen Kind und Mutter beeinträchtigt sein: beispielsweise bedingt durch anatomische oder physiologische Faktoren (z.B. ein Virus) oder affektive Faktoren (z.B. ein Schock).
Persönlichkeitsstörungen sind letztendlich Beziehungsstörungen (AUCOUTURIER, 1976, S. 16 ff.). Die Persönlichkeit eines Menschen strukturiert sich über seine unmittelbaren Beziehungen zur Umwelt. Die ersten Erfahrungen nach seiner Geburt macht ein Mensch über den Körper. Mutter und Kind kommunizieren über den Tonus miteinander, stehen in einem „tonischen Dialog" (vgl. das Konzept von JEAN DE AJURIAGUERRA in Anlehnung an HENRI WALLON).
Psychomotorische Therapie sucht den Zugang zum Kind über den Körper. Um eine veränderte oder überhaupt eine Kommunikationsbasis mit dem Kind herzu-

stellen, begibt sich der Therapeut auf ein archaisches Kommunikationsniveau. Ein Kommunikationssystem soll entstehen, das dem Kind eine andere Beziehung zur Außenwelt ermöglicht.
Darüber hinaus will die Psychomotorik durch den Zugang über den Körper die Sensomotorik des Kindes fördern. Die Anfänge der menschlichen Entwicklung lassen sich als „elementares, sensomotorisches Adaptationsverhalten" beschreiben, als die Vorstufe der Intelligenzentwicklung (PIAGET, 1969, S. 7). Das Kind gewinnt Erfahrungen über seine Wahrnehmung und Bewegung, über sein sensomotorisches Handeln. Erst wenn ein Mensch über seinen Körper verfügen kann, erst wenn er in der Welt tätig werden kann, erfährt er, daß seine Handlungen etwas bewirken. Dies ermutigt ihn zu neuem Tun. Lernen wird möglich.
So zielt psychomotorische Therapie auf eine ‚Wiederaneignung des Körpers' (‚réappropriation du corps'): das Erlangen einer Körperidentität schafft die Voraussetzung für eine Aneignung des symbolischen Bereichs. Erst ein gefestigtes Bild von sich selbst schafft die Voraussetzung, Vergleiche und logische Beziehungen zwischen sich und Objekten herzustellen. Operationales Denken wird möglich. Sehr schwer gestörte Kinder, deren Identitätsentwicklung stark beeinträchtigt ist, „kreisen um sich selbst". Ein ganzheitliches (Körper-)Empfinden ihrer selbst ist ihnen nicht ohne weiteres möglich.
Die „Ganzheit des Körpers" („totalité du corps" – Das Konzept der „Ganzheit des Körpers" wurde von BERNARD AUCOUTURIER in einem Vortrag an der heilpädagogischen Fakultät der Universität zu Köln am 6. Juni 1989 vorgestellt) strukturiert sich über Zonen der Lust und Unlust. Zunächst in der Beziehung zwischen Mutter und Kind bilden sich Zonen, die von den befriedigten oder nicht-befriedigten (meist physiologischen) Bedürfnissen des Kindes abhängen. Ein ganzheitliches Empfinden des eigenen Körpers entsteht über die Integration der als lustvoll erlebten Zonen. Es gibt Zonen, die nicht integriert werden: beispielsweise Zonen, die nicht stimuliert wurden, die in der Mutter-Kind-Beziehung nicht erotisiert, Zonen, die ignoriert (z.B. tabuisiert) wurden.
Es gibt Zonen, die völlig anulliert sind und niemals integriert werden, die leiden, unterdrückt und ins Unbewußte verdrängt werden. Was genau wird dabei verdrängt: Bilder der Schmerzen, Bilder der Empfindungen und Emotionen, die auf diese schmerzlich besetzten Zonen bezogen sind. Die verdrängten Empfindungen und Emotionen bilden einen Teil des Unbewußten. Die Verdrängung gelingt jedoch nicht vollständig. Körperzonen, die gelitten haben, behalten ihre Spuren. Weder dem Kind, noch dem Erwachsenen sind diese Spuren bewußt.

> Der vierjährige Marc fiel in seiner Vorschulgruppe auf, weil er sich im psychomotorischen Raum von den anderen Kindern isolierte und immer allein mit einer Puppe spielte. Stumm und scheinbar unbeteiligt wickelte er einen Stoff um ihre Arme. Nie sah man ihn mit den anderen klettern und springen. Auf wiederholte Aufforderung einer Erzieherin, die sich ihm besonders zugewandt hatte, ließ er sich schließlich eines Tages überreden, von einer Holztreppe in die Matten zu springen. Marc sprang zögernd und

fiel hart auf seinen Körper und sein Gesicht. Er hatte beim Sprung die Arme nicht zum Abfangen seines Körpers benutzt. Erst sehr viel später wurden die Gründe für sein Verhalten deutlich. Marc war als Säugling an einer sehr starken Neurodermitis erkrankt. Jede Nacht kratzte er sich wund und blutig. Die Eltern wußten sich keinen anderen Rat, als ihm während des gesamten ersten Lebensjahres seine Arme in der Nacht festzubinden. Tagsüber wurden sie fest verbunden. Marc war nach Angaben der Mutter immer ein sehr nach innen gekehrter, überaus ruhiger Junge gewesen. Er war sozusagen „tatenlos" und nicht hand-lungs-fähig. Beim Sprung zeigte es sich deutlich: Marc hatte seine Arme noch immer nicht in sein Körperschema integriert. Die Geschichte seiner frühen Kindheit wirkte noch.

Das Körperschema, der Körper an sich, die Empfindungen des Körpers können von der unbewußten Geschichte des Körpers destabilisiert werden. Der Körper ist immer den Emotionen unterworfen, die an diese nicht-bewußte Geschichte des Körpers gebunden sind. Aucouturier spricht vom „Imaginären des Körpers" (‚imaginaire du corps') in Abgrenzung zum Körperschema (‚image du corps').
Die Ganzheit des Körpers ist niemals vollständig, sondern befindet sich immer in der Entwicklung gemäß der jeweiligen Lebenssituation des Menschen. Ein Kind findet in der Regel Kompensationsmöglichkeiten über die Bewegungsfreude und das symbolische Spiel.

Auf dem Wege zu einer Entwicklung zur Ganzheit nennt Aucouturier folgende wesentliche Etappen, die hier nur kurz angedeutet werden können:
- 5. bis 8. Monat: Das Kind integriert die verschiedenen Teile seines Körpers. Es ist der erste Schritt für eine Entwicklung der Ganzheit
- 8. bis 18. Monat: Das Kind nimmt sich im Spiegel wahr.
- 18. Monat bis 2 ½ Jahre: Die ersten Repräsentationen der Ganzheit entstehen über die Spiele des Kindes: z.B. sich verstecken und wieder auftauchen; erste Zeichnungen.
- 3 bis 7 Jahre: In dieser Zeit wird die Ganzheit verinnerlicht. Individuell ist der Zeitraum verschieden, in der Regel vollzieht sich die Verinnerlichung um das 6. Lebensjahr.

Autistische Kinder beispielsweise zeigen bereits Störungen innerhalb der ersten Etappe der Entwicklung der Ganzheit. Sie können nur Teile ihres Körpers integrieren. Diesen Kindern ist es nicht möglich, ihr Bild im Spiegel wahrzunehmen. Es besteht eine Beziehung zwischen dem Empfindungsvermögen der Ganzheit des Körpers und der Fähigkeit, sich im Spiegel wahrzunehmen und zu erkennen. Im Spiegel erkenne ich das Bild meiner selbst – es ist eine Re-präsentation und hat von daher symbolischen Charakter.

Erreichen entwicklungsgestörte Kinder keine Ganzheit, sind die Kompensationsmöglichkeiten nur auf Teile des Körpers bezogen; z.B. gerichtet auf

- eine einseitige Stimulation des Mundes, der nicht in ein globales lustvolles Empfinden des eigenen Körpers integriert wird;
- eine labyrinthische Stimulation;
- eine genitale Stimulation.

Es erfolgt keine globale Erotisierung des Körpers.
Die psychomotorische Therapie setzt bei sehr schwer gestörten Kindern am frühesten Entwicklungsstadium der Ganzheit an. Über den tonischen Dialog stellt der Psychomotoriker dabei den Kontakt zum Kind her.
Die verschiedenen Formen der frühen Kommunikation lassen sich wie folgt zusammenfassen:

- Körperkontakt (tonische Ebene)
- Distanzierung durch das Übergangsobjekt
- Austausch durch den Schrei
- Austausch von Gesten
- Austausch von Objekten
- Strukturierung der Sprache (AUCOUTURIER ET AL., 1982, S. 29).

Im Hinblick auf die Zielsetzung einer „réappropriation du corps" fördert der Psychomotoriker das Erleben im sensomotorischen Raum. Hier ist der Hauptbereich psychomotorischer Intervention. Das angebotene Material ermöglicht dem Kind, fundamentale motorische Aktivitäten zu leben, die seine Emotionalität stimulieren (der Zusammenhang von Tonus und Emotionen wurde insbesondere von dem französischen Entwicklungspsychologen HENRI WALLON beschrieben). Es handelt sich dabei um motorische Aktivitäten, die auf labyrinthischer Stimulation basieren: das Schwingen/Wiegen, die Drehung und der Fall. Die tiefgreifende und fundamentale Bedeutung dieser Bewegungsformen rührt daher, daß wir sie schon im intra-uterinen Leben des Menschen finden. Bis zum Alter von 7/8 Jahren hört das Kind nicht auf, sie in irgendeiner Weise zu leben.

Im lustvollen sensomotorischen Erleben verbinden sich körperliche Empfindungen und tonisch-emotionale Zustände. Die Variation des Tonus durch die verschiedenen Möglichkeiten im Raum erzeugt die Emotionen. Das emotionale Erleben bewirkt das Auftauchen der fantasmatischen Struktur des Körperbildes (das Imaginäre des Körpers), das Auftauchen von geistigen Bildern, die an das Unbewußte gebunden sind. Gleichzeitig kann sich das Körperschema über das vielfältige Angebot zur Bewegungserfahrung entwickeln. Neben den bereits genannten Aktivitäten, die auf Fall, Rotation und Schwingung bezogen sind, fördert der Psychomotoriker die globale Erotisierung des Körpers des Kindes: durch Massagen, festes Reiben, Pressen, Streicheln, Blasen usw.

Auch indem er die Körperhaltungen des Kindes imitiert, kann der Psychomotoriker dem Kind auf einem archaischen Kommunikationsniveau begegnen. Dies insbesondere dann, wenn sich der verbale Austausch als ungenügend oder unmöglich erweist. In einer sich anschließenden Phase kann sich der Therapeut in körperliche Asymmetrie begeben: Er betont die Unterschiedlichkeit zwischen sich und dem Kind, um die Identitätsentwicklung des Kindes zu fördern.

Eine weitere Möglichkeit ist der Abbruch einer Situation zwischen Therapeut und Kind („la rupture"). Ein solcher Bruch kann sich beziehen auf:

- den Tonus und die Bewegung des Kindes über den Wechsel von Rhythmus und Geschwindigkeit;
- den benutzten Raum – über ein „Sich-Entfernen" bzw. „Sich-Annähern";
- die verwendete Zeit – über eine Verlangsamung bzw. Beschleunigung;
- das symbolische Spiel durch die Einführung bzw. das Fallenlassen bestimmter Rollen;
- die verwendete Sprache;
- das Mittel der Frustration.

Ein solcher Abbruch ruft einen Überraschungseffekt beim Kind hervor, der eine emotionale Entladung („décharge émotionelle") zur Folge haben kann. Wegen seiner manipulativen Grundstruktur wird ein solcher Bruch nur eingesetzt, wenn der Therapeut den tiefen Sinn der kindlichen Handlungen verstanden hat und eine Beziehung affektiver Sicherheit zwischen ihm und dem Kind besteht.

Zur Illustration der Theorie möchte ich über meine Arbeit mit Maximilian (Name des Kindes geändert) berichten. Maximilian war fast drei Jahre alt, als ich ihn kennenlernte. Nicht sein Down-Syndrom war das vordringliche Problem, sondern seine autistischen Züge, die (mit) ihm den Umgang erschwerten. Blickkontakt ging er nicht ein, bei direktem Körperkontakt versteifte sich sein ganzer Körper und er knirschte lautstark mit den Zähnen. Maximilian kroch hauptsächlich auf allen Vieren über den Boden, der aufrechte Gang war zu diesem Zeitpunkt noch sehr unsicher. Seine Lieblingsbewegungen waren Drehbewegungen: im psychomotorischen Raum drehte er mit größter Fingerfertigkeit bunte Plastikschüsseln, auf dem Trampolin drehte er sich sehr gewandt hopsenderweise um sich selbst oder vollzog skurril-anmutende Drehbewegungen seiner Hände vor den Augen (diese Auge-Hand-Bewegungen sind ein Zeichen dafür, daß eine elementare Koordination – die Auge-Hand-Koordination – nicht ausgeführt werden kann). Maximilian gab einige wenige Laute, meist Laute des Unmuts von sich. Er beachtete mich zunächst nicht, zeigte aber deutliche Freude, wenn er in den Psychomotorik-Raum eintrat.

Weiter oben habe ich die „archaischen Kommunikationsformen" beschrieben. In dem Zusammensein mit Maximilian bedeutete dies für mich, zunächst einmal in ‚körperliche Symmetrie' zu ihm zu treten: ebenfalls die horizontale Raumebene zu benutzen und mich mit ihm am Boden zu bewegen, um Kontakt aufnehmen zu können.

Manchmal sprach ich Maximilian an oder antwortete auf seine Laute mit meinen Lauten (war die Therapie mit „Bruno" noch rein nonverbal, entwickelte sich die Arbeit von Aucouturier dahingehend, teils auf das vorherrschende Kommunikationssystem des Kindes einzugehen, teils aber auch das eigene, beim Erwachsenen in der Regel das verbale Kommunikationssystem zu verwenden). Ich imitierte seine Drehbewegungen mit der Plastikschüssel. Zunächst drehte ich eine andere, später dann, als sich unsere Beziehung schon etwas entwickelt hatte, drehte ich im Wechsel mit ihm seine bevorzugte Schüssel. Zunächst war diese Schüssel also der Mittler unseres Kontakts. Ein nächster Schritt war, die Schüssel als Mittel des Austausches zu benutzen. Maximilian drehte sie, ich rollte sie und nahm einen größeren Abstand zu ihm im Raum ein. Maximilian drehte weiter, schaute aber nach dieser anderen Bewegung der Schüssel. Unser wechselseitiges Tun mit der Schüssel entwickelte sich langsam zum Spiel. Er drehte sie, warf sie schließlich in meine Richtung, um meine Bewegung mit der Schüssel zu beobachten. Später, als Frustrationen möglich geworden waren, rollten und drehten wir statt der Schüssel einen Reifen. Noch später spielten wir mit einem Ball, den wir uns wechselseitig zurollten.

Im Umgang mit den Objekten, in den plastischen oder graphischen Darstellungen – in seinen geistigen Repräsentationen also – drückt sich die Geschichte des Körpers aus. Zu den, für die Entwicklung der Ganzheit des Körpers fundamentalen motorischen Aktivitäten zählen unter anderem die Drehbewegungen.

> Ohne ausführlich auf seine affektive Geschichte eingehen zu wollen, möchte ich dennoch kurz die frühe Kindheit von Maximilian beschreiben. Vermutlich ist sie auf die Situation vieler geistigbehinderter Kinder und ihrer Eltern übertragbar.
> Die Geburt eines geistigbehinderten Kindes war für die Familie ein großer Schock. Der Vater reagierte mit Rückzug und schenkte seinem Kind kaum Beachtung. Die Mutter schwankte zwischen Verzweiflung, Ablehnung und Mitleid. Maximilian wurde von beiden Elternteilen als ablehnendes, kontaktabweisendes Kind beschrieben. In der gegenseitigen Kränkung, in dem gegenseitigen Unvermögen, Kontakt zueinander zu finden, wurde Maximilian „abgelegt". Er verbrachte Stunden allein in seinem Bettchen oder sogar allein in der Wohnung. Nicht wie andere Säuglinge wurde er liebevoll betrachtet, getragen, gewiegt, in die Luft gehoben. Ganz entscheidende Erfahrungen im affektiven, aber auch sensomotorischen Bereich fehlten Maximilian.

Es war also wichtig, Maximilian Möglichkeiten anzubieten, am eigenen Körper Drehbewegungen, sprich eine labyrinthische Stimulation zu erfahren, die grundlegend für eine globale tonische Stimulation ist.

Da er direkten Körperkontakt noch ablehnte, wurde ein großes blaues Tuch unser Kontaktmittler. Maximilian ließ sich von mir in dieses Tuch einwickeln und durch die Luft wirbeln. Viel später wieder konnte das Tuch zugunsten von direktem Körperkontakt aufgegeben werden. Ich nahm ihn auf den Arm und wir drehten uns um die eigene Achse. Seit der Beschäftigung mit dem Tuch begann Maximilian sich zunehmend für den sensomotorischen Bereich zu interessieren. Unser Kontakt war inzwischen so gut, daß er sich mit seinen Bedürfnissen an mich wandte.

Er forderte mich auf, Aktivitäten statt seiner auszuführen. Auch die Dinge im Raum dienten dazu, an seiner Stelle zu handeln. Ich machte also vor, ermutigte ihn aber auch mitzutun – mit der Zeit handelten wir gemeinsam. Deutlich wurde, daß er sich noch nicht als „getrennt", als eigenständig erlebte. Es bestand noch keine „Objektpermanenz". Für mich ein Anlaß, unser Tuch wiederum einzusetzen und in dieser Hinsicht ein Spiel, das in allen Kulturen von allen Kindern gespielt wird, einzuführen: das Versteckspiel („Guck-Guck-Spiel'). Weg sein, sich verstecken, um wieder aufzutauchen, um da zu sein, um das eigene Vorhandensein zu spüren. Leicht akzeptierte Maximilian das bekannte Tuch, ließ sich darunter verstecken – ein Moment, den ich immer benutzte, um seinen Körper zu berühren, fest zu reiben, seine Körperteile zu benennen; „der Fuß muß gut versteckt sein, und die Arme ..., und der Kopf ...". Er ließ es gerne zu und wartete gespannt auf den Moment des „Wiederauftauchens". Mal langsam, mal schnell glitt das Tuch über seinen Körper. „Da bist du!", und Maximilian lachte freudig über sein Da-sein. Über diesen Weg wurde mit der Zeit kurzer, später andauernder Blickkontakt möglich. Wenn man sich über sein Da-sein freut, kann man dem Blick des anderen standhalten.

Maximilian brauchte mich nicht mehr für ein eigenständiges Tun im sensomotorischen Bereich. Er entdeckte die Freude zu klettern und zu springen. Nach zwei Jahren sprang er ohne Hilfe von einem hohen Kasten in die Matten und freute sich an seinem Können. Die Therapie wurde zu gemeinsamem Spiel, zu gemeinsamer Bewegungsaktivität. Die autistischen Züge waren völlig verschwunden.

Im Spiegel erkannte sich Maximilian im Alter von 4½ Jahren noch nicht. Gegenüber dem Spiegel verhielt er sich völlig unbeteiligt. So verlagerte ich das Versteckspiel mit dem Tuch zunehmend vor den Spiegel – oder schob ihn auf den großen Schaumstoffblöcken „bis zum Spiegel". Nach ausgiebiger Körpererfahrung unter dem und durch das Tuch und im sensomotorischen Bereich, stutzte Maximilian eines Tages vor dem Spiegel angesichts seiner selbst. Für mich einer der berührendsten Momente innerhalb der Therapie mit ihm. Maximilian saß auf einem Schaumstoffwürfel, auf dem ich ihn wieder einmal zum Spiegel geschoben hatte. Er betrachtete sich kurz, dann mich. „Ja, das bist du", antwortete ich ihm. Schnell drehte ich ihn auf dem Würfel um, dann wieder zum Spiegel – immer im Wechsel, immer größer wurde seine Freude, wenn er sich wieder sah. Schließlich klatschte er sogar vor Begeisterung über sich selbst in die Hände. Im Alter von fünf Jahren hatte er das sogenannte „Spiegelstadium" erreicht (vgl. das Konzept von JACQUES LAÇAN).

Lange dauerte dieser Moment vor dem Spiegel und zu spät merkte ich, daß die Intensität dieser plötzlichen und unerwarteten Entdeckung Maximilian von einem bestimmten Moment an überforderte. Das Händeklatschen wurde plötzlich zu den altbekannten Drehbewegungen der Hände. Die Emotion war so gewaltig, daß er sich in ein vergangenes Verhaltensmuster flüchtete.

Einige Male noch waren wir zusammen vor dem Spiegel. Maximilian machte es sich auf meinem Schoß bequem und beobachtete aufmerksam im Spiegel, wenn er mir ein Bein oder einen Arm entgegenstreckte und ich die entsprechenden Kör-

perteile berührte und benannte. Auch die Mutter verbalisiert die Bewegungen des Säuglings, um ihnen einen Sinn zu geben. Nur im Austausch mit dem anderen wird die Bewegung zur Geste.
Auch direktes Eincremen und Massieren wurde möglich. Zwei Jahre waren inzwischen vergangen. Ich habe versucht, die wesentlichen Etappen unseres Zusammenseins aufzuzeigen, die immer wieder von langen Wiederholungsphasen und Brüchen in unserer Beziehung gekennzeichnet waren. Am Ende der Therapie war Maximilian nicht mehr das angespannte, zähneknirschende, ausweichende Kleinkind vom Anfang, sondern ein entspannter, freudiger, aufmerksamer Junge, voller Energie und Tatendrang.
In „Bruno" schreibt AUCOUTURIER (1982, S. 71): „Eine Therapie dieser Art ist nicht im Voraus programmierbar. Sie wird jeden Augenblick erlebt, sie ist ein ständiges Werden ..."

Literatur:

AUCOUTURIER, B.: Le manque au corps, Paris 1976
ders./LAPIERRE, A.: Bruno. Bericht über eine psychomotorische Therapie bei e. zerebralgeschädigten Kind, München 1982
DREHER, W. (Hg.): Geistigbehindertenpädagogik vom Menschen aus, Gütersloh 1990
ESSER, M.: Der psychomotorische Ansatz von B. Aucouturier, in: Dreher, W., 1990
PIAGET, J.: Das Erwachen der Intelligenz beim Kinde, Stuttgart 1969
VERMEER, A.: Die Bedeutung der Bewegungserziehung für die Entwicklung geistig Behinderter, in: Motorik, H. 3, 1984, 104 – 108

Esser, Marion
    Geb. 1961. Stud. der Diplompädagogik/Schwerpunkt Sonderpädagogik. Ausbildung in der Psychomotorik-Therapie nach B. Aucouturier am „Centre d' Education Physique Specialisée" in Tours, Frankreich. Seit 1988 als Therapeutin tätig. Lehrauftrag an der Univ. Köln und freiberufliche Fortbildungen zur französischen Psychomotorik.

Andreas Grandic
Sensorische Integration in der Förderung geistig behinderter Menschen

Vorbemerkung

Die Sensorische Integrationstherapie nach J. A. Ayres hat in den letzten Jahren in Deutschland größere Bekanntheit erreicht.
Die Diagnostik und Therapie von Integrationsstörungen nach J. A. Ayres ist eine Vorgehensweise, die als Voraussetzung Kenntnisse in den Bereichen motorische Entwicklung, pathologische motorische Entwicklung, Bewegungsdiagnostik, Neurologie und Neurophysiologie erfordert. Aus diesem Grund wird in Veröffentlichungen (z.B. AUGUSTIN 1986) immer wieder darauf hingewiesen, daß eine Fortbildung in Sensorischer Integrationstherapie Krankengymnasten, Ergotherapeuten und Ärzten vorbehalten bleiben sollte.
Es ist jedoch legitim, sich mit dieser Theorie und Therapie auseinanderzusetzen und zu überlegen, wie Teile daraus in die tägliche Arbeit in der Schule oder im Kindergarten eingebaut werden können. Weiterhin ist es ebenso legitim und notwendig, jede neue Theorie und Therapie auf Wissenschaftlichkeit, Durchführbarkeit und Effektivität ‚abzuklopfen'. Dies ist leider in der Geistigbehindertenpädagogik in unserem Sprachraum noch keine verbreitete Tradition. Was wir kennen, ist die Darstellung einer neuen Methode, einer neuen Therapie, die dann eine gewisse Zeit weit verbreitet ausgeführt wird, um dann wiederum nach einer gewissen Zeit durch etwas anderes ersetzt zu werden.
Betrachtet man die Literatur, so findet man zwar Darstellungen der Therapie (meist von Vertretern dieser Therapie), nicht aber Untersuchungen über die Therapie, über Grenzen, Probleme, Mißerfolge usw. Genau die Grenzen, Probleme, Mißerfolge sind die Punkte, an denen wir alle am meisten lernen können.
Der vorliegende Beitrag wurde nicht von einem Vertreter der Therapie geschrieben, sondern ‚von außen', d.h. ich interessiere mich kritisch für die Sensorische Integrationstherapie und hoffe, mit meinen Ausführungen Anregungen zur Auseinandersetzung mit dieser faszinierenden Idee und ihren Anwendungen zu geben.

Was heißt sensorische Integration?

Sensorische Integration ist die Zusammenführung und Organisation aller Informationen, die uns über die Wahrnehmung erreichen. Dabei spielt die Verbindung von Reizen aus verschiedenen Wahrnehmungsbereichen eine besondere Rolle. Das Resultat der Wahrnehmung und Verarbeitung von Reizen ist eine Anpassungsreaktion des Individuums an die Erfordernisse der jeweiligen Situation.
Der Hirnstamm ist der Bereich des Gehirns, der für die Integration von Reizen die wichtigste Bedeutung hat, da alle Informationen an das Gehirn zunächst über die

Nervenbahnen des Hirnstammes laufen. Weiterhin werden im Hirnstamm Wahrnehmungen verarbeitet, die uns nicht permanent bewußt sind, die Wahrnehmungen aus den Basissinnen:
- taktile Wahrnehmungen über die Hautoberfläche
- propriozeptive Wahrnehmung (Rezeptoren an den Gelenken, Muskeln, Sehnen)
- vestibuläre Wahrnehmung.

Diese 3 Basissinne bilden das Fundament der weiteren sensorischen und motorischen Entwicklung des Menschen.
Eine ausführliche Darstellung dieser Wahrnehmungsverarbeitungstheorie findet sich bei AYRES (1979, 1984) und aus neuester Zeit bei DOERING/DOERING (1990).

Sensorische Integration und die Theorie der Anpassungsreaktionen

Von besonderer Bedeutung für die Förderung von geistig behinderten Menschen ist die Theorie der Anpassungsreaktion, wie sie AYRES (1979, 1984) als zentralen Punkt ihrer Theorie vorstellt. Die Anpassungsreaktion ist demnach eine zielgerichtete, bewußte Handlung des Individuums als Antwort auf Reize aus der Umwelt. Die Ausführung der Anpassungsreaktion ist nach KLEINMAN (1982) durch das Erreichen des Zieles der Handlung selbstverstärkend für das Individuum und wird daher immer wieder ausgeführt.
Anpassungsreaktionen sind zunächst einfache motorische Handlungen, wie das Aufrichten des Oberkörpers oder das visuelle Fixieren eines Gegenstandes, aber auch die Aktivierung bestimmter Hirnregionen durch einen Reiz. Die Kombination mehrerer solcher Reaktionen sind dann Fähigkeiten, wie das Fangen eines Balles oder das Herholen und Loslassen eines Gegenstandes.
Ein Merkmal der geistigen Behinderung ist die Beeinträchtigung der Wahrnehmung oder der Wahrnehmungsverarbeitung. Bei der Arbeit mit geistig behinderten Menschen muß also davon ausgegangen werden, daß die Integration von Sinnesreizen auch beeinträchtigt sein kann. Dies kann, folgt man der Theorie von AYRES, dazu führen, daß Menschen, die wir als geistig behindert bezeichnen, verschiedene Probleme bei der Entwicklung der o.g. Anpassungsreaktionen haben oder aber Anpassungsreaktionen entwickeln, die ihrer Reizverarbeitung entsprechen, dem Individuum selbst aber schaden können.

Beispiele dafür können sein:
- verlangsamte oder schlecht koordinierte Motorik, v.a. bei Bewegungsübergängen
- Passivität aufgrund von Bewegungsvermeidung
- selbst-stimulierendes (stereotypes) Verhalten als Anpassungsreaktion auf Reizüberflutung oder Reizdeprivation
- selbstverletzendes Verhalten als Anpassungsreaktion auf Reizüberflutung oder Reizdeprivation.

Im folgenden soll die Anwendung von Elementen der Sensorischen Integrationstherapie bzw. die Überprüfung einiger Hypothesen aus dieser Theorie dargestellt werden. Alle Beispiele stammen aus der Arbeit mit geistig behinderten Menschen. In der Arbeit mit geistig behinderten Menschen müssen Anpassungen an deren Lernverhalten gemacht werden. Dies führt auch zu einigen Änderungen in der Arbeit mit Techniken der Sensorischen Integrationstherapie:

– eine Diagnostik mit dem SCSIT (Southern Californian Sensory Integration Test) bzw. dem SIPT (Sensory Integration and Praxis Test) ist aufgrund der darin geforderten motorischen und kognitiven Leistungen in der Regel nicht durchführbar
– da Eigenaktivität bei einigen geistig behinderten Menschen aufgrund der o.g. Probleme stark eingeschränkt ist, muß häufig zu Beginn der Förderung ein Angebot gemacht werden, da nicht immer auf bereits existierende und beobachtbare Anpassungsreaktionen eingegangen werden kann
– eine freie, spielerische Situation, in der das Kind die Sensorische Integrationstherapie erlebt, ist mit geistig behinderten Menschen nicht immer durchführbar, wenn es darum geht, eindeutige Grenzen, Reize, Strukturen zu bieten, die viele geistig behinderte Menschen benötigen, um Umweltreize verarbeiten zu können.

Grundsätzlich gilt für alle geschilderten Beispiele, daß niemals die gesamte Sensorische Integrationstherapie kritisch dargestellt werden kann, sondern nur einzelne Elemente (v.a. die vestibuläre Stimulation) in ihrer Auswirkung auf bestimmte Förderbedürfnisse von geistig behinderten Menschen. In einigen Fällen konnte ich nicht auf eigene Erfahrungen, sondern nur auf gut dokumentierte Falldarstellungen mit geistig behinderten Menschen zurückgreifen, die sämtlich aus der amerikanischen Literatur stammen, da es im deutschsprachigen Raum mit einer Ausnahme (DZIKOWSKI ET AL., 1988) keine derartigen Untersuchungen gibt. Die amerikanischen Beispiele stammen bis auf wenige Ausnahmen aus der Hand von Beschäftigungstherapeuten.

Vestibuläre Stimulation

Das vestibuläre System ist ein besonderes System der Eigenwahrnehmung (Propriozeption), das unter anderem die Funktion hat, das Gleichgewicht zu erhalten, die Augen auszurichten und den visuellen Horizont auch bei verschiedenen Kopfpositionen zu erhalten. Dies erreicht das vestibuläre System durch die Beeinflussung des Muskeltonus und durch neuromuskuläre Reflexe (AYRES 1979). Das vestibuläre System besteht aus den Endorganen des inneren Ohres, den vestibulären Nervenbahnen und Kernen und den Gehirnregionen, die mit den vestibulären Nervenbahnen und Kernen Verbindungen haben. Die vestibulären Endorgane reagieren auf geradlinige (lineare) und kreisförmige (rotatorische) Kopfbewegungen und auf die Schwerkraft. Bestimmte Teile (Sacculus) werden eventuell auch durch langsame Vibrationen stimuliert (WEEKS 1979).

Das vestibuläre System arbeitet bereits vor der Geburt des Menschen und erlaubt dem Baby nach der Geburt auf die Schwerkraft durch Kopf-, Körper- und Augenbewegungen zu reagieren, um die eigene Orientierung im Raum zu ermöglichen.

Die Zusammenhänge zwischen vestibulärem System und anderen Gehirnregionen sind nicht abschließend geklärt. Nach AYRES (1984) verarbeiten die vestibulären Kerne im Hirnstamm einen Teil der Informationen aller anderen Sinnesorgane, auch der Gelenk- und Muskelrezeptoren. In Zusammenarbeit mit dem Kleinhirn werden Informationen über Einfluß der Schwerkraft, der Körperbewegung, der Muskel- und Gelenkempfindungen verarbeitet und zu gleichmäßig und richtig ablaufenden Körperbewegungen organisiert. Nach AYRES (1984) kann das Gehirn über den Hirnstamm durch Anregung des vestibulären Apparates aktiviert werden.

– *Vestibuläre Stimulation und selbst-stimulierendes Verhalten*
Eine Klasse von Verhaltensweisen, die die Förderung von geistig behinderten Menschen erschweren, sind die sog. Stereotypien oder selbst-stimulierenden Verhaltensweisen, wie z.B. Körper- und Kopfschaukeln, Kopfdrehen, Wedeln mit den Fingern etc. Diese Verhaltensweisen sind, wenn sie häufig auftreten, ein Hindernis beim Erwerb neuer Fähigkeiten. Es besteht auch die Gefahr, daß sich gefährliche selbstverletzende Verhaltensweisen (z.B. Kopf an Gegenstände schlagen) aus selbst-stimulierenden Verhaltensweisen entwickeln.

Da einige selbst-stimulierende Verhaltensweisen starke vestibuläre und propriozeptive Reize vermitteln (v.a. Körperschaukeln), lag die Überlegung nahe, daß Individuen sich solche Reize verschaffen, weil sie unterstimuliert sind und sich durch Schaukeln etc. eine für sie optimalere neurale Aktivierung verschaffen (SHUER ET AL. 1980, BONNADONNA 1981).

BONNADONNA (1981) behandelte drei geistig behinderte, nicht körperbehinderte Jugendliche in einer Schule für Geistigbehinderte in Chicago, die Körperschaukeln seit Jahren gezeigt hatten. Ihnen wurde täglich drei Wochen lang ein zehnminütiges vestibuläres Förderangebot (Schaukeln auf dem Schaukelbrett, Schaukelnd liegend in der Hängematte, Schaukeln in verschiedenen Stellungen auf einem Spastikerball) gemacht. Alle drei zeigten ein Nachlassen des Körperschaukelns nicht nur sofort nach der Behandlung, sondern bis zu drei Stunden nach Ende der vestibulären Stimulation. Die Autorin gibt an, daß das Auftreten von Körperschaukeln auch noch sechs Tage nach Ende der Behandlung vermindert blieb.

Die Eingangshypothese der Autorin, daß wiederholte gleichmäßige Stimulation des vestibulären Apparates zu einer Anpassungsreaktion im Hirnstamm führt, die wiederum das Auftreten von selbst-stimulierenden Verhaltensweisen beeinflußt, scheint sich also bestätigt zu haben. Leider wurde keine Weiterführung der Untersuchung gemacht, um so mehr Informationen über evtl. Langzeiteffekte zu erhalten.

Eigene Erfahrungen bei der Förderung eines 21 Jahre alten geistig behinderten Mannes, der seit früher Kindheit Körper- und Kopfschaukeln bzw. Kopfdrehen zeigte, unterscheiden sich von denen Bonnadonnas, daß alle selbst-stimulierenden Verhaltensweisen auch nach 30 Wochen regelmäßiger passiver vestibulärer Stimulation sofort oder sehr rasch nach Ende der Stimulation in altem Umfang wieder auftraten. Alledings genügte eine minimale rotatorische oder lineare vestibuläre Stimulation, um die selbst-stimulierenden Verhaltensweisen zu stoppen.

– *Kombination von Vestibulärer Stimulation und körperlicher Belastung*
In der Förderung dieses jungen Mannes wurde es bald deutlich, daß vestibuläre Stimulation alleine zu keiner dauernden Beeinflussung der selbst-stimulierenden Verhaltensweisen führen würde. Angeregt durch KANE/HETTINGER (1987) begann ich mit einer grobmotorischen Förderung, die vestibuläre Stimulation alleine, vestibuläre Stimulation plus körperlicher Belastung und körperliche Belastung alleine in ihrer Auswirkung auf selbst-stimulierendes Verhalten und Herz-Kreislauf-Belastung untersuchen sollte.

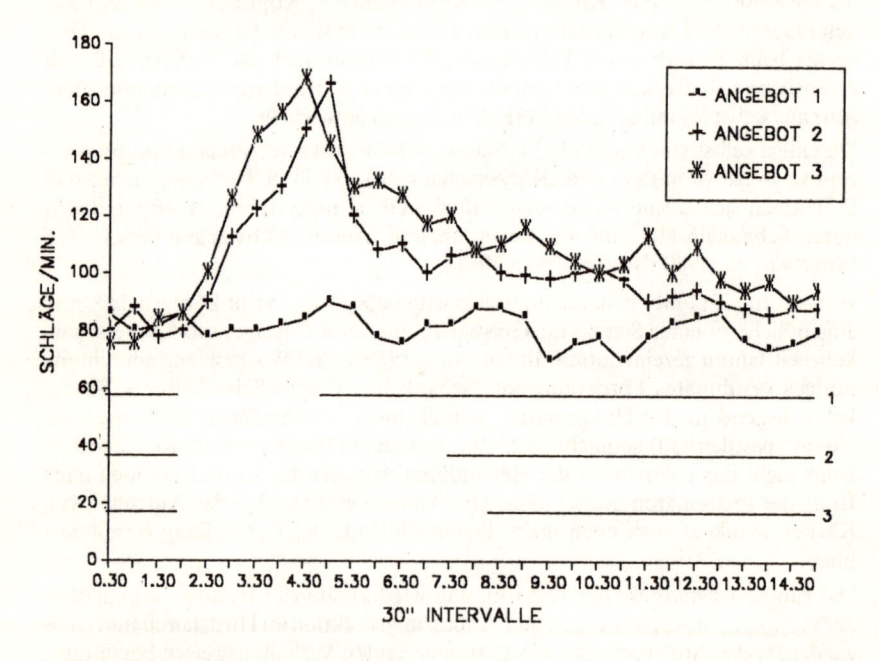

Grafik 1: Pulsentwicklung und Vorhandensein von selbststimulierendem Verhalten in Abhängigkeit von vestibulärer Stimulation und/oder körperlicher Belastung (jeder Wert ist der Mittelwert aus 15 Einzelmessungen)

Folgende Förderangebote wurden eingesetzt:
- passive vestibuläre Stimulation (liegend auf dem Trampolin) –>Angebot 1
- aktive vestibuläre Stimulation plus körperliche Belastung (Trampolinspringen) –>Angebot 2
- Joggen (körperliche Belastung mit geringen vestibulären Reizen) –>Angebot 3

Jedes Angebot wurde an einem Tag in der Woche durchgeführt. Angebot 2 und 3 wurden jeweils abgebrochen, wenn ein Puls von 160 Schlägen/Min. erreicht wurde. Angebot 1 wurde immer nach 3 Min. beendet, da der Puls niemals über 90 Schläge/Min. anstieg. Pulsmessung erfolgte über ein Gerät der Fa. Finsport, daß über Sensoren alle 5 Sek. den Puls mißt, diesen auf 30 Sek. mittelt und dann abspeichert. Nach Ende des Angebots können die gespeicherten Werte abgerufen und als Pulsverlauf angezeigt werden. Jedes Angebot begann mit einer Ruhepause von 2 Min., um den Ruhepuls zu ermitteln. Nach der Belastung blieb der junge Mann liegen, bis sich sein Puls wieder auf Ruhepulswerte gesenkt hatte. Ich stoppte die Zeit, die verstrich bis selbst-stimulierendes Verhalten wieder beobachtet werden konnte (Linien 1, 2 und 3 in der Grafik).

Die Grafik zeigt, daß körperliche Belastung selbst-stimulierendes Verhalten am deutlichsten beeinflußte. Passive vestibuläre Stimulation allein (Angebot 1) beeinflußte selbst-stimulierendes Verhalten nur solange das Angebot durchgeführt wurde. Aktive vestibuläre Stimulation plus körperliche Belastung (Angebot 2) konnte das selbst-stimulierende Verhalten auch beeinflussen und hatte den enormen Vorteil, daß dieses Angebot, verglichen mit Angebot 3 (Joggen), viel motivierender war. Im Laufe der Zeit verlangte der junge Mann über Bildkarten immer häufiger nach diesem Angebot.

– Vestibuläre Stimulation als Verstärker
Eine wichtige Beobachtung bei der Anwendung von vestibulärer Stimulation ist ihre Eigenschaft als ein Verstärker, der

- anscheinend keiner Sättigung unterliegt (BAILEY ET AL. 1969)
- anderen Verstärkern (Nahrung etc.) gegenüber bevorzugt wird (SANDLER ET AL. 1987)
- auch Menschen mit schweren Körperbehinderungen Bewegungserfahrungen ermöglicht.

FRÖHLICH (1990) führt die vestibuläre und vibratorische Stimulation als Grundlage der Förderung von schwerstbehinderten Menschen an und baut diese in sein Konzept der Basalen Stimulation ein. Konkret kann vestibuläre und langsame vibratorische Stimulation die folgenden Ansatzpunkte in der Förderung bieten:

- vestibuläre Stimulation kann selbst-stimulierendes Verhalten sofort beenden, da dem Betroffenen dem Verhalten entsprechende Reize angeboten werden (FREEMAN ET AL. 1976, BUYER ET AL. 1987, SANDLER ET AL. 1987)

- vestibuläre Stimulation scheint so verstärkend zu sein, daß diese Form der Stimulation z.B. der Beginn einer Kommunikationsförderung sein kann, da das Individuum hier einen Grund hat, eine kommunikative Handlung zu vollziehen, um das Angebot noch einmal zu bekommen bzw. zu verlängern (eigene Beobachtung).

Sensorische Integration und selbstverletzendes Verhalten

Ohne Zweifel ist selbstverletzendes Verhalten für alle Betroffenen und deren Angehörige und Betreuer/innen eines der größten Probleme in der Förderung geistig behinderter Menschen. Entsprechend vielfältig sind die Bemühungen um Erklärung der Entstehung und Aufrechterhaltung dieser Verhaltensweisen und die Versuche, sie zu beeinflussen.

Ohne hier eine Darstellung dieser Theorien und Maßnahmen zu unternehmen, nur kurz eine wichtige Erläuterung.

Selbstverletzendes Verhalten wird in der Lerntheorie als erlerntes und v.a. durch äußere Faktoren (Aufmerksamkeit durch die Umwelt, wenig stimulierende Umgebung etc.) aufrechterhaltenes Verhalten interpretiert.

Eine Alternative zu dieser Sichtweise ist die Interpretation von selbstverletzendem Verhalten als eine Art von selbst-stimulierendem Verhalten aufgrund von gestörter Wahrnehmungsverarbeitung, was logischerweise die Anwendung verschiedener sensorischer Fördermaßnahmen als Maßnahmen zur Folge haben kann.

Es existieren 4 Untersuchungen (BRIGHT ET AL. 1981, WELLS ET AL. 1983, DURA ET AL. 1988, MASON ET AL. 1990), die die Anwendung von Maßnahmen aus der Sensorischen Integrationstherapie bei geistig behinderten Menschen mit selbstverletzendem Verhalten beschreiben.

In der folgenden Tabelle soll in einem Kurzüberblick über die Ergebnisse dieser Untersuchungen informiert werden.

Diese Untersuchungen waren und sind in den USA ein Gegenstand erheblicher Kontroversen über die Bedeutung der Sensorischen Integrationstherapie als einer sogenannten Basistherapie von selbstverletzendem Verhalten. Mit Basistherapie wird eine Therapie bezeichnet, die nicht-kontingent (also nicht unmittelbar auf ein Verhalten folgend) angewandt werden kann und dem Individuum Reize zuführt, die selbstverletzendes Verhalten bleibend beeinflußt.

Die Wirksamkeit von Maßnahmen aus der Sensorischen Integrationstherapie zur Beeinflussung von selbst-stimulierenden Verhaltensweisen ist ausreichend belegt. Solange selbstverletzendes Verhalten als ein Sonderfall von selbst-stimulierendem Verhalten interpretiert wird, scheint eine Übertragung der Maßnahmen zulässig zu sein.

Aus eigener Erfahrung kann ich diese Vermutung nicht stehen lassen. Selbstverletzendes Verhalten ist in der Regel ein komplexes Set von Verhaltensweisen, daß gleichzeitig von verschiedenen Faktoren aufrechterhalten wird. Jede Erklärung, die nur ein Erklärungsmodell benutzt, wird also nicht zu dauernden Erfolgen führen können. Siehe hier auch das Beispiel von ‚Lothar' aus DZIKOWSKI ET AL.

AUTOR/IN	N	ORT	VERHALTEN	MASSNAHMEN	RESULTATE	BEMERKUNGEN
Bright 1981	1	Großeinrichtung	Gesichtschlagen	Schaukeln im Schaukelstuhl Massage am Nacken	SVV ging zurück, auch 6 Tage nach Ende der Massn.	Dauer: 70 Tage à 10 min.
Wells 1983	4	Großeinrichtung	Kopfschlagen Handbeißen Füße aneinander schlagen	Schaukeln im Schaukelstuhl, in der Hängematte Massage am Nacken	bei allen 4 gingen die SVV zurück	Dauer: 32 - 72 Wochen à 15 min. täglich
Dura 1988	1	Heim	Lippenbeißen Haare ziehen Reiben am Rollstuhl	Schaukeln in der Hängematte Drehen auf einem Schaukelbrett (auf dem Schoß d. Therapeuten sitzend) Spielen mit Therapeut	SVV ging zurück bei vest. Stimulation und bei Spielen, 15 min. nach Massnahme nur Verminderung nach vest. Stimulation	Dauer: 3 Wochen à 15 min. täglich
Mason 1990	3	?	Handbeißen Hand in Mund Kopfschlagen	Schaukelstuhl Vibrationskissen verglichen mit Spielen. Löschung, SVV-Verstärken in SVV-freien Phasen	bei 2 stieg das SVV während vest. Stim. an bei 1 nahm das SVV während vest. Stim. ab andere Maßnahmen waren erfolgreicher	Dauer: 12 Wochen à 15 min. täglich 6 Monate später Nachuntersuchung

Tabelle: Übersicht über Untersuchungen zu Sensorischer Integrationstherapie und selbstverletzendem Verhalten (SVV = selbstverletzendes Verhalten)

(1988), das klar belegt, daß andere Faktoren eine wesentlich bedeutendere Rolle bei der Aufrechterhaltung von selbstverletzenden Verhaltensweisen spielten, als die sensorischen Konsequenzen.

Eine selbst-stimulierende Komponente kann bei selbstverletzendem Verhalten niemals ausgeschlossen werden, v.a. wenn Menschen nur über ein geringes Verhaltensrepertoire verfügen und sich in einer wenig stimulierenden Umgebung befinden.

Erste Hinweise, ob ein selbstverletzendes Verhalten von selbststimulierenden Faktoren aufrechterhalten wird, kann der Fragebogen ‚Auslösende Situationen' (CARR 1977, übersetzt von HILDENBRAND/GRANDIC 1988) geben.

Sensorische Integrationstherapie und Entwicklungsförderung

Ein von AYRES (1979, 1984) betonter Punkt, ist die Auswirkung der Sensorischen Integrationstherapie auf die Organisation der Wahrnehmungsverarbeitung. Nicht einzelne Fertigkeiten sollen trainiert werden, sondern die Arbeitsweise des Gehirns.

In Untersuchungen, die die Auswirkung von Maßnahmen der Sensorischen Integrationstherapie auf sensomotorische Entwicklung, Motorik, Sprache, Aufmerksamkeitsverhalten etc. beschreiben, konnten diese Auswirkungen immer nachgewiesen werden. Bemerkenswert ist v.a. die Tatsache, daß nach mehrwöchiger Sensorischer Integrationstherapie auch Fortschritte in Bereichen erzielt wurden (z.B. Spontansprache bei MAGRUN ET AL. 1981), die eindeutig nicht trainiert worden waren, was die Bedeutung der Sensorischen Integrationstherapie als Basistherapie zu bestätigen scheint. In den Fällen, in denen die Untersucher/innen auch andere Formen der Förderung (Sprachförderung, Psychomotorik) anwandten, konnten allerdings ebenso positive Auswirkungen gefunden werden (CLARK ET AL. 1978, MAGRUN ET AL. 1981).

Für mich ist die Förderung eines drei Jahre alten blinden Jungen in einem Sonderkindergarten ein gutes Beispiel für die teilweise überraschenden Resultate eines längeren Einsatzes von Elementen der Sensorischen Integrationstherapie.

Dieser Junge erlernte durch intensive Förderung von Mitarbeiterinnen und Krankengymnastinnen das Laufen mit 3,6 Jahren. Er verhielt sich im Kindergarten meist passiv, kauerte sich in einer Art Embryonalstellung auf dem Boden zusammen, taktile Angebote lehnte er ab. Seine taktile Abwehr ging so weit, daß er versuchte, nichts zu berühren bzw. Gegenstände möglichst rasch wegwarf. Da er als blindes Kind seine Umwelt in hohem Maße über das Tasten erkunden mußte, war diese taktile Abwehr für seine weitere Entwicklung eine schlechte Voraussetzung.

Um die Gefahr zu vermeiden, daß er ‚tastscheu' wurde, versuchten wir nicht, ihn zu basalen Angeboten, die die Stimulation der Hände einschlossen, zu zwingen.

Eine Überprüfung, welche Form der Stimulation für ihn attraktiv war, erbrachte einmal vibratorische Stimulation im Kopf- und Rumpfbereich und zum anderen langsames Schaukeln im Sitzen mit plötzlichen Zwischenbeschleunigungen.

Daher wurden ihm vier Monate lang folgende Angebote gemacht:
- Vibrator
- Kopf gegen vibrierende Metallstange lehnen
- Schaukeln in der Schaukel
- Schaukeln im Hängebett (s.u.).

In dieser Zeit erhielt er ebenfalls Krankengymnastik, in die allerdings auch Teile der o.g. Förderung eingebaut wurden.
Die vibratorischen Reize waren für ihn so interessant, daß er beispielsweise 20 Minuten auf dem Vibrator lag und nach einigen Wochen diesen auch länger in die Hand nahm, um ihn an andere Stellen des Körpers zu halten. Er erlernte auch das Aus- und Anschalten des Vibrators. Das Spiel ‚Kopf an eine vibrierende Metallstange lehnen' führte zu ersten direkten kommunikativen Handlungen. Er schlug selbst an die Stange, um mich zum weiteren Schlagen auf die Stange zu bringen.
Die vestibulären Angebote brachten ihn, sobald er in Bewegung kam, dazu, sich aufrecht zu setzen und seine Kauerstellung aufzugeben (v.a. im Hängebett).
Ohne direktes Training benutzte er in solchen Situationen zunehmend seine Hände, um Kanten, Rundungen, Flächen zu ertasten. Dieses beginnende Tasten setzte sich nach und nach auch in anderen Situationen fort, heute (nach 12 Monaten) setzt er seine Hände zum Tasten ein und ertastet sich z.B. seinen Weg anhand der Wandbeschaffenheit.

Hilfen für die Praxis

Elemente der Sensorischen Integrationstherapie können, wie beschrieben, in vielfältiger Form auch in der täglichen Arbeit in der Schule oder im Kindergarten eingesetzt werden. Dazu werden einige Hilfsmittel benötigt, die man sich zum größten Teil selbst herstellen kann. Siehe hierzu auch die Anhänge bei DZIKOWSKI ET AL. (1988).

– *Das große Schaukelbett*
Dieses Schaukelbett wurde von Kolleginnen und Kollegen der Sonnenhofschule gebaut. Es erlaubt verschiedene Formen der vestibulären Stimulation alleine oder auch zu zweit. Das Schaukelbett befindet sich in einem eigenen reizarmen Raum. Bei Bedarf kann es auch mit Musik eingesetzt werden, die entweder über Lautsprecher im Raum oder über im Bett eingebaute Lautsprecher gehört werden kann.

– *Das kleine Schaukelbett*
Dieses Schaukelbett kann auch in Klassenzimmern oder Fluren aufgehängt werden. Da es zusammenlegbar ist, kann es bei Bedarf auch abgehängt und platzsparend verstaut werden. Eine genaue Bauanleitung findet sich bei LIEVEN (1987). Notwendig sind Decken oder Balken, die die Punktbelastung von ca. 120 kg (Kind plus Betreuer/in plus Bett) erlauben.

Abb.: Stationäres Schaukelbett (alle Maße in cm)

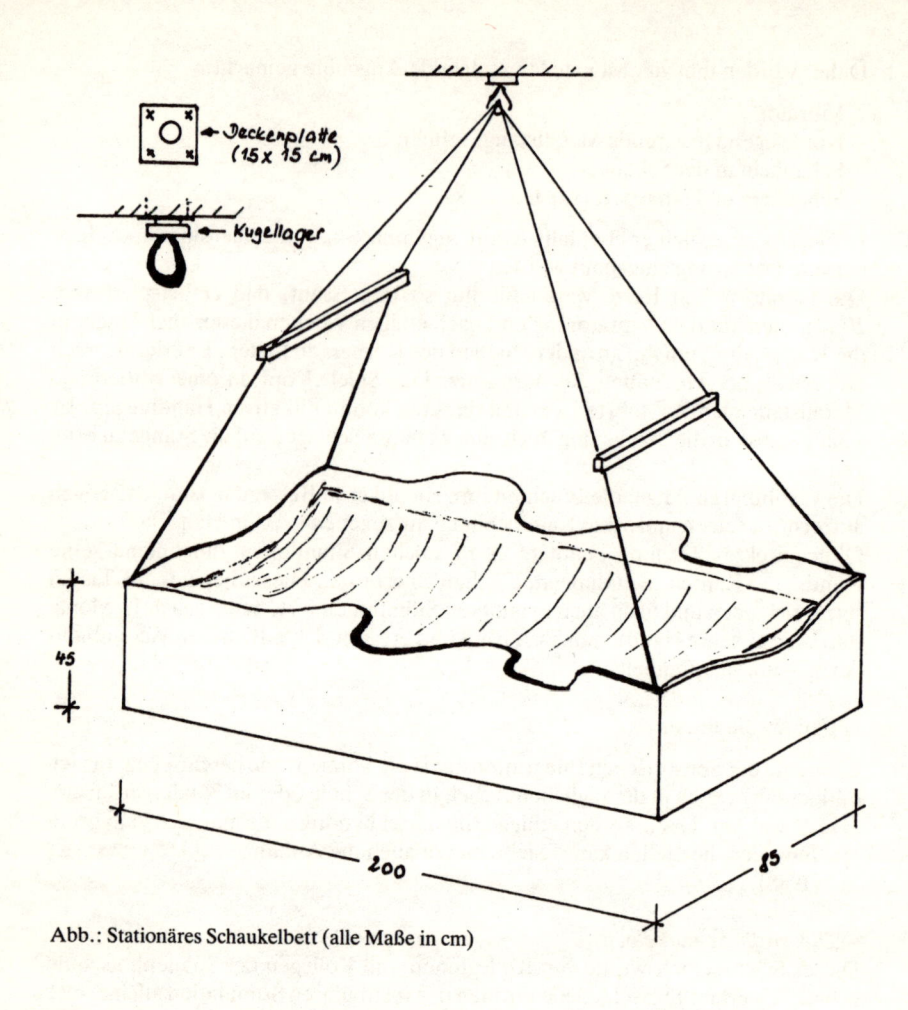

Senkrechte linear vestibuläre Stimulation
Schwingen und Schaukeln sind recht einfach zu erhaltende Bewegungsformen. Schwieriger sind lineare Beschleunigungen (v.a. auf und ab) anzubieten. Hier können Industriefedern eine einfache und relativ billige Lösung sein.
In Schaukelaufhängungen läßt sich problemlos eine solche Feder einbauen, die es dann ermöglicht, eine gedämpfte Auf- und Abwärtsbewegung zu erzeugen. Die dazu notwendigen Federn stellt z.B. die Firma Baumann-Federn in Pfullingen bei Reutlingen her. Sie können sich dort Federn ‚nach Maß' herstellen lassen, wenn sie angeben, wie schwer das Kind ist und welche Auslenkungsstrecke nach oben und unten sie wünschen.

– *Fortbildungsmöglichkeiten*
Fortbildungen in Sensorischer Integrationstherapie werden angeboten von:
– Institut für Enwicklungstherapie, Ruhrstr. 11, 2000 Hamburg 50
– Institut für Kindesentwicklung, Sierigstr. 3, 2000 Hamburg 60

Literatur
AYRES, J. A.: Bausteine der kindlichen Entwicklung. Heidelberg, 1984
AYRES, J. A.: Lernstörungen. Heidelberg, 1979
BUYER, L. S., BERKSON, G., WINNEGA, M., MORTON, L.: Stimulation and control as components of stereotyped body rocking. American Journal of Mental Deficiency, 1987, 91, 5, 543 – 547
CARR, E. G.: The motivation of self-injurious behavior: a review of some hypotheses. Psychological Bulletin, 1977, 84, 800 – 816
CLARK, F. A. ET. AL.: A comparison of operant and sensory integrative methods on developmental parameters in profoundly retarded adults. American Journal of Occupational Therapy, 1978, 32, 2, 86 – 95
DOERING, W., DOERING, W. (Hrsg.): Sensorische Integration. borgmann publishing Ltd., Broadstairs, 1990
DURA, J. R., MULICK, J. A., HAMMER, D.: Rapid clinical evaluation of sensory integrative therapy for self-injurious behavior. Mental Retardation, 1988, 26, 2, 83 – 87
DZIKOWSKI, St., VOGEL, C.: Störungen der sensorischen Integration bei autistischen Kindern. Weinheim 1988
EDELSON, ST. E.: Implications of sensory stimulation in self-destructive behavior. American Journal of Mental Deficiency, 1984, 89, 2, 140 – 145
FLEHMIG, I.: Sensorische Integration bei autistischen Verhaltensweisen. Beschäftigungstherapie und Rehabilitation, 1985, 24, 2, 69 – 74
FREEMAN, B. J., FRANKEL, F., RITVO, E. R.: The effects of response contingent vestibular stimulation on the behavior of autistic and retarded children. Journal of Autism and Childhood Schizophrenia, 1976, 6, 4, 353 – 358
FRÖHLICH, A. D.: Aspekte der Förderung schwerstbehinderter Menschen. Praxis Ergotherapie, 1990, 4, 274 – 280
GREGG, C. ET. AL.: The relative efficacy of vestibular-proprioceptive stimulation and the upright position in enhancing visual pursuit in neonates. Child Development, 1976, 47, 309 – 314
KANE, J. F., HETTINGER, J.: Die Förderung von Menschen mit selbstverletzenden Verhaltensweisen. Geistige Behinderung, 1987, 1, 13 – 21
KANTNER, R. ET. AL.: Effects of vestibular stimulation on nystagmus response and motor performance in the developmentally delayed infant. Physical Therapy, 1976, 56, 414 – 421
KANTNER, R. M., KANTNER, B., CLARK, D. L.: Vestibular stimulation effect on language development in mentally retarded children. American Journal of Occupational Therapy, 1982, 36, 1, 36 – 41
KLEINMAN, R. L., BULKLEY, B. L.: Some implications of a science of adaptive responses. American Journal of Occupational Therapy, 1982, 36, 1, 15 – 19
KORNER, A., THOMAN, E.: The relative efficacy of contact and vestibular-proprioceptive stimulation in soothing neonates. Child Development, 1976, 47, 309 – 314

LIEVEN, M., REUTER, S.: Nicht sehen und doch spielen. Arbeitsgemeinschaft der Eltern blinder und hochgradig sehbehinderter Kinder im Rheinland, Düren 1987

MAGRUN, W. M., OTTENBACHER, K., MCCUE, S., KEEFE, R.: Effects of vestibular stimulation on spontaneous use of verbal language in developmentally delayed children. American Journal of Occupational Therapy, 1981, 35, 2, 101 – 104

MASON, S. A., IWATA, B. A.: Artifactual effects of sensory-integrative therapy on self-injurious behavior. Journal of Applied Behavior Analysis, 1990, 23, 3, 361-370

RESMAN, M. H.: Effect of sensory stimulation on eye contact in a profoundly retarded adult. American Journal of Occupational Therapy, 1981, 35, 1, 31 – 35

SANDLER, A., MCLAIN, S.: Sensory reinforcement: effects of response-contingent vestibular stimulation on multiply handicapped children. American Journal of Mental Deficiency, 1987, 91, 4, 373 – 378

SATTERFIELD, J. H.: Neurophysiological studies with hyperactive children. In: Cantwell, D. The hyperactive child. New York 1975

SHUER, J., CLARK, F., AZEN, ST. P.: Vestibular function in mildly mentally retarded adults. American Journal of Occupational Therapy, 1980, 34, 10, 664 – 670

TERVRUGHT, D., PEDERSON, D. R.: The effects of vertical rocking frequencies on the arousal level in two-month-old infants. Child Development, 1973, 44, 205 – 209

WEEKS, Z. R.: Effects of the vestibular system on human development, Part 1. Overview of functions and effects of stimulation. American Journal of Occupational Therapy, 1979, 33, 6, 376 – 381

WEEKS, Z. R.: Effects of the vestibular system on human development, Part 2. Effects of vestibular stimulation on mentally retarded, emotionally disturbed and learning-disabled individuals. American Journal of Occupational Therapy, 1979, 33, 7, 450 – 457

WELLS, M. E., SMITH, D. W.: Reduction of self-injurious behavior of mentally retarded persons using sensory-integrative techniques. American Journal of Mental Deficiency, 1983, 87, 6, 664 – 666

Grandic, A.
Geb. 1960, Studium der Sonderpädagogik in Heidelberg, seit 1989 Sonderschullehrer an der Sonnenhofschule in Schwäbisch Hall; besonderer Interessenschwerpunkt: Förderung geistig behinderter Menschen mit schweren Verhaltensproblemen. Ich danke Frau Hildenbrand, Frau Klein, Frau Moser, Frau Ruoff und Herrn Grohmüller für ihre Hilfe beim Zustandekommen dieses Beitrags. Förderung ist nie die Leistung eines Einzelnen.

Norbert Selleneit

Ganzheitliche Leibarbeit mit geistig behinderten Menschen – als Begegnung, Förderung und Therapie

Ein Fortbildungsangebot der Fortbildungsdozentur Süd
Unter der Federführung der Fortbildungsdozentur Süd, Schwäbisch Hall, wurden seit 1986 drei Fortbildungsreihen mit dem Schwerpunkt „Leiborientierte Förder- und Therapieansätze in der Behindertenarbeit" angeboten. Im Folgenden werden einige grundlegende Thesen und die wichtigsten Kursteile aufgezeigt. Dabei wird von Erfahrungen mit „körperorientierter Gestaltarbeit", „Hatha-yoga", „Massagetechniken", „Aroma-Therapie", „energetische Harmonisierungsübungen" usw. berichtet.

Jeder Fortbildungskurs umfaßte 4 × 5 Tage und 3 Supervisionstreffen à 2 Tagen. Der Teilnehmerkreis setzte sich aus folgenden Berufsgruppen zusammen: Heilerziehungspflegerinnen, Erzieherinnen, Heilpädagoginnen und Heilpädagogen, Sozialpädagoginnen und Sozialpädagogen, Sonderschullehrerinnen, Psychologinnen und Psychologen.
Wie der Titel andeutet, sollte nicht jede körperbezogene Arbeit unter therapeutischen Gesichtspunkten gesehen werden: BEGEGNUNG ist intensiver Kontakt von Mensch zu Mensch. In diesem „Kon-Takt", diesem „Mit-Schwingen" wachsen und entfalten wir uns. FÖRDERUNG ist heilpädagogische Hilfe zur „Entwicklung" und „Entfaltung".
THERAPIE ist enge und intensive, jedoch auch begrenzte Wegbegleitung während wichtiger Lebensphasen.
Dies kam unserem Anspruch und dem der fortzubildenden Berufsgruppen näher.
Der Anstoß, verschiedene Konzepte der Körperarbeit, zugeschnitten auf die Arbeit mit behinderten Menschen in einer Fortbildungsreihe vorzustellen, kam von zwei Seiten. Zum einen waren mein Kollege Gerhard Schaer und ich durch eigene Fortbildungen beim Institut Heel (Holland) mit dem Ansatz „Gestalttherapeutischer Körperarbeit" vertraut und arbeiteten seit drei Jahren im wesentlichen nach diesem Konzept. Unsere Vorgehensweisen wurden modifiziert durch andere, uns bekannte „Techniken" der Körperarbeit, z.B. Hatha-Yoga, Massage, Entspannungstechniken. Das Bedürfnis, unsere Arbeitsweise auf eine breitere Basis zu stellen, wuchs mit der Unterschiedlichkeit der betreuten Menschen. Zum anderen war uns in einer Kursreihe zum „Leben mit Schwerstbehinderten" sehr deutlich geworden, daß der unter anderem vorgestellte Ansatz der „Integrativen Körpertherapie" für die Gruppenarbeit als therapeutisches Setting nicht flexibel genug und inhaltlich zu eng ist. Bei dem Versuch, ein ganzheitliches Konzept von Möglichkeiten körperbezogenen Arbeitens Gestalt annehmen zu lassen, war es

nötig, dem Moment des Körper-Bewußtseins genauere Aufmerksamkeit zu schenken.
Ausgangspunkt hierfür war die menschliche Bewußtseinsrevolution aus dem Blickwinkel der individuellen, wie auch menschheitsgeschichtlichen Entwicklung. Am Anfang unseres Lebens haben wir es immer mit einem reinen Körper-Ich zu tun. Es geht also als erstes darum, Körper-Bewußtsein zu entwickeln. Mutter und Kind, bzw. Mensch und Umwelt sind noch miteinander verschmolzen, eine narzißtische, auf sich selbst bezogene, geradezu paradiesische Bewußtseinslage.
Von hieraus beginnt sich der Körper als ICH von der Umwelt zu differenzieren. Bereits hier entstehen bei geistig behinderten Menschen Defizite bzw. Fehlentwicklungen.
Möglichkeiten, die ICH-Bildung, Persönlichkeits- bzw. Bewußtseinsentfaltung an diesem Punkt zu fördern, sind z.B. Basale Kommunikation und Stimulation, grundlegende Übungen, wie sie in der integrativen Körpertherapie vorgeschlagen werden, Massagen usw.
Im Laufe unserer Bewußtseinsentwicklung entfalten wir uns vom Körper-ICH, über unser Gefühls-ICH zu einem mental-ICHhaften Bewußtsein (und im Idealfall darüber hinaus). Entscheidend ist jedoch dabei, daß wir ein leibseelisches Gesamtgefüge bilden, ein ungehindertes Fließen zwischen unseren Bewußtseinsanteilen erreichen.

Seele   Geist

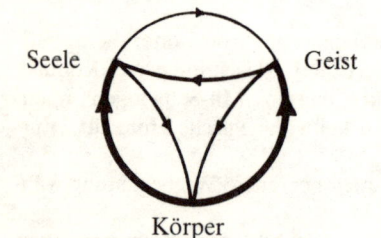

Körper

Abb. 1: Über den Körper haben wir den ursprünglichsten Zugang zu Seele (Gefühl) und Geist (Verstand)

Die meisten Menschen fühlen Anspannungen z.B. im Nacken, den Schultern, den Bewegungsmuskeln, im Zwerchfell oder anderen Körperpartien. Es gibt viele Möglichkeiten für Blockierungen, Zustände, die wir auch und besonders ausgeprägt bei Behinderten beobachten können. Haben schon Menschen mit „normal" entwickeltem mentalen Ich-Bewußtsein Schwierigkeiten, ein harmonisch fließendes Körper-Seele-Geist-Gefüge zu bilden, wieviel schwerer ist dies, im Rahmen ihrer eingeschränkten Möglichkeiten, für geistig (mental) behinderte Menschen. Techniken einer ganzheitlichen, leibseelischen Erfahrung, wie sie uns z.B. im Hatha-Yoga, der Gestalttherapie, Bioenergetik u.a. zur Verfügung stehen, müssen also auch auf die Körperarbeit mit Behinderten übertragen werden.
Im Folgenden sollen nun die wesentlichen Bestandteile unserer Fortbildungsreihe vorgestellt werden. Mir ist wichtig zu betonen, daß die angebotenen Konzepte als Anregung verstanden werden sollen. Es wurde versucht, jede angebotene Form der Körpererfahrung so in das Kursprogramm einzubringen, daß eine sichere

Anwendung der an sich selbst erfahrenen Übungen möglich ist. Die Teilnehmer, die von einem Ansatz besonders angesprochen wurden, mußten wir auf spezielle Fortbildungen in diesem Bereich verweisen.

Körperorientierte Gestalttherapie

Der therapeutische Ansatz, wie ihn Thijs BESEMS und Gerry VAN VUGT in die Behindertenarbeit einbrachten, war für uns die erste Begegnung mit einer körperbetonten Arbeitsweise mit behinderten Menschen. Der theoretische Hintergrund der Gestalt-Psychologie und das damit verbundene Menschenbild sind eine große Bereicherung für diesen Arbeitsbereich. Die vorgeschlagenen Übungen erreichen den Menschen in weiten Teilen seines Daseins (sowohl auf der Ebene des Körper-ICHs, als auch in ganzheitlicher Sicht). Viele grundlegende Erfahrungen unserer Entwicklung können neu und positiv erlebt oder zum ersten Mal gemacht werden. Der Ansatz wird hier nicht weiter beschrieben, da er aus der Literatur hinreichend bekannt ist und BESEMS & VAN VUGT ihre Arbeit in diesem Buch gesondert darstellen.

Erfahrungen
Körperorientiertes Lernen war in der Behindertenarbeit schon vorher bekannt, doch ist es BESEMS & VAN VUGT zu verdanken, daß Körperlichkeit, Körperarbeit, Körperbewußtheit keine Tabuthemen mehr sind. Waren Anfang der achtziger Jahre die Beziehung zwischen Sexualität, „Therapeuten" und Behinderten in der körperorientierten Arbeit noch stark beachtete und umstrittene Themen, so zeigt die weit verbreitete Akzeptanz der „Körperorientierten Gestalttherapie", daß der leibseelischen Bewußtheit des Behinderten viel mehr Selbstverständlichkeit zugebilligt wird.
Körpererfahrung sollte und muß etwas Alltägliches sein. Wir trennen uns daher von BESEMS/VAN VUGTS Auffassung über die Durchführung und den äußeren Rahmen der Körperarbeit. Leiborientierte Begegnung und Förderung findet, gerade im Heimbereich, hauptsächlich in der Gruppe statt. Fachdienste, die sich regelmäßig 30 – 45 Min. für die Einzelarbeit mit einem Behinderten Zeit nehmen können, sind viel zu rar. Leibarbeit muß also dort stattfinden, wo Raum (örtlich und zeitlich) dafür da ist. Sei es beim Wecken, Anziehen, Wickeln, zu Bett bringen oder seien es im Dienstplan freigemachte 15 Minuten. Dies sind die realistischen Gelegenheiten von Betreuern, sich den Behinderten intensiv zu widmen. Wir vermeiden hier wieder bewußt den Begriff „Therapie", denn körperorientierte Gestalt-„arbeit" im Sinne von intensiver Begegnung und Förderung trägt ebenso zur Persönlichkeits- und Bewußtseinsentwicklung bei, wie Therapie. Der Unterschied ist im wesentlichen ein gradueller, verbunden mit differenzierten Zielvorstellungen. Wie die Betonung des Begriffs „Bewußtsein" andeutet, geht es uns auch weniger um die mit Therapie verbundenen Termini „Gesundheit" und „Heilung". Ziel leiborientierten Arbeitens ist für uns, wie oben ausgeführt, den jeweiligen Möglichkeiten entsprechende Bewußtseins- und Persönlichkeitsentwicklung.

Die Rückmeldungen, die wir von Fortbildungsteilnehmern bekamen, waren durchwegs positiv. Gruppenmitarbeiter, die 30 – 45 Min. Einzelarbeit für sich als unüberbrückbare Hürde ansahen, erlebten in kürzeren, aber auf die Bedürfnisse des Behinderten zugeschnittener Körperarbeit, deutliche Veränderungen in Kontaktverhalten, Offenheit, Aggressionsabbau usw. Häufig wurde ein zweiter Gruppenmitarbeiter als zusätzliche Bezugsperson gewählt, um Ausfallzeiten durch Krankheit, Urlaub oder Schichtdienst zu vermeiden. Insgesamt läßt sich sagen, daß die gestaltpsychologische Körperarbeit als die wesentliche Grundlage für leiborientierte Erfahrungen angesehen wurde.

Yoga (Hatha-Yoga)

Ziel der verschiedenen Yogaformen ist die Hinführung des Menschen zur Ganzheit. Je nach Angebot ist das Image von Yoga in der westlichen Welt sehr unterschiedlich. Immer wieder tauchen weltanschauliche Vorurteile auf. Die ursprünglich ideologisch wertfreien Methoden sind schon von verschiedenen Religionen und Kulturen aufgegriffen worden, in ihrer reinen Form sind sie wertvolle Techniken zur psycho-physischen Ganzwerdung. Sie sind ein lange tradiertes und bewährtes Übungssystem mit wirksamen Anwendungen für Körper, Seele und Geist. So sind z.B. verschiedene Übungen aus dem krankengymnastischen Bereich von Yoga-„Asanams" (Übungen) entlehnt. Dies gilt auch für viele andere Systeme zur Körpererfahrung, wie z.B. das „Autogene Training" oder modernen Fitnesstrends wie Aerobic, Stretching u.ä. Bei diesen Techniken werden immer nur Teile eines ganzheitlichen Ansatzes verwendet, dementsprechend einseitig sind die Resultate.

Die Lehre von Yoga geht davon aus, daß alles Leben eine organische Einheit ist. Jedes Yoga-Asanam stellt gewissermaßen eine Prüfungssituation dar, inwieweit bei lebenswichtigen Abläufen Hemmnisse und Blockierungen bestehen oder ob sie reibungsfrei funktionieren. Die Übungen bestehen aus Bewegungsabläufen und Körperhaltungen, in denen Spannung, Belastung und Entspannung hergestellt werden (stets beide Polaritäten). Im wiederholten Üben wird die Empfindungsfähigkeit geschult, eigene Grenzen der seelisch-leiblichen Möglichkeiten zu erfahren und die Bewegungsfreiheit (Bewußtheit) in diesen Bereichen auszubauen.

Durch das Ausharren in einer Körperhaltung bringt Yoga den Übenden über seine Sinnesfunktionen (und wir haben weit mehr, als die „klassischen" fünf Sinne) in eine innigere, bewußtere Beziehung zu sich selbst, aber auch zu seiner unmittelbaren Umwelt. Gleichzeitig bedeutet das Üben auch ein Training und somit eine Stabilisierung bzw. Stärkung seiner Schwachpunkte.

Jeder beginnt Yoga aus seiner momentanen körperlichen, seelischen, geistigen Verfassung heraus mit ganz unterschiedlichen Blockierungen und Bewegungsfreiheiten.

Dies gilt auch für die Arbeit mit geistig behinderten Menschen. Es kann davon ausgegangen werden, daß geeignete Übungen ihren Effekt haben und über einen längeren Zeitraum systematisch ausgeführt, ihre Wirkung zeigen. Es ist sogar vorstellbar, daß dies unmittelbarer geschieht, da geistig Behinderte mit weniger Absicht und Zielvorstellung die Übungen ausführen und diese „Absichtslosigkeit" ist ein wichtiger Aspekt im Yoga.

Ruth Schaer, die als Rhythmiklehrerin am Sonnenhof in Schwäbisch Hall arbeitete, brachte ihre Erfahrungen mit Yoga in die Arbeit mit Behinderten ein. Ihre Ausbildung in Yoga war ein wesentlicher Bestandteil des IPSG = „Integrierten psychosomatischen Gesundheitstraining", das sie bei Prof. Roc Lobo, München, absolvierte. Sie leitete über mehr als drei Jahre eine Gruppe von sechs behinderten Frauen, von denen die älteste bereits im „Rentenalter" war. Es war faszinierend zu beobachten, mit welcher Freude und Begeisterung die Frauen zur Yoga- und Tanzstunde kamen. Erstaunlich, wie sie sich bemühten, in den für sie nicht einfachen Übungen zu verharren. Doch auch der Spaß fehlte nicht dabei. Für die Teilnehmer mit „Down-Syndrom" war es belustigend, ihre Betreuer an den Grenzen ihrer Gelenkigkeit zu sehen und sich selbst noch viel weiter dehnen und drehen zu können.

Für unser Fortbildungsprogramm bot Ruth Schaer ausgewählte Übungen an, die sich in ihrer Arbeit bewährt hatten. Es war dabei wichtig, daß die Übungen in kleine, leicht erlernbare Schritte gegliedert werden, wobei ein Schritt auf den anderen aufbauen sollte: besser einzelne Schritte öfter wiederholen, als die Endhaltung anstreben.

Viele der Übungen werden mit Hilfestellungen durch Partner aufgebaut, wodurch auch der soziale Aspekt und der Körperkontakt untereinander und zu den Betreuern eine große Rolle spielt. Die Arbeit ist sowohl in der Gruppe, wie auch mit Einzelpersonen möglich.

Erfahrungen
Wie oben bereits beschrieben, besteht am Sonnenhof die am längsten arbeitende Gruppe, die mir im deutschsprachigen Raum bekannt ist. Durch unsere Arbeit machte ich Bekanntschaft mit dem jungen indischen Yogalehrer SRIRAM, der jetzt im Raum Stuttgart ansässig ist. Er berichtete sehr interessant von seiner Arbeit mit Hatha-Yoga und Pranayama (Atem-)Übungen in einer heilpädagogischen Einrichtung in Madras (Indien) (siehe Beitrag in diesem Band). Die Berichte beider Projekte wurden durch die Rückmeldungen unserer Fortbildungsteilnehmer bestätigt. Die Übungen werden mit viel Freude und Ausdauer angenommen. Selbstvertrauen und Mut nehmen deutlich zu. Atemübungen, die bei der oft sehr chaotischen Atmung von Behinderten besonders wichtig sind, können auch mit schwerer behinderten Menschen durchgeführt werden. Diese können durch den Betreuer in die entsprechende Liegehaltung gebracht werden. Die Übungen, die für Betreuer wie Behinderte eine Herausforderung darstellen, wurden als Bereicherung des eigenen Erlebens wahrgenommen.

Massage

In meiner Arbeit mit den Kindern war ich immer wieder erstaunt, welcher Beliebtheit sich die Handmassage erfreute. Selbst Behinderte mit stark autistischen Zügen boten mir schon bald die Hände zur Massage. Wenn dieser intensive Kontakt über die Haut so gesucht wurde, erschien es uns selbstverständlich, diesen Bereich von Erfahrungsmöglichkeiten stärker zu betonen. Über die Kontakte der Fortbildungsdozentur Süd erfuhren wir, daß in der Einrichtung „Schwarzacher Hof" bei Schwerbehinderten mit einer adaptierten Form der traditionellen indischen „Baby"-Massage gearbeitet wurde. Wir machten uns diese Erfahrungen zunutze und boten im ersten Kursprogramm die indische Babymassage nach F. Leboyer an, zusammen mit einer Einführung in die Fußreflexzonenmassage. Der therapeutische Anspruch dieser Massagetechnik ist jedoch zu groß, als daß in zwei Kurstagen soviel Technik vermittelt werden könnte, um am dritten damit zu arbeiten. Wir nahmen in den folgenden Fortbildungen diese Teile aus unserem Konzept und ersetzten sie durch eine allgemeinere Form ayurvedischer Massage, da sie uns umfassender und angemessener erschien. Diese Massagetechnik lag für uns nahe, da die indische Babymassage eine spezielle Form ayurvedischer Massage ist und diese Techniken in Verwandtschaft zum Yoga stehen.

Ayurveda ist die „Wissenschaft vom gesunden Leben". Dieses altindische ganzheitliche Medizinsystem ist keine rein naturwissenschaftliche Lehre der Medizin. Sie beruht auf der Erkenntnis, daß der Mensch als eine Einheit aus Körper, Seele und Geist gesehen werden muß und daß alles vom Gleichgewicht des Individuums abhängt; eine Ausgewogenheit sowohl im Inneren, als auch im Äußeren.

„Abhyanga", die Massagelehre, ist ein Teilbereich von Ayurveda. Dies bezeichnet die äußere Ölanwendung und bedeutet soviel wie zusammenfügen, zusammenbringen, zusammentragen.

Hieraus läßt sich bereits entnehmen, daß der Verwendung in Art und Menge verschiedener Öle besondere Aufmerksamkeit geschenkt wird.

Zusammengefügt werden sollen die verschiedenen, oft gegensätzlich wirkenden Lebensprinzipien und die sogenannten psychischen und physischen Merkmale. Der Mensch, der massiert wird, muß als Gesamterscheinung gesehen und mit all seinen Fähigkeiten und Unfähigkeiten, seinen Wünschen und Ängsten ernstgenommen werden. D. h., was braucht der Einzelne im Moment wirklich als Unterstützung, was ist in der Situation erforderlich. Wie ist er: aktiv, passiv, verspannt, entspannt, träge oder unruhig... Entsprechend wird auch der Druck der Massage abgestimmt: reiben/streicheln, klopfen/schlagen, pressen/drücken.

In unserer Einführung in diese Technik beschränkten wir uns auf die Streichmassage, da sie wie die Babymassage den Kontakt betont. Bei der Behandlung soll nicht gewaltsam etwas verändert werden und es soll nicht mechanisch massiert werden. Die Massage soll behilflich und unterstützend sein und die Gesamthaltung des Betreffenden und den Gesamtzusammenhang berücksichtigen. So kann wieder etwas zusammengebracht, zusammengefügt werden und beide, der Massierende und der Massierte im Sinne des Gebens und Nehmens zufrieden sein.

Erfahrungen
Gerade bei Schwerstbehinderten sind Massagen wichtige Momente intensiven Kontaktes. Von vielen Gruppenmitarbeitern wurde als positiv geschildert, daß sich diese Art tiefer Begegnung gut in den alltäglichen Gruppenalltag einbinden läßt, sei es beim Zu-Bett-gehen, nach dem Baden oder ähnlichen Gelegenheiten. Wo Massagen eingesetzt wurden, konnte in den meisten Fällen eine Zunahme „innerer Aufmerksamkeit" beobachtet werden. Gut geeignet sind Massagen zur Entspannung und Beruhigung. In der Regel wurden Arme/Hände, Rücken, Gesicht und Beine/Füße massiert. Mehr zu diesem Thema ist sicher dem Beitrag von Th. KNÖPPEL zu entnehmen, der Teilnehmer unserer ersten Fortbildungsreihe war und dabei seinen Zugang zu diesem Thema entdeckte.

„Aroma-Therapie"
Unser Geruchssinn und der Umgang mit „aromatischen Essenzen"

Betrachtet man die Einwirkungen körperbezogener Übungen auf unsere Sinnesorgane, so fällt auf, daß dem im Alltag schon links liegen gelassenen Geruchssinn auch hier kaum Beachtung geschenkt wird. Dies wurde mir eindringlich durch Nicole, ein schwerbehindertes Mädchen, bewußt, die mich wohl hauptsächlich an meiner Stimme und meinem Geruch erkannte. Zu Beginn unserer gemeinsamen Stunde rieb sie gern ihre Backe an der meinen, bis ich „nach ihrer Nase", das falsche Rasierwasser wählte. Die entstandene Nähe fand erstmal ein jähes Ende, und ich kehrte zu meiner alten Duftnote zurück.
Um uns dem Thema „Riechen" zu nähern, standen uns seinerzeit drei deutschsprachige Bücher zur Verfügung, von zwei französischen und einem Münchener Autor. Daß er in meiner weiteren Nachbarschaft wohnte, sahen wir als kleine Fügung an und nahmen Kontakt mit ihm auf. So gewannen wir Martin Henglein im Rahmen unseres Kursprogrammes dafür, eine Einführung in dem Umgang mit aromatischen Essenzen zu halten. Wir hatten anscheinend den richtigen „Riecher". In den zwei Jahren danach, nahm die Literatur schlagartig zu, Duftläden schossen wie Pilze aus dem Boden und wer hat inzwischen keine Duftlampe? Auf der anderen Seite bringt die Kosmetikindustrie geradezu inflationär viele (synthetische) Parfüms usw. auf den Markt.
Abgesehen von den Wohlgerüchen war für uns das Thema von gesundheitlichem Interesse. Viele behinderte Kinder sind häufig verschnupft, Mundatmung ist nicht selten die Regel. Hier schließt sich ein Teufelskreis. Für klares Denken, die Stimulation des limbischen Systems und des vegetativen Nevensystems ist eine gut belüftete Nasenatmung notwendig. Chronisch verschnupfte Kinder sind also doppelt gehandikapt. Ätherische Öle können freies Atmen fördern. Sie haben weiterhin stimulierende Wirkung auf Sympathikus oder Parasympathikus, sie unterstützen also Anregung bzw. Entspannung. Der Umgang mit verschiedenen Düften wirkt ganz allgemein anregend, schafft neue Erlebnisse. Natürlich geht es nicht nur darum, destillierte Duftstoffe zur Vermittlung von Geruchserlebnissen zu nutzen. Es gilt auch, sich des Duftes noch nicht verarbeiteter Nahrungsmittel wieder

bewußt zu werden, insgesamt, die Umwelt riechend zu erleben. Da auch zu diesem Thema ein Beitrag in diesem Buch erscheint, sollen nur noch einige Erfahrungen von Teilnehmern berichtet werden.

Erfahrungen
Für die Teilnehmer war dieser Kursteil am leichtesten an Kollegen weiterzugeben. Riechen geht nahe, aber man braucht keinen Körperkontakt aufzunehmen, bestimmt eine Erleichterung für Dritte, die dem Thema Körperarbeit nicht so offen gegenüberstehen.
Als grundlegendstes Ergebnis kam häufig die Rückmeldung, daß sich die Raumluft in den Gruppen verbessert habe. So war es z.B. eine schöne Idee, in einem Schlafraum von vier Kindern, die ein offenes Fenster nicht vertragen, feuchte, wohlriechende Handtücher über die Heizkörper zu hängen. Der Duft war so gewählt, daß er beruhigte und zugleich erfrischte. Massagen mit angenehmen Ölen schaffen Nähe und man kann den Anderen auch „wieder riechen". Die Anreicherung des Großküchenessens mit frischen Kräutern verbessert den Geschmack, schafft vorher Dufterlebnisse und hat zudem verdauungsstützende Wirkung. Viel wurde darüber berichtet, daß die konsequente Anwendung geeigneter Essenzen in den Wintermonaten als merkliche Schnupfenvorbeugung wirkte.

Harmonisierungs-Übungen

In der Gestalttherapie wird immer wieder gesagt, daß Übungen, die das Zusammenspiel von Körper, Seele und Geist fördern, letztlich nicht beschreibbar, sondern nur erlebbar sind. Diese Aussage gilt um so mehr für Techniken, denen die Prämisse der bio- oder Lebensenergie zugrundeliegt. So fällt es mir auch nicht leicht, die Grundlagen für den angesprochenen Erfahrungsbericht zu beschreiben. Dabei handelt es sich um Übungen, die den freien Fluß der Lebensenergie anregen. Die dahinterstehende Theorie findet ihre Entsprechung z.B. in der Akupunkturlehre. Hier geht man von 14 Energiemeridianen bzw. -kreisläufen aus, deren harmonischer Fluß als Grundlage für Gesundheit zu sehen ist. Störungen oder Blockaden im Energie-Kreislauf haben Beeinträchtigungen bis hin zu Krankheit auf der körperlich-seelisch-geistigen Ebene zur Folge.
Das einfachste, grundlegendste Erklärungsmodell finden wir im Gesetz der Polaritäten wie z.B. Plus und Minus. Ein Zuviel an „Energie" in einem Teil des Gesamtorganismus hat einen Mangel in einem anderen Teil zur Folge. Dies kann sich als Über- oder Untererregung bemerkbar machen. Das organische Korrelat wäre in einer gestörten sympathischen bzw. parasympathischen Innervierung zu finden.
In der „Polarity-Massage" oder in dem von unseren Referenten vermittelten „Energie-Ausgleichs-System" wurden einfache Techniken vermittelt, Störungen im Energiehaushalt harmonisierend zu beeinflussen. Durch einfache Ausstreichübungen oder geeignete Handhaltungen auf entsprechenden Körperpartien kön-

nen wir zum Wohlbefinden anderer beitragen. In der Arbeit mit Behinderten stehen dabei Maßnahmen im Vordergrund, die Entspannung fördern, die Verdauung anregen, Erregung abbauen, beim Einschlafen helfen u.v.a.m.

Erfahrungen
Es war für uns der spannendste Moment im Fortbildungszyklus, das Modell der „Lebensenergie" und entsprechender Harmonisierungstechniken zu vermitteln. Für einige Teilnehmerinnen, besonders der ersten Gruppe, war es Neuland, doch waren wir überrascht, daß den meisten die Theorie in irgend einer Form vertraut war. Viele brachten Vorerfahrungen aus den Bereichen Yoga, Aikido, Tai-Chi oder Bioenergetik u.ä. mit. So war die Akzeptanz groß, die Übungen im Gruppenalltag entsprechend einzusetzen. Wie es meiner Erfahrung entsprach, zeigten die Rückmeldungen, daß das Energie-Ausgleichs-System in erster Linie zur Entspannungsförderung oder Beruhigung eingesetzt wurde. So sind Ausstreichübungen der Arme oft dem „Armekreisen" vorgeschaltet worden, da dies, bei den häufig extremen Verspannungen Behinderter, sonst kaum möglich ist. Positive Erfahrungen wurden sowohl bei Leicht-, wie auch Schwerbehinderten gemacht. Ungeeignet sind die Übungen in Bereichen, in denen jemand die Ruhe und die anhaltende sanfte Berührung nicht erträgt.

Tänze und Übungen zur Integration der Gehirnfunktionen

Dem Bereich Musik/Rhythmik wird in der Behindertenarbeit viel, wenn auch oft nicht hinreichend Aufmerksamkeit geschenkt. Für unser Konzept entschlossen wir uns, diese Themen auszusparen und nur dem Tanz, besonders den Kreistänzen Aufmerksamkeit zu schenken. Die vorgestellten Tänze wurden mit Tanzschritten unterschiedlicher Schwierigkeit angeboten, so daß auch schwächere Behinderte daran teilnehmen können. Es ist wichtig, darauf zu achten, daß die Phasen eines Tanzes in einfache Komponenten untergliedert werden und der Aufbau schrittweise erfolgt. Es kommt nicht darauf an, den Tanz fehlerfrei zu beherrschen, sondern das Soziale, Verbindende hat Vorrang. Der Spaß an gemeinsamer Bewegung steht im Mittelpunkt.
Bewegungsmuster, bei denen sich Gliedmaßen kreuzen oder Arme und Beine über die Körpermitte geführt werden, fördern das Zusammenspiel der beiden Gehirnhemisphären. Diese Bewegungsabläufe kommen in folkloristischen Tänzen, aber z.B. auch im Hathayoga häufig vor. Zusätzlich boten wir Übungsabfolgen an, die aus Überkreuz-Bewegungen bestehen; gut geeignet ist z.B. die „liegende Acht". Wie auch die vorher besprochenen Körpertechniken dienen diese Übungen dem gesamtorganismischen Zusammenspiel.

Erfahrungen
Die Teilnehmerinnen nahmen das Angebot der Tänze mit viel Freude und Spaß auf. Wir erhielten jedoch wenig Rückmeldungen über die Umsetzung in den Gruppenalltag. Die zur Verfügung stehende Zeit reichte nicht aus, die Tänze so

sicher einzuüben, daß sich die Teilnehmer in der Weitergabe sicher fühlten. So bliebt dieses Angebot im wesentlichen ein Moment der Selbsterfahrung und für Interessierte eine Anregung, an geeigneter Stelle weiterzulernen.

Um im Rahmen dieses Artikels zu bleiben, beschränken wir uns auf die oben angeführten Kursthemen. Es bleiben einige Inhalte zu erwähnen. So gehörten diagnostische Hinweise zu unserem Unterrichtsstoff. Den jeweiligen Körpertechniken entsprechend wurde auf behinderungs- und störungsspezifische Besonderheiten eingegangen. So wurde z.B. auch Autoaggression in Verbindung mit Bewegungsaktivierung u.ä.m. behandelt. Am Ende eines jeden Kursabschnittes stand die Frage, wie das Gelernte im Arbeitsalltag umzusetzen ist, der/die Einzelne als Multiplikator/in wirken kann oder zumindest Akzeptanz der Mitarbeiter für Neuerungen erreicht werden kann.

Die Kleingruppen-Supervisionen fanden in wechselnden Einrichtungen zwischen den Kurswochen statt. Sie dienten der Diskussion empfohlener Literatur, der Supervision direkt beobachteter Arbeit mit Behinderten oder mitgebrachter Videobänder, sowie institutioneller Probleme.

Am Ende der vierwöchigen Kursreihe fertigte jede/r Teilnehmer/in eine ca. 10seitige Facharbeit mit selbstgewähltem Thema an um einen qualifizierenden Abschluß der Fortbildung zu erwerben.

Wir messen der körperorientierten Arbeit große Bedeutung bei, und so ist es in unseren Augen eine wünschenswerte Zukunftsperspektive, entsprechende Inhalte in die Ausbildungsprogramme von Heilerziehungspflegerinnen und -pflegern und Erzieherinnen und Erziehern aufzunehmen. Am Sonnenhof, Schwäbisch Hall, wurde bereits ein hoffnungsvoller Anfang gemacht.

Literatur

Zwei sehr interessante Bücher, die die menschliche Bewußtseinsentwicklung und geeignete Methoden zu deren Förderung beschreiben, sind die Bücher von KEN WILBER: *Halbzeit der Evolution* (GOLDMANN TB 1988) und *Wege zum Selbst* (KÖSEL 1984)

Eine gute Zusammenfassung der *Gestalttherapie mit geistig behinderten Menschen* findet sich in den gleichnamigen Artikeln von THIJS BESEMS & GERRY VAN VUGT (in „Geistige Behinderung" 4/88 und 1/89)

Mit Hatha-Yoga beschäftigen sich die Bücher von B.K.S. IYENGAR: *Anweisungen für Yogahaltungen und Atemübungen* (Barth-Verlag) und von ROCQUE LOBO *Yoga – Sensibilitätsübungen für Erwachsene*, (Hueber-Holzmann Verlag)

Zum Thema Massage und Ayurveda:

Ayurveda, Besser leben im Rhythmus der Zeit, ROCQUE LOBO (M&T EDITION ASTROTERRA 1987). Als einführende Literatur in die Ayurveda Heilkunst kann auch der kleine Band *Das Ayurveda Heilbuch* von VASANT LAD (EDITION SCHANGRILA 1986) dienen. Mit Massage im engeren Sinne befassen sich FRÉDÉRICK LEBOYER in *Sanfte Hände, die traditionelle Kunst der indischen Baby-Massage* (KÖSEL 1988) und das leider noch nicht veröffentlichte Skript *Abhyanga, die ayurvedische Massage* von HERBERT WAGNER, München

Als Einführung in die „Aromatherapie" empfehle ich das Buch von Martin Henglein, *Die heilende Kraft der Wohlgerüche und Essenzen* (Schönbergers Verlag 1985) und *Himmlische Düfte* von Susanne Fischer-Rizzi (Hugendubel 1989)

Eine Zusammenschau über den energetischen Aufbau des Menschen in einem kulturellen Vergleich findet sich in dem Band *Energiekörper* von David V. Tansley (Kösel 1985); Übungen werden in *EAS – Sich selbst und anderen helfen mit dem Energie-Ausgleich-System* von Rolf Stühmer (Gustav Lübbe Verlag 1982, vermutlich vergriffen) und *Körperbewußtsein* von Ken Dyckwald (Synthesis Verlag 1981) beschrieben. Letztgenanntes Buch ist eine umfassende Einführung in den Bereich „Körperarbeit".

Selleneit, Norbert M.

Geb. 1951, Ingenieurstudium, später Psychologie- und Philosophiestudium; Diplom-Psychologe; Ausbildung in Gesprächspsychotherapie und Verhaltenstherapie sowie verschiedenen Entspannungstechniken; Fortbildungen in Gestalttherapie und leiborientierten Therapietechniken. – Seit 1981 im Heilpädagogischen Centrum Augustinum, München. Therapeutisch tätig in eigener Praxis für Psychosynthese. Leitet Supervisionsgruppen sowie Fortbildungen und Training in der Industrie und für soziale Einrichtungen.

Heinz Fikar

Körperarbeit bei Menschen mit schwerer geistiger Behinderung

„Bislang sind wir gewohnt, Förderung als die adäquate Hilfe für behinderte Menschen zu sehen, um diagnostiziertes Nicht-Können umzuwandeln und weiterzuführen. Das Leben in seinen Wurzeln wird dabei selten berührt."

(Dieter Fischer, 1988)

Das Leben eines schwerbehinderten Menschen in seinen Wurzeln zu berühren stellt uns Pädagoginnen und Pädagogen vor die Aufgabe, feinfühlig und sensibel einen Zugang zu dessen Ich und dessen VERGANGENHEIT, GEGENWART und auch ZUKUNFT zu finden. Anamnesebögen und diagnostische Verfahren sind uns eine wertvolle Hilfe auf diesem Weg, eröffnen aber schwerpunktmäßig nur den Teil der Welt des Menschen, über den uns andere berichten können.

Schwer mehrfachbehinderte Menschen haben in der Regel keine andere Möglichkeit von sich und ihrem Leben zu erzählen, als die, die sie mit ihrer Körpersprache und ihrem Verhalten hier und jetzt auszudrücken vermögen.

„Unser Zugang muß also ein anderer sein und das ist über den Körper. Wir versuchen die Körpersprache des behinderten Menschen zu verstehen..." Besems/van Vugt 1988

In der Konsequenz heißt das auch, in den zwischenmenschlichen Begegnungen mit dem eigenen Körper zu sprechen und ihn gewissermaßen dem Anderen als Medium anzubieten, um einen Zugang zu sich und zur Welt zu finden. Entscheidend ist hierbei der „unsichtbare Dialog" – die Schwingungen von meiner Seele zu seiner Seele. Denn unsere Körper können zwar viele Reize über unterschiedliche Wahrnehmungskanäle aufnehmen, verarbeiten können sie sie jedoch nur über die Seele.

So ist mit dem Begriff KÖRPER auch nicht nur die „äußere Hülle" gemeint, sondern ein Wort, das SEELE und GEIST gleichermaßen umfaßt.

> „Wir haben keine Körper
> wir sind Körper"

Über die theoretischen Grundlagen und Zusammenhänge, die meine Arbeit beeinflussen, möchte ich an dieser Stelle nur einen kurzen schematischen Überblick geben.

Zur Vertiefung verweise ich auf die Literaturliste im Anhang, sowie auf die Beiträge einzeln genannter Autorinnen und Autoren in dem vorliegenden Buch.

Die verschiedenen, im folgenden aufgeführten methodischen Ansätze, basieren auf vier Grundpfeilern:

Entwicklungspsychologie A. Fröhlich/R. Spitz/A. Montagu	Kommunikationstheorie Watzlawik/Papousek u. Papousek
FRÜHE ERFAHRUNGEN (auch pränatale) im Wahrnehmungs- und Gefühlsbereich haben Auswirkungen auf die weitere Entwicklung. Harmonische MUTTER-KIND-Beziehung fördert die Öffnung zu sich, zu anderen, zur Umwelt. Die HAUT ist ein bedeutender Kommunikationskanal	– AUSTAUSCH von Beziehung und Mitteilung – man kann nicht Nichtkommunizieren (vgl. WATZLAWIK) – Kommunikation auf früher Stufe bedeutet Nähe: INTERAKTIONEN mimischer, sprachlicher und gestischer Art (vgl. PAPOUSEK) – KOMMUNIKATIONSSTÖRUNGEN aufgrund mangelnder Verständigungsmöglichkeiten

Gestalttheorie Wertheimer/Perls/Besems u. van Vugt	Anthropologie/Pädagogik M. Buber/W. Pfeffer/E. Kobi/D. Fischer
– das GANZE ist mehr als die Summe seiner Teile – GANZHEIT: gleichzeitig, gleichwichtig, gleichwertig – erlebt sich u. seine Umwelt in einer EINHEIT – positive, negative, fehlende ERFAHRUNGEN – jede STÖRUNG wirkt sich auf das Ganze aus	– ganzheitliches MENSCHENBILD – Leib ist oft der einzige Zugang zur Welt, zur „WELTERKENNTNIS" – dialogisches Prinzip: am DU zum ICH – wir haben keine Körper, wir sind Körper – nicht alles zu können, sondern alles zu sein – „LEIBLICHE KULTUR"

Hierbei lassen sich, je nach theoretischen und praktischen Schwerpunkten, zwei Richtungen unterscheiden:

Sensorisch orientierte Ansätze	Körperdialogisch orientierte Ansätze
– Basale Stimulation nach Dr. A. Fröhlich – Streichelmassage in Anlehnung an F. Leboyer – Dehnungsmassage nach H. Fikar	– Basale Kommunikation nach W. Mall – Integrative Körpertherapie nach Th. Besems/G. v. Vugt

In meiner unterrichtlichen Arbeit fließen beide Ansätze gleichberechtigt mit ein. Dies wird an zwei folgenden Praxisbeispielen deutlich:
- Körperarbeit mit einem schwergeistigbehinderten Jugendlichen mit Verhaltensproblemen
- Dehnungsmassage mit cerebral behinderten Menschen.

KÖRPERARBEIT mit einem schwer geistig behinderten Jugendlichen mit Verhaltensproblemen

Stefan (Name geändert) ist 15 Jahre alt und lebt seit seinem 4. Lebensjahr im Heim.
Bis zu seiner Einschulung in die heiminterne Sonderschule besuchte er den Kindergarten der Einrichtung. Meistens macht Stefan einen aufgeweckten und aufmerksamen Eindruck. Genau beobachtet er seine Umwelt, erkennt die Anforderungen, die auf ihn zukommen und kann in seiner individuellen Art darauf reagieren.

Da er sich verbal nicht äußern kann, hat er eigene bedeutungsvolle Kommunikationsformen gefunden, die für die Menschen in seiner Umgebung verständlich sind: Laute, Mimik oder aktive Handführung seinerseits.
Zu Beginn seiner Schulzeit zeigte er häufig extrem gegensätzliche Verhaltensweisen. Diese äußerten sich in höchster körperlicher Anspannung mit selbstverletzendem Verhalten (sich auf den Boden werfen, mit einer Hand an der Hose zerren, mit der anderen sich schlagen oder hineinbeißen), ausgeprägter Stereotypie (zerreißen aller Gegenstände) sowie häufigem und starkem Ruminieren (ruminieren: erneutes Verschlucken von Speisen, die sich bereits im Magen befanden und infolge einer Funktionsstörung des Magens durch die Speiseröhre in den Mund zurückbefördert werden).
Dem standen seine große Anhänglichkeit und sein Wunsch nach Körperkontakt gegenüber.

Stefans ganzes Bestreben schien damals darauf ausgerichtet zu sein, sich abzugrenzen und sich nicht vertrauensvoll in eine Beziehung einzulassen. Sein gleichzeitig starkes Bedürfnis nach Körperkontakt konnte er nur bedingt zulassen, immer wieder reagierte er auf Ruhe und Entspannung mit Rückzug und Abwehr.
Aufgrund der beschriebenen Problematik war es zu diesem Zeitpunkt noch unmöglich, über Materialien einen Zugang zu ihm zu finden. Deshalb mußte der Schwerpunkt der Förderung zunächst schwerpunktmäßig dort ansetzen, wo er offen war, nämlich an seinem Bedürfnis nach Körperkontakt.
Im Rückblick auf die Förderung in den vergangenen sechs Jahren läßt sich ein deutlicher Entwicklungsprozeß zurückverfolgen, der in Abschnitte von einenhalb bis zwei Jahre gegliedert ist:

Entwicklungsaufbau

BASALE KOMMUNIKATION
- Kontakt
- Vertrauen
- Beziehung

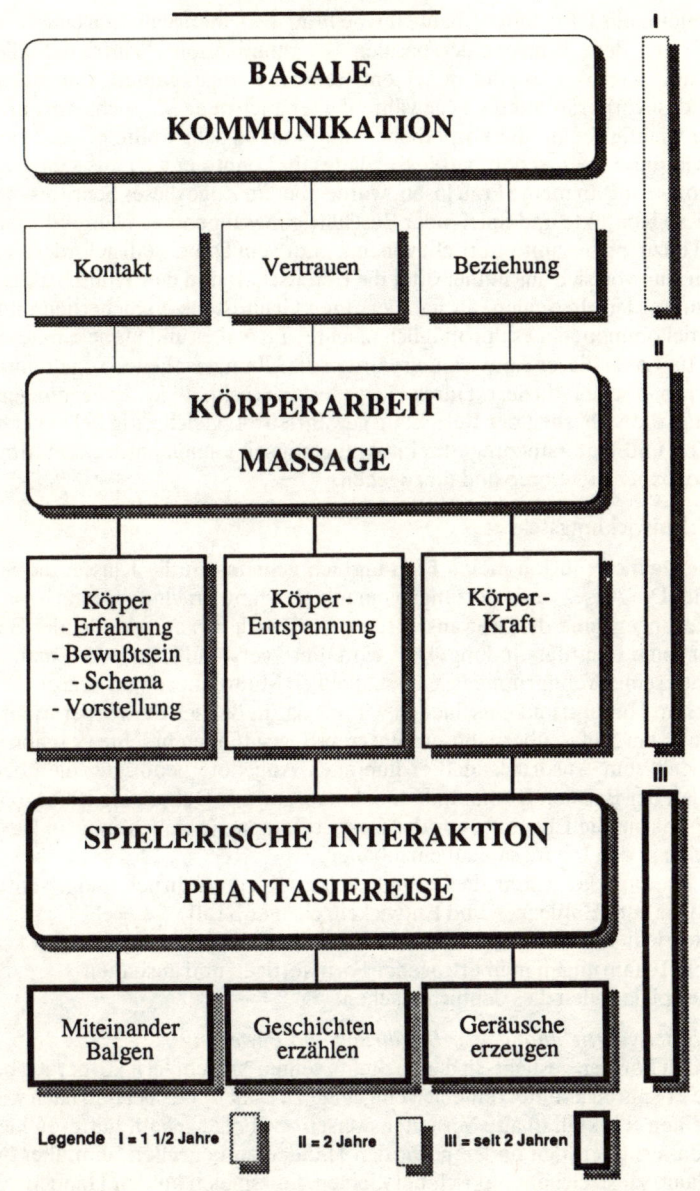

KÖRPERARBEIT MASSAGE
- Körper
  - Erfahrung
  - Bewußtsein
  - Schema
  - Vorstellung
- Körper - Entspannung
- Körper - Kraft

SPIELERISCHE INTERAKTION PHANTASIEREISE
- Miteinander Balgen
- Geschichten erzählen
- Geräusche erzeugen

Legende I = 1 1/2 Jahre II = 2 Jahre III = seit 2 Jahren

Grafik: Adam Wist, Friedrichshafen

Zum 1. Entwicklungsschritt

Über eineinhalb Jahre hinweg baute meine Frau in kleinen Schritten eine Übungseinheit nach dem Konzept der basalen Kommunikation (Winfried Mall) mit Stefan auf. Ziel war es, ihn in seinem Bedürfnis anzunehmen, ihm bekannte Muster des Körperkontaktes zu gewähren, aber auch neue Möglichkeitn aufzuzeigen. So wichtig Stefan die körperliche Nähe war, so sehr wollte er auch bestimmen, wie diese auszusehen hatte. Nur langsam konnte er sich aus seiner engen Anklammerung an meine Frau lösen, wurde aber im Zuge dieses Schrittes offener für andere Kontakte und Spiel- oder Beschäftigungsangebote. Während zunächst parallel dazu im Gesamtunterricht von ihm „nur" ein Dabei-sein gefordert wurde, zeigte er nun von sich aus immer öfter die Bereitschaft und den Wunsch aktiv integriert zu werden. Es schien, als habe er einen Grundstock an Sicherheit und Vertrauen bekommen, der es ihm möglich machte, auf Neues und Unbekanntes zuzugehen. Im Laufe dieser Entwicklung wurden die Übungseinheiten von dreimal auf einmal pro Woche reduziert. Durch die weiterhin regelmäßigen Begegnungen war für Stefan die Sicherheit der Beziehung gewährleistet, gleichzeitig bekam er genügend Zeit und Unterstützung, um im Alltag mit seinen neu entdeckten Möglichkeiten zu experimentieren und umzugehen.

Zum 2. Entwicklungsschritt

Zwischenzeitlich führten meine Frau und ich gemeinsam die Klasse, die Stefan besuchte. Die Auseinandersetzungen mit mir als Mann brachten für ihn neue Herausforderungen, und dies war aus unserer Sicht auch von entscheidender Bedeutung für seine Identitätsfindung. Dies wird umso verständlicher, wenn man weiß, daß er auf seine Wohngruppe fast ausschließlich Mitarbeiterinnen begegnete.
Auf diesem Hintergrund entschieden wir uns dafür, daß ich die körperorientierte Förderung bei Stefan übernahm. In unseren Begegnungen brachte er schon nach kurzer Zeit zum Ausdruck, daß er nun auch Angebote benötigte, die über die Methoden der Basalen Kommunikation hinausgingen. Daher ging ich dazu über, schwerpunktmäßig Elemente aus der Gestalttherapie, in Anlehnung an BESEMS/VAN VUGT, in den Übungsablauf einzubauen.
In der Hauptsache waren dies Übungen zur Körperwahrnehmung, -entspannung,sowie zum Entdecken und Entwickeln eigener Kraft.
Im Unterricht wurden diese Elemente bewußt miteingebaut und Stefan konnte gemachte Erfahrungen in übertragener Form festigen und ausbauen.
Zwei Beispiele sollen dies deutlich machen:

2.1. Körperwahrnehmung über Berührung und Bewegung
Es wurden Formen gesucht, in denen Stefan seinen Mitschülern körperlich begegnen, sie er-spüren konnte, ohne sich eingeengt zu fühlen, was bei ihm nach wie vor sofort einen Rückfall in alte Verhaltensweisen zur Folge gehabt hätte. In kleinen Schritten lernte er, den anderen mit den Händen zu begrüßen, ihm über Arme oder Haare zu streichen und sich bei kleinen Tanzspielen an den Händen zu halten.

2.2. Kraft entdecken und entwickeln

Es wurden ihm vielfältige Möglichkeiten geboten, seine Kraft zu spüren, zu erproben und zu lernen, diese auch gezielt und dosiert einzusetzen: Leiterwagen ziehen, Materialkörbe tragen, mit der Harke im Garten arbeiten, sein Vesperbrot aufschneiden, seinen Joghurtbecher öffnen, oder auch einen Mitschüler in der Decke durch den Raum ziehen.

Zum 3. Entwicklungsschritt

Nahezu zwei Jahre arbeiteten wir sehr intensiv auf diese Art. Dann signalisierte Stefan mir wiederholt, daß ich mit ihm von nun an häufiger Massage- und Entspannungsübungen machen sollte.

Dies war nun der Zeitpunkt für eine erneute Programmänderung. Elemente der spielerischen Interaktion sowie der Phantasiereise, verbunden mit Körperberührungen bildeten nun den Mittelpunkt unserer Begegnungen.

In dieser Phase zeigte Stefan immer mehr, wie sehr er innerlich beteiligt war und wie wichtig es ihm wurde aktiv den Ablauf mitzugestalten. So ahmte er vergnügt Tierlaute nach, die ich in eine Geschichte über den Urwald eingebaut hatte. Auch begann er sich spielerisch mit mir zu balgen, zu kämpfen, seine Kräfte zu messen und Grenzen zu erforschen.

Gleichzeitig war auch im Gesamtunterricht eine Veränderung zu beobachten:
– Stefan zeigte vermehrtes Interesse am Umgang mit Materialien wie Ton, Holz oder Papiermachée
– er übernahm verantwortliche Arbeiten wie Tischdecken, den Zimmergarten gießen
– es machte ihm weniger Probleme, am Unterricht mit leistungsstärkeren Schülern teilzunehmen
– gerne übernahm er kleine Rollen bei Theaterstücken.

Einen Riesenschritt auf dem Weg zur Selbständigkeit machte er unserer Meinung nach, als er begann, seinen Schulweg Stück für Stück alleine zurückzulegen. Heute kann er ihn ohne Begleitung gehen.

Die Beschreibung des dritten Schrittes entspricht dem heutigen Stand von Stefans Entwicklung und dem unserer Arbeit. Aus dieser Sicht heraus werde ich im Anschluß exemplarisch den Verlauf einer Übungseinheit vorstellen. Diese gibt jedoch kein festes Programm vor, das bei jeder Sitzung unabänderlich abläuft. Vielmehr versuche ich, mich immer an der momentanen Bedürfnislage von Stefan zu orientieren, ohne dabei das eigentliche Ziel aus den Augen zu verlieren.

Ebenso ist es ein Grundsatz für mich, Stefan nie zur Körperarbeit zu überreden. Ihm diesen Entscheidungsfreiraum zu gewähren, bedeutet in der letzten Konsequenz auch, daß manchmal eine Sitzung verkürzt wird oder sogar ausfallen muß.

Wichtige Voraussetzungen für die Arbeit waren, daß Stefan mich und mein Angebot akzeptierte, und daß mein Vorhaben mit der Schulleitung und den Mitarbeitern von Stefans Wohngruppe abgesprochen wurde.

Ablauf einer Übungseinheit

Zu Beginn arbeiteten wir zu zweit (Lehrer/Schüler) in einem ruhigen und reizarmen Raum. Stefan sollte sich auf die Körperarbeit konzentrieren und sich in der Aufbauphase durch nichts ablenken lassen.
Inzwischen haben wir die Körperarbeit in das Klassenzimmer verlegt und die Einzelsituation aufgehoben. Während ich mit Stefan arbeite, arbeitet eine Kollegin mit einer ihrer Schülerinnen. Folgende Gründe sprechen für diese Änderung:

– Das entstandene Vertrauen zwischen Lehrer und Schüler muß, wenn es echt ist, auch in der Gruppensituation tragfähig und haltbar sein.
– Weiteres Wachstum erfordert die Ausweitung einer engen Zweierbeziehung.
– Das Arbeiten miteinander bietet allen Beteiligten Anregungen, vermittelt Sicherheit und macht mehr Spaß.
– Vor- und Nachbereitung sind effektiver, die Arbeit insgesamt fruchtbarer.

Grundsätzlich ist der Ablauf der Übungen so zusammengestellt, daß er beiden Schülern gerecht wird.
Unser ganzes Tun begleiten wir verbal. Neben der beruhigenden Wirkung des Klangs der Stimme lernen die Schüler dadurch auch ihren Körper besser kennen (Aufbau eines Körperschemas durch Benennen einzelner Körperteile). Eine vorherige Ankündigung von Bewegung und Berührung lassen den Schülern Zeit, sich darauf einzustellen und diese einzuordnen.

Bisherige Erfahrungen

Stefan hat in den vergangenen Jahren in allen Bereichen seiner Persönlichkeitsentwicklung große Fortschritte gemacht. Er kann seine Fähigkeit zur Selbstregulation mobilisieren und einsetzen, was in der Folge bedeutet, daß er aktive Mitverantwortung für sein Leben übernimmt.
Für Stefan sicherlich nicht nur ein leichter Weg, denn der Preis für die neu gewonnene Selbständigkeit bedeutet auch das Aufgeben einer, oberflächlich gesehen, bequemen Versorgungshaltung. Bequem nicht nur für Stefan, sondern auch für uns, die wir „beruflich" mit ihm zu tun haben. Jeder hat zwischenzeitlich seinen Weg gefunden mit Stefans Verhaltensproblemen umzugehen; jetzt stellt er uns vor die ganz neue Tatsache, daß er sich zu einem selbstverantwortlichen Jugendlichen entwickelt hat.
Bis zu diesem Zeitpunkt lebte Stefan in seiner Heimgruppe zusammen mit jüngeren schwer- und mehrfachbehinderten Kindern. Er begann nun immer deutlicher zu zeigen, daß er mehr als bisher in das Gruppengeschehen miteinbezogen werden wollte. Es war ihm ein großes Bedürfnis immer dabei zu sein, mitzuhelfen und mitzuentscheiden, er suchte vermehrt Ansprechpartner und Möglichkeiten zur Auseinandersetzung mit Anderen. Da ihm dies in diesem Rahmen nicht gewährt werden konnte, rebellierte er solange hartnäckig mit all seinen Möglichkeiten, bis er in eine andere Gruppe verlegt wurde, die ihm diese Chancen bietet.

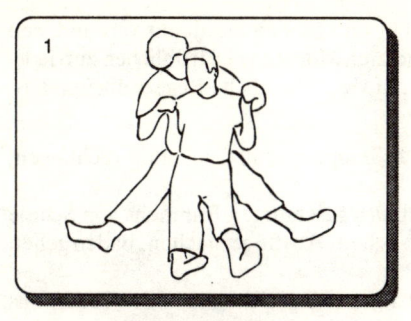

1. Kontaktaufnahme
Kreisende Bewegungen mit den Armen; Atemrhythmus durch ruhiges Atmen beeinflussen

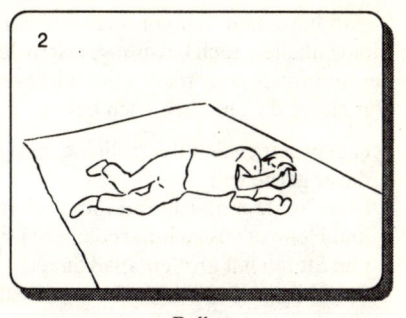

2. Rollen
Wir rollen gemeinsam oder alleine auf dem Boden. Interaktion durch „miteinander kämpfen"

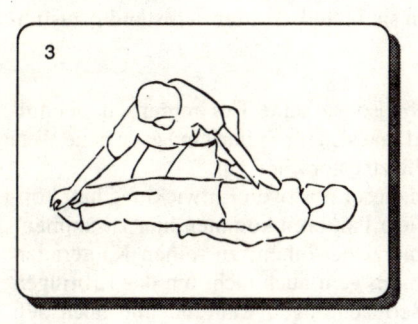

3. Entspannung
durch halten an den Füßen und der Brust, durch massieren und drücken der Fersen

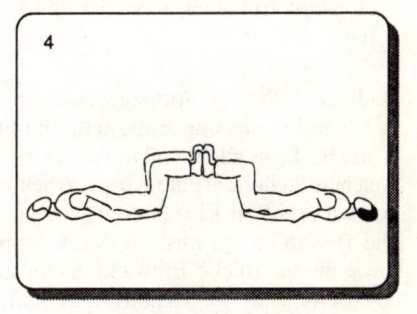

4. Kraft miteinander
durch harmonisches „Radfahren" oder Kraft gegeneinander durch kräftiges Wegdrücken

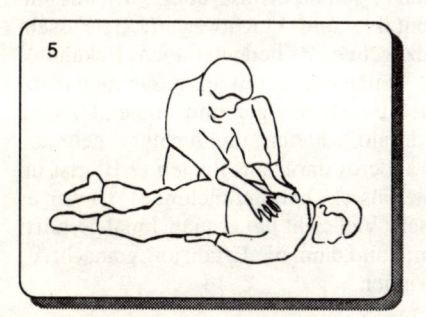

5. Phantasiereise und Massage
Ich erzähle eine Geschichte über den Urwald und seine Geräusche. Durch Berührungen und Geräusche wird diese über den Körper erlebbar gemacht

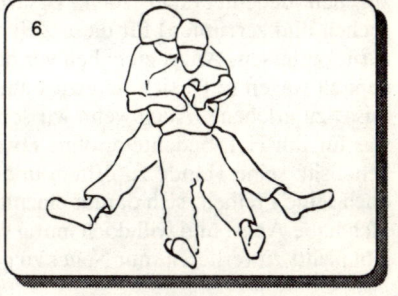

6. Harmonisieren und beenden
Gleiche Ausgangsposition, wie zu Beginn

Zeichnung: Adam Wist, Friedrichshafen

Stefan hat einen Teil von sich neu entdeckt und ist sich der damit verbundenen Möglichkeiten auch bewußt. Er ist in den letzten Monaten viel fröhlicher, zufriedener und freier geworden. Dies wirkt sich auf viele alltägliche Begebenheiten aus. Nur einige davon möchte ich kurz aufführen:

- er geht seinen Schulweg alleine, in seinem Tempo und all den Unterbrechungen, die er gerne will;
- es ist heute möglich, mit ihm außerhalb des geschützten Rahmens von Schule und Heim etwas zu unternehmen: essen gehen, Ausflüge machen, baden gehen und Stefan hat großen Spaß dabei;
- er wählt sich bei Tisch sein Essen selbst aus und legt sich das auf den Teller, was *er* will;
- am Unterricht in der Gruppe nimmt er aktiv teil und zeigt mehr Eigeninitiative beim Hantieren mit Medien und Materialien;
- es fällt ihm leichter, sich an Regeln und Abmachungen zu halten;
- er erfaßt Aufgaben schneller und kann sie in Teilschritten selbständig ausführen.

Dadurch, daß seine Autoaggressionen, ebenso wie seine Tics immer seltener auftreten und weniger bedeutsam für ihn sind, hat sich für Stefan eine ganz neue Welt eröffnet, die es allein und mit unserer Hilfe zu erforschen gilt.
Welchen Stellenwert die Körperarbeit bei dieser positiven Entwicklung hat, können wir nicht im Einzelnen beweisen. Viele Faktoren kommen hier zusammen: Die Beziehung zu uns, zu den Gruppenerzieher/innen, zu seinen Kameraden sowie die natürliche Entwicklung an sich. Es geht auch nicht um das Erbringen von Beweisen. Die Erfahrungen und Beobachtungen während und nach den Übungseinheiten sprechen für sich.
Es war unsere Absicht, Stefan das Gefühl von Sicherheit zu vermitteln: „Das ist der richtige Weg. Wir nehmen dich mit und zeigen dir etwas Neues." Mit uns mitzugehen bedeutet aber auch, Ersatzkontakte und Fluchtwege (z.B. Fusseln suchen und zerrupfen) für diese Zeit aufzugeben. Es bedeutet auch, Bekanntes zurückzulassen, Angst zu haben vor dem Neuen und es mit uns zusammen trotzdem zu wagen (z.B. sich schutzlos auf den Bauch zu legen und so die „Urwaldreise" zu erleben). Auch wenn wir sehr darauf achteten, ihm nichts zu nehmen, was für ihn Halt bedeutete, ohne etwas anderes dafür anzubieten (z.B. erst im Schoßsitz seine Hände zu öffnen und die Fusseln herauszunehmen), so war es doch seine Freiheit, sich darauf einzulassen. Vielleicht hat er manchmal gespürt: „Ich habe Angst und will doch mutig sein," und dann die Erfahrung gemacht, es gibt nichts zu verlieren, nur Neues zu gewinnen.

DEHNUNGSMASSAGE mit cerebral behinderten Menschen

>„Sehe mit fühlendem Aug'
>Fühle mit sehender Hand."
>>Goethe

Die Dehnungsmassage als eine therapeutische Arbeitsform mit cerebral behinderten Menschen, ist den sensorisch orientierten Ansätzen zuzuordnen.
Sie gründet sich in ihrer Theorie und Praxis auf Elemente aus der Atemtherapie und des Do-in.
Um verstehen und nachvollziehen zu können, auf welchem Wege sich daraus die Dehnungsmassage entwickelt hat, gebe ich vorab einen kurzen Einblick in die genannten Methoden, ohne damit einen Anspruch auf Vollständigkeit zu erheben. Für die interessierten Leser/innen verweise ich auf die im Literaturverzeichnis aufgeführte Primärliteratur.

Atemtherapie

„Dringen wir allmählich in die Gesetze des Atems ein, so werden wir gewahr, daß wir in unserer Ganzheit als Körper – Seele – Geist angesprochen sind. Der Atem bewegt uns durch und durch ...". (ILSE MIDDENDORF, 1977)
Damit weist die Atmung weit über ihre Funktion als lebenserhaltendes Element hinaus, sie ist Begleiterin für jede Regung körperlicher, seelischer oder geistiger Art: Der Atem ist Brücke zwischen Körper und Seele.
Im Grunde ist Atmung ein unwillkürlicher vegetativer Vorgang, der jedoch auch bewußt erlebt und beeinflußt werden kann. Hier liegt der Ansatzpunkt der Atemtherapie. Neben dem Kennenlernen des eigenen Atems, dem Finden und Erleben von Atemräumen geht es auch darum, alltäglichen Fehlhaltungen nachzuspüren und atmend daran zu arbeiten.
Als Fehlhaltungen definiert ILSE MIDDENDORF z.B.:

1. Unterspannungen/Überspannung einzelner Gegenden des Körpers oder der Gesamtheit des Körpers
2. Atemrhythmusstörungen
3. Störungen und Schäden der Wirbelsäule im Liegen, Sitzen und Stehen.

Gerade diese körperlichen Befindlichkeiten begegnen uns sehr häufig bei schwermehrfach behinderten Menschen. Sie bedürfen der konkreten spürbaren Hilfe von außen, um „atmend" an ihrer Haltung arbeiten zu können.
Hierbei unterstützt und leitet uns der Atem als verbindendes Element.
„Der Atem, der so tief in die Welt innen greift, verbindet auch mit der Welt außen, bringt uns den Mitmenschen näher und durchbricht die Isolation – ganz deutlich erlebbar, insbesondere über Ton und Wort – wie auch über andere Wege." ILSE MIDDENDORF, 1977

Do-in

Das Do-in ist ein alter fernöstlicher Weg, der es dem Menschen ermöglicht, die Funktionen von Körper, Seele und Geist zu harmonisieren. Als Praxis der Regenerationstherapie umfaßt das Do-in. In Atem-, Körper- und Meditationsübungen.
Die Körperübungen sind in ihrem Ursprung ein Weg der heilenden Selbstbehand-

lung. Sie können alleine, ohne Hilfe, ausgeführt werden, lassen sich aber auch in Partner- oder Übungsgruppen anwenden.
In fließenden, kreisförmigen und sanften Bewegungen wird der Körper von Kopf bis zu den Zehen gedehnt. Dabei wird ein regelmäßiger Ki-Strom (Ki = Lebensenergie) herbeigeführt, der den ganzen Körper in eine stabile Harmonie bringt.

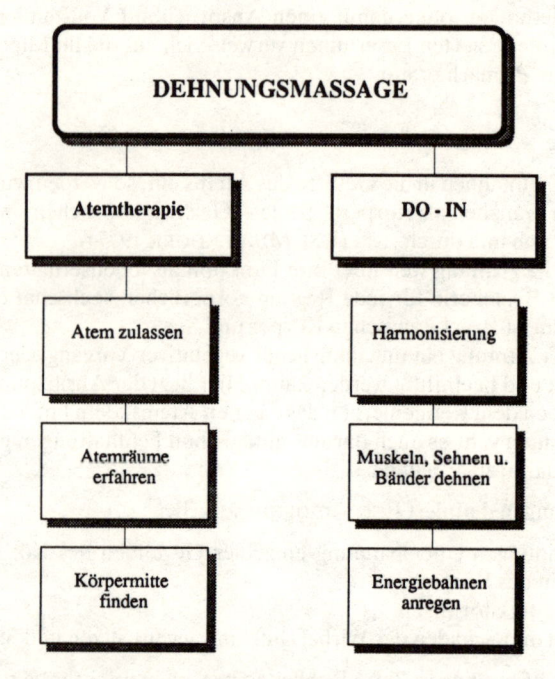

```
                    DEHNUNGSMASSAGE
                   /              \
            Atemtherapie          DO - IN
                 |                   |
           Atem zulassen       Harmonisierung
                 |                   |
           Atemräume          Muskeln, Sehnen u.
           erfahren            Bänder dehnen
                 |                   |
           Körpermitte         Energiebahnen
           finden              anregen
```

Grafik: Adam Wist, Friedrichshafen

Sowohl Atemtherapie, als auch Do-in, habe ich in langjähriger Praxis erfahren und geübt. Schon von Anfang an flossen daher auch einzelne Elemente dieser Ansätze in meine körperorientierte Arbeit mit ein.
Die fundierte Verbindung beider Wege liegt für mich in der

DEHNUNGSMASSAGE

„Dehnen fördert gesetzmäßig den Einatem (man lernt, diesen frei kommen zu lassen) und schult die Empfindungsfähigkeit für Atemräume des Leibes. Dehnungen wirken lösend und fördern die Entlastung des Körpers ..." (ILSE MIDDENDORF 1977). Die Dehnungsmassage ist, wie alle körperorientierten Ansätze eine Partnerarbeit mit einem vielfältigen Spektrum an Kommunikationsmöglichkei-

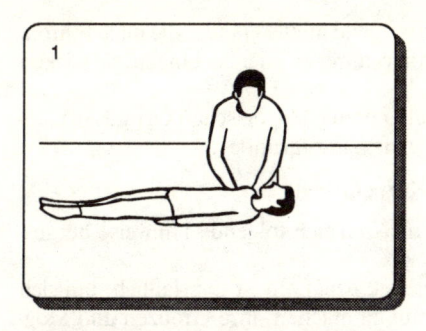

1 Ein Schulterblatt in beide Hände nehmen – wellenförmiges, leichtes Anheben der Schultern

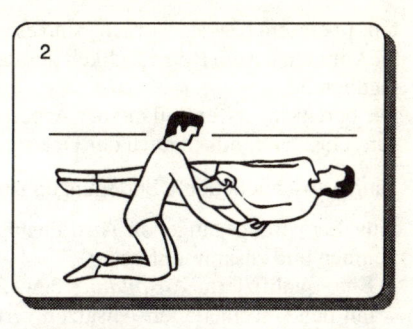

2 Hand- und Ellenbogen halten – mit kreisenden Bewegungen die Schultern lockern

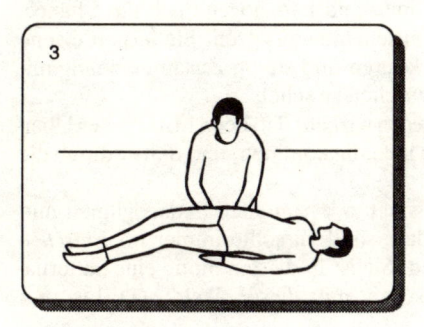

3 Becken in die Hände nehmen – sanft anheben, dehnen und absetzen

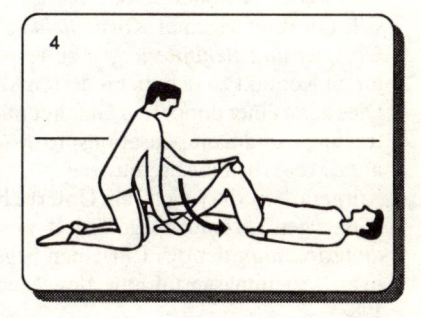

4 Bein in die Hand nehmen – sanft lockern und dehnen

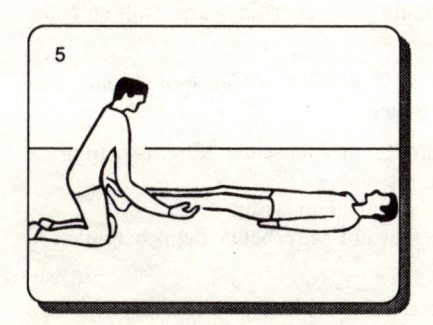

5 Die Füße im Schoß – durch Körperbewegungen den Liegenden in Schwingungen versetzen – mit den Händen Wärme geben

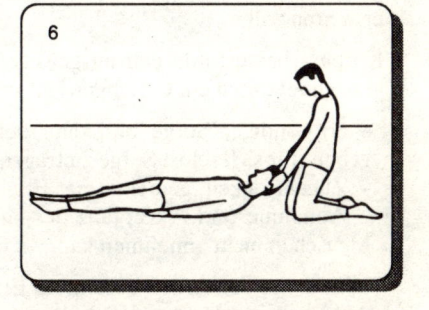

6 Hinterkopf in beide Hände – sanft hin- und herbewegen

Zeichnung: Adam Wist, Friedrichshafen

ten. In diesem „Zwiegespräch" sind es vorwiegend meine Hände, die mich führen. Sie können je nach Befindlichkeit des Partners anregen oder beruhigen, sie wirken regulierend.

Die bereits im ersten Teil meiner Arbeit genannten pädagogischen Grundsätze liegen selbstverständlich auch der Dehnungsmassage zugrunde.

Einige abschließende Überlegungen zur Körperarbeit

Aus den vorangegangenen Ausführungen lassen sich folgende Hinweise herausnehmen und zusammenfassen:

- Eine qualifizierte *Ausbildung* bzw. *Zusatzausbildung* ist unerläßlich, um sich mit den verschiedenen Ansätzen vertraut zu machen, ihre Grenzen und Möglichkeiten kennenzulernen. Die schematische Übernahme eines Konzeptes kann dadurch vermieden werden.
- Neben der Vermittlung von theoretischen und praktischen Grundlagen bietet eine solche Ausbildung den Pädagoginnen und Pädagogen auch die Chance, sich mit ihrer eigenen *Körperlichkeit* auseinanderzusetzen. Sie lernen eigene *Grenzen und Behinderungen* zu respektieren und sie im Zusammenhang mit ihrem Kontakt zu dem behinderten Menschen zu sehen.

Dies kann einer doppelten Gefahr entgegen wirken: daß beim Mitarbeiter Übertragungs- und Kompensationsprozesse in Gang kommen, und daß er durch die intensive Arbeit ausbrennt.

- Körperarbeit darf nicht als Unterrichtsmethode von allen Pädagoginnen und Pädagogen verbindlich gefordert werden, sondern sollte immer im *Entscheidungsfreiraum* der/des Einzelnen liegen. Sie ist in diesem Sinne eine „alternative Beziehungsgestaltung des Menschen mit dieser Welt" (D. FISCHER 1988).
- Körperarbeit verlangt von Pädagoginnen und Pädagogen ein hohes Maß an Sensibilität, um wahrzunehmen, ob sich der behinderte Mensch wohl und geborgen fühlt oder ob er sich der ungewohnten und möglicherweise ungewollten Nähe erwehren will.
- Körperarbeit erfordert ein ausgewogenes Verhältnis von *Nähe und Distanz,* ausgezeichnet durch ein Gleichgewicht zwischen:

    - notwendiger Sorge und dem behinderten Menschen Verantwortung zu geben, für sich selbst Sorge zu tragen
    - Zugehörigkeit, gemeinsames Erleben und allein lassen
    - Annahme und Akzeptanz dessen, was ein Mitarbeiter beim behinderten Menschen nicht annehmen kann.

- *Transparenz* der Arbeit gegenüber Eltern sowie verantwortlichen Kolleginnen und Kollegen in Heim und Schule, da gerade die intensive körperliche Nähe und Begegnung häufig ethische Fragen aufwirft.
- Erstellen einer *Diagnose* unter der verantwortlichen Mitarbeit aller Betroffenen. Nur dann kann sich die Körperarbeit an der Individuallage des behinderten Menschen orientieren und seinen Förderbedürfnissen gerecht werden.

- Die *Lebenswirklichkeit* des behinderten Menschen muß berücksichtigt werden.
  Körperarbeit darf nicht als isolierte Therapie mißverstanden, sondern muß als Baustein der Förderung gesehen werden, eingebettet in den *Gesamtunterricht*. In diesem Sinne muß sie auch für den behinderten Menschen klar strukturiert angeboten werden, um ihm eine Einordnung und Verarbeitung der Erfahrungen zu ermöglichen.
- Körperarbeit ist *zielorientiertes und prozeßorientiertes Arbeiten* und erfordert, soll sie lebendig und bewegt sein, regelmäßige Zwischenauswertung, gegebenenfalls neuorientiertes Arbeiten sowie eine Endauswertung.
- Eine fruchtbare Arbeit und persönliche Weiterentwicklung ist nur in der *Zusammenarbeit und im Austausch* mit anderen Kolleginnen und Kollegen möglich. Regelmäßige Treffen, gegenseitige Beobachtung sowie die gemeinsame Auswertung von Videoaufzeichnungen sollten Bestandteil der Teamarbeit sein. Das Angebot einer Supervision wäre hilfreich und wünschenswert.

Susanne Fikar

Konkretes Lernen über den Körper und mit dem Körper – „Selbstversorgung", ein Praxisbeispiel aus der Sonderschule

> „Nur im Kontakt mit dir
> kann ich mich finden,
> also
> laß uns zusammen gehen"
> BESEMS/VUGT

Vorbemerkung

„Selbstversorgung stellt eine Fördermaßnahme unserer Schule dar, welche von Lehrkräften in der Wohngruppe im Heim durchgeführt wird. Es ist immer Einzelförderung, und der Begriff der Selbstversorgung sagt zunächst nichts über den Inhalt dieser Maßnahme aus. Was konkret in der Selbstversorgung geschieht, kann sehr unterschiedlich sein und ist immer von der Art und Ausprägung der Behinderung des jeweiligen Schülers abhängig. Die Inhalte der Selbstversorgung können über den Lernbereich „Basale Förderung" des Bildungsplanes der Schule für Geistigbehinderte in Baden-Württemberg hinausgehen. So können z.B. im Einzelfall auch Aspekte anderer Lernbereiche, wie Nahrungsaufnahme, Hygiene, Körperpflege oder Sich kleiden im Mittelpunkt der Selbstversorgung stehen.

Selbstversorgung findet an vier Tagen in der Woche statt, und täglich stehen ca. eineinviertel Stunden dafür zur Verfügung, in der Regel von 7.30 Uhr bis 8.45 Uhr.

Je nach Bedarf kann die Selbstversorgung mehrere Jahre lang angeboten werden.

Wie die anderen Unterrichtsangebote muß auch diese Fördermaßnahme gründlich und sorgfältig geplant und vorbereitet werden. „Sie sollte in ihren Zielen und Methoden regelmäßig überprüft und reflektiert werden." (FIKAR, S., GITSCHIER, F., 1986)

Selbstversorgung ist jedoch mehr als das, was vorab definiert wurde.
Sie ist eine intensive Form der Begegnung und Interaktion, die, wie das folgende Beispiel zeigt, sehr oft in unmittelbarem Körperkontakt stattfindet.
Damit kann sie jedoch kein isoliertes Angebot der Förderpflege sein, sondern vielmehr ein Miteinander-Tun, in dem der behinderte Mensch auch eine Antwort auf seine Bedürfnisse nach Annahme und Körperkontakt findet.

Meiner praktischen Arbeit liegen im Wesentlichen folgende Ansätze zugrunde:

– Gestalttherapie mit geistig behinderten Menschen – GERRY VAN VUGT, THIJS BESEMS

- Basale Stimulation – A. FRÖHLICH
- Basale Kommunikation – W. MALL
- Hilfen beim Essen und Trinken nach dem BOBATH-Konzept
- Babymassage nach F. LEBOYER.

Selbstversorgung am Beispiel einer 22jährigen schwerstbehinderten Frau

Karin (Name geändert) lebt seit sieben Jahren zusammen mit fünf schwerstbehinderten jungen Erwachsenen und einem sieben jährigen Kind in einer Wohngruppe der Stiftung Liebenau. Bis zum Zeitpunkt der Heimaufnahme wohnte sie in ihrem Elternhaus, wo sie von ihrer Mutter und ihrem Großvater sehr liebevoll umsorgt und gepflegt wurde.

Eine ambulante Betreuung, z.B. durch eine Frühförderstelle, war zu Hause nicht möglich. Zweimal in der Woche erhielt sie eine krankengymnastische Förderung.

Als sie dann mit 15 Jahren in das Wohnheim aufgenommen wurde, war eine Einschulung im üblichen Sinne, d.h. regelmäßige Teilnahme am Unterricht in einem größeren Klassenverband, nicht absehbar.

Die Gründe hierfür lagen vor allem in der Schwere ihrer geistigen und körperlichen Behinderung.

Ärztlicher Befund:

- Tetraspastik mit Kontrakturen
- symptomatische Epilepsie
- Hydrocephalus internus
- schwere Nierenschädigung
- Muskelatrophie
- starke Skoliose
- chronische Bronchitis mit Atembeschwerden und zeitweiser Atemnot
- starke Sehbehinderung
- häufige Gefahr einer Lungenentzündung bei Erkältungskrankheiten.

Eine schulische Förderung war daher nur im Rahmen einer Selbstversorgung möglich und sinnvoll.

Erste Begegnungen mit Karin

Sie waren geprägt von dem äußeren Eindruck, den Karin auf mich machte:

- ihre Zartheit und scheinbare „Zerbrechlichkeit"
- die starke Deformierung ihres Körpers durch die Skoliose
- das unbewegliche Ruhen im Bett
- ihre aufmerksamen und wachsamen Augen
- ihre Lippen, die sie stark zusammenpressen und verschließen kann
- ihr Lächeln, wenn sie eine Begrüßung erwidert oder einem Lied zuhört
- ihre Tränen
- ihre Hand, die meine festhalten kann.

Erste Begegnungen mit den Mitarbeitern der Wohngruppe

Es wurde von den Mitarbeitern sehr begrüßt, daß Karin eine regelmäßige Einzelförderung erhalten sollte. Vor allem drei Gründe sprachen aus ihrer Sicht dafür:

- Entlastung der Mitarbeiter, da gerade morgens alle Heimbewohner eines intensiven Betreuungsaufwandes bedürfen
- Einfließen neuer Ideen und Gesichtspunkte in die Förderpflege, das heißt, auch fachliche Beratung der Mitarbeiter
- Selbstversorgung als ein erster Schritt hin zur Integration Karins in die Schule.

Gemeinsam überlegten wir, welche Fördermaßnahmen für Karin aufgrund ihrer Individuallage vorrangig wichtig wären. Der äußere Rahmen war durch die natürliche Situation vorgegeben, nämlich der, daß Karin zu dieser frühen Morgenstunde meist noch schlafend in ihrem Bett lag.

Folgende situationsgemäße Möglichkeiten boten sich an bzw. wurden gewünscht:

- Förderpflege (baden, Zähne putzen, Haare waschen und fönen ...)
- Greifanbahnungen/Handfunktionen entwickeln
- Förderung basaler Wahrnehmungsfunktionen als Grundbaustein der gesamten Sinnes- und Bewegungsentwicklung
- Streichelmassage
- Dehnungsmassage
- Nahrungsaufnahme – Hilfen zum Essen und Trinken.

In dem folgenden Unterrichtsbeispiel sind verschiedene Schwerpunkte herausgegriffen und in einen ganzheitlichen Zusammenhang gebracht worden.

Unterrichtsbeispiel:
Begrüßung, Aufwecken: Hineinbegleiten in den Tag

Lernziele	Inhaltlicher Verlauf	Methodisch-didaktischer Kommentar
Karin soll: – das Aufwecken und Wachwerden in einer ruhigen, ihrem Tempo angemessenen Art erleben – meine Gegenwart durch taktile optische und akustische Reize wahrnehmen – sich im behutsamen Kontakt akzeptiert fühlen und die verschiedenen Formen der Zuwendung als angenehm empfinden – auf ihren Namen hören und meine Gegenwart beantworten, indem sie mir ihren Blick zuwendet – den Klang meiner Stimme als vertraut erleben und sich daran freuen – mich durch täglich wiederkehrende Begrüßung wiedererkennen	– leichtes Auflegen meiner Hände auf ihren Brustkorb. Wahrnehmen ihres Atems und ihrer Befindlichkeit – mit ihrem Namen ansprechen und begrüßen – ihren Kopf in meine Hände legen und zu mir herdrehen, so daß sie Blickkontakt aufnehmen kann – ihr Kontaktangebot aufnehmen und unterstützen – ein Begrüßungs- bzw. Morgenlied singen	– Das erste „Herausreißen" aus dem Schlaf erlebt Karin schon morgens um 7.00 Uhr bei der Medikamentenausgabe. Manchmal, besonders wenn es ihr gesundheitlich schlecht geht und eine unruhige Nacht hinter ihr liegt, fällt sie danach nochmal in tiefen Schlaf. Ich begrüße sie dann trotzdem in der beschriebenen Weise und lasse uns dabei genügend Zeit. – Schläft sie auch während der Massage noch, so wecke ich sie erst gezielt zum Frühstück auf. – Durch das Auflegen meiner Hände kann ich erspüren, wie es ihr geht, und bei der Massage entsprechend darauf einwirken. – Karin kann ihre Augen in Richtung eines Geräusches drehen, ihren Kopf jedoch nicht gezielt mitbewegen.

Streichelmassage – Dehnungsmassage

Die von mir ausgewählten und für Karin zusammengestellten Aktivitäten sind nicht als krankengymnastische Behandlung zu verstehen. Vielmehr sollen dadurch Erfahrungen ermöglicht werden, die einen emotionalen Hintergrund und kognitive Auswirkungen haben. Demnach sind auch die Lernziele in allen drei genannten Bereichen zu finden.

Folgende Lernziele sind grundlegend für alle Übungen.
Karin soll:

– bewußt mit mir zusammen etwas tun und dabei etwas Neues erfahren
– Berührungen und passives Bewegtwerden als entspannend, schmerzfrei und wohltuend empfinden
– neue Einsichten in die Fähigkeiten ihres Körpers bekommen und ihn dadurch ganzheitlich wahrnehmen (Aufbau eines Körperschemas)
– sich auf mein Tun einstellen, vertrauensvoll öffnen und fallen lassen können
– Berührungen empfinden und mit ihren individuellen Möglichkeiten beantworten
– in meinen Berührungen Wärme, Energie und sicheren Kontakt erfahren
– sich akzeptiert fühlen und sich dadurch selbst ganzheitlich annehmen
– ihre eigene Vitalität spüren
– Verspannungen bewußt spüren und ein Lösen derselben erleben und wahrnehmen.

Lernziele
Karin soll:
– sich auf die Begegnung einstimmen, „wach" und aufmerksam werden für das, was kommt

Inhaltlicher Verlauf
– verbales Begleiten meines Tuns mit ruhiger Stimme
– der Wechsel von einem Körperteil zum anderen wird nicht abrupt vollzogen

Methodisch-Didaktischer Kommentar
– Durch das Ankündigen meiner Berührungen hat Karin Zeit, sich darauf einzustellen und diese einzuordnen. Dadurch kann sie die

zogen, sondern:
- verbal rechtzeitig angekündigt
- zunächst wandert immer nur eine Hand zum nächsten Körperteil, dann folgt die zweite
- Kopf in beide Hände legen und evtl. Verspannungen erspüren
- Kopf minimal anheben, sanft nach rechts und links drehen und so ablegen, daß sie mich anschauen, mir zusehen kann

- durch das öffnende Ausstreichen des Brust- und Schulterbereiches sich innerlich bereit machen für eine Öffnung zu ihrer Außenwelt hin
- die Beweglichkeit ihrer Schultergelenke spüren, erhalten und Verspannungen in diesem Bereich lösen

- von der Brustmitte ausgehend, mit beiden Händen zu den Seiten hin ausstreichen, „glätten"
- mit der rechten Hand von der Flanke zur gegenüberliegenden Brust/Schulter ausstreichen. Hat die rechte Hand die Schulter erreicht, beginnt die linke Hand dieselbe Bewegung.
- ein Schulterblatt in beide Hände nehmen, leichtes wellenförmiges Anheben und Nachaußen-Dehnen der Schulter auf beiden Seiten

- alle Finger einzeln bewegen (kleine kreisförmige Bewegungen in den Fingergelenken, mit deutlichem

- sich ihres ganzen Armes bewußt werden
- die Beweglichkeit ihrer Hand, ihrer

„Reise" meiner Hände in Kopf und Körper vorbereitet miterleben.

- die Beweglichkeit ihres Kopfes wahrnehmen, erhalten und ausbauen

- Indem ich evtl. Verspannungen leicht verstärke und auch ansprache, kann ich sie Karin deutlich machen und ihr die Möglichkeit geben, die Entspannung bewußter zu erleben (erfahren von Polaritäten).

- Leidet Karin an Bronchitis und Atembeschwerden, so ist sie im gesamten Bereich ihres Oberkörpers sehr berührungsempfindlich. In diesem Fall wird die Streichelmassage sehr behutsam durchgeführt, evtl. derart, daß ich meine Hände in minimalem Abstand über ihren Körper führe. Es findet keine direkte Berührung statt.

- Das Umfassen der geschlossenen Hand und das anschließende Ausstreichen läßt Karin die Polaritäten

einzelnen Finger erspüren (Handinnenflächenreizung) und zu vermehrter Tast- und Greiffähigkeit angeregt werden
- ihre Hände zunächst in der gekrümmten, geschlossenen Haltung wahrnehmen, dann ein Öffnen und damit ein Offen-werden erleben
- Schulter, Arm und Hand als Einheit erfahren
- große und fließende Bewegungen machen und das Zusammenspiel beider Arme als harmonisch erfahren
- ihren Beckenbereich bewußt wahrnehmen und ein Lösen von Verspannungen in diesem Bereich erleben
- ihren Bauchraum als etwas empfindsames und behutsam zu berührendes erfahren
- eine Anregung ihrer Verdauungstätigkeit bekommen
- ihre Beine als zu ihr gehörend wahrnehmen und erspüren
- in ihrer Beinmuskulatur gekräftigt werden
- ein Ausdehnen des Bewegungsspiel-

Druck ausstreichen)
- Hand und Ellbogen halten, mit sehr kleinen kreisenden Bewegungen die Schultern lockern
- von den Schultern her die Arme bis zu den Fingerspitzen hin ausstreichen
- die verschlossene Hand ganz umfassen und leicht drücken
- Öffnen der Hand, ausstreichen
- die ganze Hand drücken, massieren und dehnen
- mit beiden Armen große öffnende Kreise beschreiben
- Becken mit beiden Händen sanft anheben und im Ausatmen wellenförmig nach außen dehnen (beidseitig)
- Bauch mit beiden Händen im Uhrzeigersinn massieren
- Bein aufstellen und leichte Schüttelbewegungen am Knie ausführen (vibrieren)
- Knie in die Ellbogenbeuge meines Armes legen, mit der anderen Hand

offen-geschlossen erfahren und unterstützt eine Öffnung ihrerseits für mein Tun.
- Durch einen Tast- und Greifvorhang, den ich über ihrem Bett angebracht habe, kann sie auch außerhalb der Selbstbesorgung zur Bewegung ihrer Hände, zum gezielten Greifen angeregt werden.
- Nach den einzelnen Lockerungsübungen kann nur die ganze Arm-Schulterpartie miteinbezogen werden.

- Sicherlich erlebt Karin ihren Bauch-, Magen- und Darmbereich oft als Schmerzzentrum und daher ist es wichtig, ihr auf diese Art wohltuende und wärmere Gefühle zu schenken.

- Ihre Beine und Füße sieht Karin fast nie, und es ist deshalb für sie besonders wichtig, sie auf diese Art als zu ihr gehörend zu erleben.
- Alle Übungen wurden mit Karins

raumes ihrer Beine als weniger schmerzhaft erleben
- die Fortsetzung der Bewegung vom Fuß bis hin zum Becken erspüren
- das Massieren ihrer Füße als angenehm empfinden
- sich dadurch noch mehr entspannen, loslassen können
- eine bessere Durchblutung ihrer Füße bekommen

- die Entspannung genießen, nachklingen lassen und sich ausruhen
- einen möglichst freien Fluß ihrer Energien herstellen

ihrem Fuß Unterstützung anbieten und in kleinen kreisenden Bewegungen den gesamten Beckenbereich lockern
- aus der gleichen Stellung heraus mit leichtem Druck das Knie beugen und zum Becken hin dehnen
- Ferse umfassen und im Atemrhythmus leicht drücken
- den ganzen Fuß, auch den Knöchel, punktuell und ganzflächig drücken, massieren
- die einzelnen Zehen sanft bewegen und dehnen
- von der Wade her den Fuß über die Zehenspitzen hinaus ausstreichen
- warme Wollstrümpfe anziehen

- Ausklang: „Ausbalancieren"
  Mit Mittel- und Ringfinger beider Hände werden nacheinander folgende Punkte sehr leicht berührt:
  1. re Hand: Stirn
     li Hand: Scheitel
  2. re Hand: Scheitel
     li Hand: Zentrum Brustbein
  3. re Hand: Scheitel
     li Hand: unteres Ende Brustbein
  4. re Hand: wechselt zu unterem Ende Brustbein

Krankengymnastin abgesprochen. Karin „gebraucht" ihre Füße nie zum Gehen oder Stehen. Eine Massage ermöglicht ihr, diese zu spüren und angenehm wahrzunehmen.

- Zum Abschluß wird die Einheit ihres ganzen Körpers hergestellt, in Einklang gebracht.
- Während der ganzen Aktivitäten ist es für mich wichtig, eine gute und entspannte Körperhaltung einzunehmen, um selbst entspannt und mit freiem Energiefluß arbeiten zu können.

li Hand: Hara (= Sonnengeflecht)
5. re Hand: Hara
   li Hand: umfaßt die Zehen beider Füße

Nahrungsaufnahme – Hilfen beim Essen und Trinken

Lernziele	Inhaltlicher Verlauf	Methodisch-Didaktischer Kommentar
Karin soll: – in entspannter Atmosphäre frei von Zwängen, Lust und Vergnügen am Essen und Trinken bekommen – sich durch vorbereitende Tätigkeiten auf die Situation einstellen und sich angstfrei einlassen – aufgrund der für ihre Körperbehinderung optimalen Lagerung mit möglichst geringen Schmerzen und Anstrengung essen und trinken können – mich und mein Tun mit den Augen verfolgen können	1. Ausgangssituation – Lagerung in einem Rollstuhl, der nach dem pathologischen Muster Karins angefertigt wurde – Brustkorb, Hüfte und Füße mit weichen Gurten befestigen und dadurch stabil halten – Karin und ich sitzen etwa in Augenhöhe	– Stärke des Hunger- und Durstgefühles wahrnehmen und akzeptieren – ausblenden von stark ablenkenden Reizen – das Essen warm genug, schmackhaft und appetitlich anrichten – Karin auch immer wieder im Alltag zur Nahrungszubereitung mit in die Küche nehmen – eine gute Ausgangsposition ermöglicht einen geraden Rücken, Nackenstreckung und begünstigt die Kopfhaltung in der Mittellinie – die Fixierung verhindert ein Wegrutschen in pathologische Haltungsmuster – beim Sitzen in Augenhöhe muß Karin sich nicht nach oben orientie-

- Anbahnen und Unterstützung der Nasenatmung erfahren
- zu einer besseren Atem-Schluckkoordination geführt werden
- durch Hilfe zum Mundschluß die sensorische Erfahrung machen, wie sich Mundschluß anfühlt und dadurch die Möglichkeit bekommen, in einem funktionelleren Muster abzuschlucken

2. Reinigung der Atemwege
a) mit einem in Kamillosan getauchten Wattestäbchen
b) Hilfe zum Mundschluß beim Naseputzen:
   – den Mund beim Schließen unterstützen, indem ich einen Finger oder die flache Hand vorne unter das Kinn lege. Wichtig: auf die Nackenstreckung achten
   – mit einem kleinen Tuch die Nase von oben nach unten auswischen

3. Mund- und Gesichtsmassage
   – beginnend an der Stirn, langsam nach unten arbeiten:
   Streichmassage mit 2 Fingern und

- sich durch passive Mundstimmulation aktiv auf die Nahrungsaufnahme vorbereiten
- durch das Setzen gezielter Reize zu

ren, was zu einer Überstreckung im Kopf-Schulterbereich führen würde
- auch ich muß während des Essengebens auf eine gute und stabile Körperhaltung achten

- Nasenatmung führt zu einer Verbesserung der Tonusverhältnisse, sowie zu einer Aktivierung des Gaumensegels und des Zwerchfells
- tiefere und freiere Atmung wird ermöglicht und infolgedessen eine intensivere Geschmacks- und Geruchswahrnehmung
- Nasenatmung wirkt prophylaktisch gegen Erkältungskrankheiten
- Tip: auch im Alltag immer wieder „Gerüche" anbieten (Kräuter, Öle, ...)

- Hilfe zum Mundschluß soll so angenehm wie möglich erfolgen, ohne ein Zusammenpressen des Mundes
- Nackenstreckung kann unterstützt werden durch leichten Druck auf das Brustbein

- durch die Vorbehandlung können Würge- und Beißreflexe gemindert werden
- durch die Massage kann sich Karin

einer Anregung der Mundmuskelpartien geführt werden
- die Anbahnung einer guten Schluckfunktion erfahren, wodurch auch die Speichelkontrolle verbessert werden kann
- durch Anschauen des Essens und Mund öffnen aktiv beteiligt sein
- die Nahrung durch optische, taktile und olfaktorische Reize wahrnehmen
- ihre Konzentration auf das Essen lenken
- durch Öffnen des Mundes anzeigen, daß sie bereit ist, Nahrung aufzunehmen
- den Brei vom Löffel nehmen
- Geschmacksunterschiede wahrnehmen
- zum aktiven Mundschluß, dosierten Kieferbewegungen und einer guten Schluckfunktion angeregt werden
- genügend Zeit zum Essen und Trinken erhalten und dabei ihren eigenen Rhythmus einhalten können und dürfen
- sich auf das Essen und Trinken konzentrieren und kurze, klare Reize wahrnehmen

eindeutigem Druck unter dem Kinn den Zungenboden lockern und massieren
- Kinn leicht hin und her bewegen
4. Breikost essen und Tee trinken
a) Essen
- mit dem Löffel an den Rand des Tellers klopfen
- mit ihren Händen die Schüssel umfassen, die Wärme der Nahrung spüren lassen
- an dem Brei riechen lassen

- mit dem Löffel von unten kommen
- den Löffel gerade auf die Zungenmitte legen und einen festen, nachhaltigen Druck nach unten ausüben
- Hilfe zum Mundschluß: dabei mit dem Druck nachlassen, dann den Löffel schräg herausnehmen und nach unten wegführen
- passierte Kost immer wieder getrennt geben, z.B. die zerdrückte Banane nicht gleich unter den fertigen Brei mischen

sowohl psychisch als auch physisch auf die Nahrungsaufnahme einstellen; dies stellt eine sehr gute Ausgangslage für entspanntes Essen und Trinken dar
- auch hier gelten die im ersten Teil aufgeführten allg. Hinweise:
- verbales Ankündigen und Begleiten des Tuns
- keine abrupten Wechsel
- Aufnahme von Blickkontakt etc.

- wichtig: jede Stimulation vermeiden, die dazu führen könnte, die Augen nach oben wegzudrehen
- der Löffel sollte klein und schmal sein
- den Löffel nie nach oben hin wegziehen, denn dadurch wird die Nackenverkürzung begünstigt
- Karin hat deutliche Vorlieben, die sie auch ausdrücken kann (z.B. Zusammenpressen der Lippen bei Abneigung)

- Hunger und Sattsein signalisieren können
- durch das Becher-trinken zu einer aktiven Beteiligung angeregt werden

b) Trinken
- auf das Trinken vorbereiten durch Umfassen des Bechers mit Karins Händen, sie das Getränk anschauen lassen, daran riechen ... den Becher von unten her anbieten
- Hilfe zum Mundschluß und Nackenstreckung
- den Becher flach und mit spürbarem Druck auf die Unterlippe legen
- nicht zuwenig Flüssigkeit geben!
- Becher wieder nach unten wegführen
- genügend Zeit zum Schlucken lassen!
- die Berührungen im Gesicht auf das Notwendigste beschränken
- keine ablenkenden Reize (Reizverwirrungen) wie diffuses Mundabwischen, über den Kopf streichen, ständiges Reden etc., geben

- In der Regel wird Karin das Getränk mit einer Spritze gegeben. Ich wählte einen Becher mit ausgeschnittenem Rand, weil hier eine bessere Dosierung der Flüssigkeit möglich ist und Karin zu vermehrter Eigenaktivität angeregt wird.
- Gute Nackenstreckung ist immer wieder wichtig, um Spastizität zu vermindern und funktionellere Bewegungsmuster anzubahnen.
- Klare Reize, die bewußt wahrgenommen werden, können gespeichert werden, und dadurch ist Erinnerung möglich als Voraussetzung für Lernen
- Passivität beim Essen wie auch beim Trinken, kann durch ein erhöhtes Maß an Zuwendung abgebaut werden. Zuwendung, die sich Karin sonst nicht so selbstverständlich holen kann.

- eine Aktivierung der Mundmuskulatur erfahren und in ihrer Sensibilität verbessert werden

c) Mundabwischen
- mit einem kleinen Tuch von unten an den Mund herangehen, bei Mundöffnung Hilfe zum Mundschluß geben
- mit langsamen Wischbewegungen oder vorsichtigem aber festem Abtupfen den Mund säubern

- das immer wieder erforderliche Mundabwischen sollte mit klarem und eindeutigem Druck durchgeführt werden.

- die Verabschiedung sehr bewußt wahrnehmen und einordnen können
- sich auch im Abschied angenommen fühlen und unser emotionales Verbundensein spüren
- das Signal „Spieluhr" als Schlußsignal wiedererkennen und sich an der beruhigenden Musik freuen

5. Ausklang – Verabschieden
- Ich halte Karins Hände, nehme Blickkontakt auf und verabschiede mich bis zu unserem nächsten Wiedersehen
- Die Spieluhr ziehe ich mit Karin zusammen auf, lege sie in ihre rechte Hand, so daß sie sie festhalten und anschauen kann.

- Es ist sehr wichtig, daß ich nach dieser intensiven Zuwendung nicht ins „Nichts" verschwinde, sondern den Abschied so bewußt wie die Begrüßung gestalte. Dadurch kann vermieden werden, daß Karin sich urplötzlich allein gelassen fühlt, wodurch auch die Verläßlichkeit meiner Beziehung in Frage gestellt werden würde.

Schlußgedanken zu dem Unterrichtsbeispiel

„Erwachsene haben keine Zeit (sie entziehen sich der Kooperation), sie entfernen sich ins Nichts und kommen wieder aus dem Nichts, sie finden Lösungen für unlösbare Probleme, sie mahnen zur Ordnung, sie unterbrechen Handlungen des Kindes aus völlig unverständlichem Anlaß und vieles mehr …"

K.-H. Jetter

Bisherige Erfahrungen
Was hat sich bewegt, verändert?

Bei Karin

Karin zeigte anfangs sehr deutlich, daß ich für sie eine Fremde war, der sie sich nicht sofort anvertrauen wollte.
Sie brachte dies z.b. dadurch zum Ausdruck, daß sie:
- bei der Begrüßung keinen Blickkontakt aufnahm oder lachte
- während der Massage stark angespannt war
- bei der Nahrungsaufnahme häufig ihre Lippen fest zusammenpreßte oder die Nahrung wieder herausspuckte.

Eine der wichtigsten Voraussetzungen für Karin, sich auf mich einzulassen, ist es auch heute noch, daß ich ganz regelmäßig zu ihr komme und dann auch wirklich nur für sie allein da bin. Eine Situation, wie sie ansonsten im Schulalltag nur sehr selten anzutreffen ist. Gerade am Beispiel Karin wird auch deutlich, wie wichtig dies ist, um eine Beziehung wachsen zu lassen, um Sicherheit und Stabilität zu vermitteln.
Heute ist unsere Beziehung so stabil, daß Karin mich auch nach längeren Pausen (Schulferien) wiedererkennt und auf ihre Art begrüßt.
Sie läßt sich vertrauensvoller und gelöster in das Miteinander-Tun ein, was unsere Kontakte bereichert und lebendiger macht. Dies wird besonders bei der Massage und den Lockerungsübungen sichtbar.
Zum einen ist sie „beweglicher" geworden, d.h., die einzelnen Übungen können langsam erweitert werden, ohne daß sie ängstliche oder schmerzhafte Reaktionen zeigt. Zum anderen genießt sie bestimmte Massagearten, z.B. ganz besonders am Fuß. Durch Lächeln, ruhiger werdendem Atem und Loslassen der Anspannungen im ganzen Körper wird dies sichtbar und spürbar.
Auch bei der Nahrungsaufnahme haben wir uns inzwischen gut aufeinander eingestellt: Karin kennt meine Art, ihr das Essen/Trinken zu geben, ich kenne ihre Signale.
Dennoch ist dies häufig eine sehr angespannte Situation, da Karin durch die Verschlechterung ihres Gesundheitszustandes zu häufigem Aspirieren neigt und durch eine starke Verschleimung der Atemwege auch immer wieder von Atemnot und Erstickung bedroht ist.
Neben der Chance einer gezielten und regelmäßigen Einzelbetreuung ergab sich bereits nach einem Jahr noch eine zusätzliche, nämlich die stundenweise Eingliederung Karins in meine Klasse. Durch mich als vertraute Bezugsperson fühlte sie sich in dieser fremden Umgebung rasch wohl. Sie beobachtet heute aufmerksam das Geschehen um sich herum und läßt auch zu, daß andere Schüler zu ihr Kontakt aufnehmen. Diese Integration wäre ohne den vorausgehenden Beziehungsaufbau in der Selbstbesorgung sicherlich nicht so unproblematisch verlaufen. Ich möchte an dieser Stelle nicht näher auf Inhalt und Ziele der einzelnen Unterrichts-

stunden im Klassenverband eingehen, sondern verweise hierzu auf die Übersicht „Selbstbesorgung und Integration in der Schule".

Bei den Mitarbeitern
Vor drei Jahren war ich die erste Mitarbeiterin aus der Schule, die in dieser Wohngruppe eine Selbstversorgung übernahm. War anfänglich noch eine distanzierte Haltung zu spüren, so gelang es uns doch recht schnell, gerne und auch effektiv zusammenzuarbeiten. Es war nicht nur ich, die neue Ideen einbrachte, sondern wir überlegten vieles gemeinsam und teilten uns Aufgaben sinnvoll auf.
Neben dem täglichen kurzen Austausch dienten vor allem regelmäßige Teambesprechungen dazu, die Arbeit „auf einen Nenner" zu bringen, sie immer wieder zu reflektieren und neue Aspekte aufzunehmen.
In einer Auswertung meiner bisherigen Arbeit äußerten die Mitarbeiter folgendes:

- Karin fühlt sich während der Selbstversorgung wohl, und es ist spürbar, daß ein guter Kontakt aufgebaut werden konnte.
- Es ist positiv, daß kein stures „Behandlungsprogramm durchgezogen" wird, sondern Variationen z.B. je nach Karins Gesundheitszustand möglich sind.
- Die Integration in die Schule ist für Karin eine Bereicherung, da sie ansonsten sehr viel Zeit im Gruppenraum verbringt.
- Die Selbstversorgung ist eine spürbare Entlastung für die Mitarbeiter. Es besteht der Wunsch nach Fortführung der bisherigen Fördermaßnahmen.

Zusammenfassung und Ausblick

Die beschriebenen Erfahrungen zeigen auf, welche Chancen in einer Selbstversorgung stecken und wie sie bei Karin verwirklicht wurden. Die Integration Karins in den Klassenverband kann, so wünschenswert sie wäre, momentan nicht weiter ausgebaut werden. Der Grund hierfür liegt in einer zunehmenden Instabilität und Verschlechterung ihres Gesundheitszustandes. Die Selbstversorgung sollte daher auf jeden Fall weitergeführt werden, um für Karin eine regelmäßige Förderung durch eine konstante Bezugsperson zu gewährleisten.
Die folgende Übersicht soll aufzeigen, in welchen Bereichen des Bildungsplanes (Baden-Württemberg) die Selbstversorgung und die Integration in die Schule verankert sind.

Selbstversorgung und die Integration in die Schule

Lernbereich 1: Basale Förderung
- Berührungen, passives Bewegtwerden und Lageänderungen als angenehm, entspannend und schmerzlindernd erfahren
- neue Lage- bzw. Sitzposition eröffnen neue Perspektiven (ansprechende Gestaltung der unmittelbaren Umgebung)

- Körper-Seele-Geist durch Streichelmassage verbinden, Lockern und Lösen von Verspannungen, „Ausbalancieren" sowie die verbale Begleitung des Tuns als Einheit erfahren
- Sinnesreize wahrnehmen und einordnen (z.B. Mund- und Gesichtsmassage, unterschiedliche Getränke ...), Spiel am Tast- und Geräuschenetz
- Bewegungsstereotypien aufgeben und gezielte Bewegungen aufnehmen (Greifanbahnung mit Tastsäckchen, Spielzeug ..., Tastvorhang berühren, Geräuschenetz erklingen lassen ...)
- sich in verschiedenen Situationen wohl/unwohl fühlen: Reaktionsweisen beachten, aufnehmen und verbalisieren
- basale Kontakte eingehen, s. Lernbereich 3, Sozialverhalten.

Lernbereich 2: Selbsterfahrung/Selbstversorgung
- vorbereitende Maßnahmen zur Nahrungsaufnahme (Lagerung im Bett, Reinigen der Nase, Mund- und Gesichtsmassage)
- ruhige und entspannte Atmosphäre
- Brei in verschiedenen Geschmacksrichtungen und Konsistenzen, Quarkspeisen, zerdrückte Früchte ... mit dem Löffel essen
- verschiedene Kräutertees, Säfte, Karokaffee (gesüßt, ungesüßt, mit Zitrone) mit dem Löffel trinken
- in der Klassengemeinschaft etwas essen und trinken
- Mundschluß durch Kieferkontrolle anbahnen bzw. unterstützen.
- eigenen Schluckrhythmus unterstützen.

Lernbereich 3: Umwelterfahrung und Sozialverhalten
- Umwelterfahrung: Schulweg bei verschiedenen Witterungen zurücklegen, Klassenzimmer als neuen „Bezugs"raum, Naturmaterialien erfahren: im Garten die Erde, Blumen, duftende Kräuter ..., beim Spaziergang Steine, Gräser, Tannenreisig, Zapfen...
- Sozialverhalten: Erfahren von Zuwendung, Annahme und Befriedigung des Bedürfnisses nach Kontakt, besonders in der Einzelsituation, in die Klassengemeinschaft aufgenommen und einbezogen werden.

Lernbereich 4: Spiel, Gestaltung, Freizeit, Arbeit
- Spiel: Tast-, Seh- und Geräuschenetz über dem Bett, Materialien werden immer wieder ausgewechselt, Spieluhr aufziehen und hören, farbige Tücher und Bänder am Rollstuhl befestigen, Luftballone aufblasen und fliegen lassen, Seifenblasen ...
- Gestalten: Fingerfarben, Ton, Pappmaché, Papier vielfältig erfahren
- Musik: mit Handführung einfache Musikinstrumente spielen, Lieder hören, im Rollstuhl zur Musik mit anderen „tanzen".

Literatur

BESEMS/VAN VUGT: Gestalttherapie mit geistig behinderten Menschen – Teil 1. In: Geistige Behinderung 4/1988
Dieselben: Gestalttherapie mit geistig behinderten Menschen – Teil 2. In: Geistige Behinderung 1/1989
FISCHER, D.: Neue Impulse für die Schule für geistig Behinderte. In: Geistige Behinderung 4/1988
FIKAR, H.: Körperorientierte Förderansätze im Unterricht bei Menschen mit schwerer geistiger Behinderung. In: Geistige Behinderung 4/1987
Derselbe: Konkretes Lernen mit dem und über den Körper. In: Lernen konkret 1/1989
FIKAR, S., GITSCHIER, F.: Miteinander Leben teilen, Einander Leben mitteilen, Festschrift der Stiftung Liebenau, 1986
DE LANGRE, J.: Do – In 2. Berlin 1981
LEBOYER, F.: Sanfte Hände, München 1984
MALL, W.: Basale Kommunikation. In: Geistige Behinderung 1/1984
MIDDENDORF, J.: Der Atem und seine Bedeutung für den Menschen. Berlin 1977
PFEFFER, W.: Förderung schwer geistig Behinderter. Würzburg 1988
PAPOUSEK, H.: Frühe Kommunikationsentwicklung und körperliche Beeinträchtigung. In: A. Fröhlich (Hrsg.), Kommunikation und Sprache körperbehinderter Kinder. Dortmund 1989

Fikar, Heinz
Geb. 1953, Lehrerstudium, 2 Jahre Lehrer an einer Grund- und Hauptschule, Studium der Sonderpädagogik, seit 1984 Sonderschullehrer an der Sonderschule „Don Bosco" Stiftung Liebenau, 7996 Meckenbeuren; Ausbildung in „Körperorientierte Therapieansätze" an der Fortbildungsdozentur Süd, Schwäbisch Hall. Freiberuflich tätig in den Bereichen Fort- und Weiterbildung. Veröffentlichungen zum Thema „Körperarbeit mit Behinderten".

Fikar, Susanne
Geb. 1958, Erzieherin und Heilpädagogin, mehrjährige Tätigkeit in Heim und Tagheim für verhaltensauffällige Kinder und Jugendliche mit den Schwerpunkten: Einzelfallhilfe, Gruppenarbeit und Elternberatung. Seit 1985 Arbeit an Sonderschule für Geistig- und Körperbehinderte. Ausbildung in Gestalttherapie für Behinderte am Institut Heel/NL.

Anschriften der Herausgeber und Autoren

Susanne und Heinz Fikar, Tannau 45, 7992 Tettnang

Dr. E. Thumm, Prinzenstraße 50, 8000 München 19

T. Besems und G. van Vugt, Institut Heel, Postbus 5, 5366 ZG Megen/NL

Erhard Dill, Haslachmühle, 7981 Horgenzell

Marion Esser, Paulstr. 32, 5300 Bonn 1

Prof. Dr. A. Fröhlich, Pädagogische Hochschule Heidelberg, Fachbereich VI – Sonderpädagogik – Keplerstraße 87, 6900 Heidelberg 1

Andreas Grandic, Sonnenhofschule, Sudetenweg 92, 7170 Schwäbisch Hall

Ulrike Heinrich, Gartenweg 12, 7955 Ochsenhausen 2

Martin Henglein, Westenriederstr. 24, 8000 München 2

Ute Klawitter, Hauptstr. 17 b, 8044 Unterschleißheim

Thomas Knöppel, Breitenfeldstraße 2, 8540 Schwabach 7

Helmut Köckenberger, Am Haidgauerberg 34, 7967 Haisterkirch

Bernhard Merzenich, Lellwangerstraße 5, 7774 Deggenhausertal

Dr. Jirina Prekop, Olgahospital, Bismarckstr. 8, 7000 Stuttgart 1
privat: Rotmoosstr. 4 a, 8990 Lindau/Bodensee

Georg Schiefer, Haldenweg 45, 7987 Weingarten

Walter Schnell, Gertberg 40, 6934 Neckargerach

Norbert Selleneit, Westermühlstr. 10, 8000 München 5

R. Sriram, Kernenblickstraße 23, 7000 Stuttgart 75

Ursula Wachter, pian di Marte 7, I–06065 Passigiano sul Trasimeno, Perugia/Italia

**Fortbildungs-Institute,
die ganzheitliche körperorientierte Förder-/Therapieansätze vermitteln:**

- Fortbildungs-Dozentur Nord, im Diakonischen Werk Westfalen, Friesenring 32, 4400 Münster, Tel.: 0251/ 270 93 96
- Fortbildungsdozentur Süd, Sudetenstr. 92, 7170 Schwäbisch-Hall, Tel.: 50 02 82
- Fortbildungsinstitut der Lebenshilfe, Landesverband Baden-Württemberg, Birkenwaldstr. 42 B, 7000 Stuttgart 1, Tel.: 07 11/ 22 83 08
- Deutsche Akademie für Entwicklungs-Rehabilitation e.V., Kinderzentrum München, Lindwurmstr. 1/31, 8000 München 2, Tel.: 089/ 72 93-1 39
- Fortbildungszentrum LABORN, Puricellistr. 34, 8400 Regensburg, Tel.: 09 41/ 2 50 10
- Fortbildungsinstitut der Lebenshilfe, Landesverband Bayern, Kitzingerstr. 6, 8520 Erlangen, Tel.: 091 31/ 4 20 37
- Dominikus-Ringeisen-Werk Ursberg, St. Josefskongregation, 8909 Ursberg, Tel.: 0 82 81/ 92-27 08 und 92-27 96
- Fortbildungsinstitut der Lebenshilfe, Landesverband Nordrhein-Westfalen e.V., Abtstraße 21, 5030 Hürth-Stotzheim, Tel.: 022 33/ 3 10 02
- Institut HEEL (Dr. T. Besems/G. van Vugt), Postbus 5, NL–5366l Zg Megen, Tel.: 0031/ 41227 98, Die. 9.00 – 12.00 Uhr, und: 0031/ 88 66 22 44

Inhaltsverzeichnis

OBERACKER, P.	Vorwort zur 2. Auflage	5
SCHAER, G.	Vorwort	6
THUMM, K.E. FIKAR, S. / FIKAR, H. /	Körperarbeit mit Behinderten	8
FRÖHLICH, A.	Basale Stimulation für Menschen mit schwerster Mehrfachbehinderung	20
SCHNELL, W.	Musiktherapeutische Arbeit im Pränatalraum	34
KNÖPPEL, T.	Partnermassage als Möglichkeit zur Kommunikation	47
SCHIEFER, G.	Das Wasser als Erlebniswelt für behinderte Kinder	60
DILL, E.	Erlebnisorientiertes Töpfern mit geistig schwer behinderten Kindern und Jugendlichen	68
WACHTER, U.	Kunsttherapeutische Förderung in der Arbeit mit geistig behinderten Menschen	77
HENGLEIN, M.	Aromatherapie in der Arbeit mit Behinderten	85
SRIRAM, R.	Yoga mit geistig behinderten Menschen	95
MERZENICH, B.	Eurythmie in der Arbeit mit Mehrfachbehinderten	106
KLAWITTER, U.	Die Feldenkrais-Methode in der Arbeit mit Menschen, die Schwierigkeiten im Zugang zu ihren geistigen Fähigkeiten haben	113
KÖCKENBERGER, H.	„Spaß ist die beste Motivation" – Psychomotorische Entwicklungsförderung	121
HEINRICH, U.	Heilpädagogisches Reiten mit Markus – ein Fallbeispiel	131
PREKOP, J.	Festhalten und Festhaltetherapie	139
VAN VUGT, G. / BESEMS, T.	Gestalttherapie mit Behinderten	153
ESSER, M.	Psychomotorische Therapie nach B. AUCOUTURIER	172

GRANDIC, A.	Sensorische Integration in der Förderung geistig behinderter Menschen 180
SELLENEIT, N.	Ganzheitliche Leibarbeit mit geistig behinderten Menschen – als Begegnung, Förderung und Therapie 193
FIKAR, H.	Körperarbeit bei Menschen mit schwerer geistiger Behinderung 204
FIKAR, S.	Konkretes Lernen über den Körper und mit dem Körper – „Selbstversorgung", ein Praxisbeispiel aus der Sonderschule 218